Evelyn Horsch-Ihle

HEILYOGA und Meditationen für Krebspatienten

vianova
Verlag Via Nova

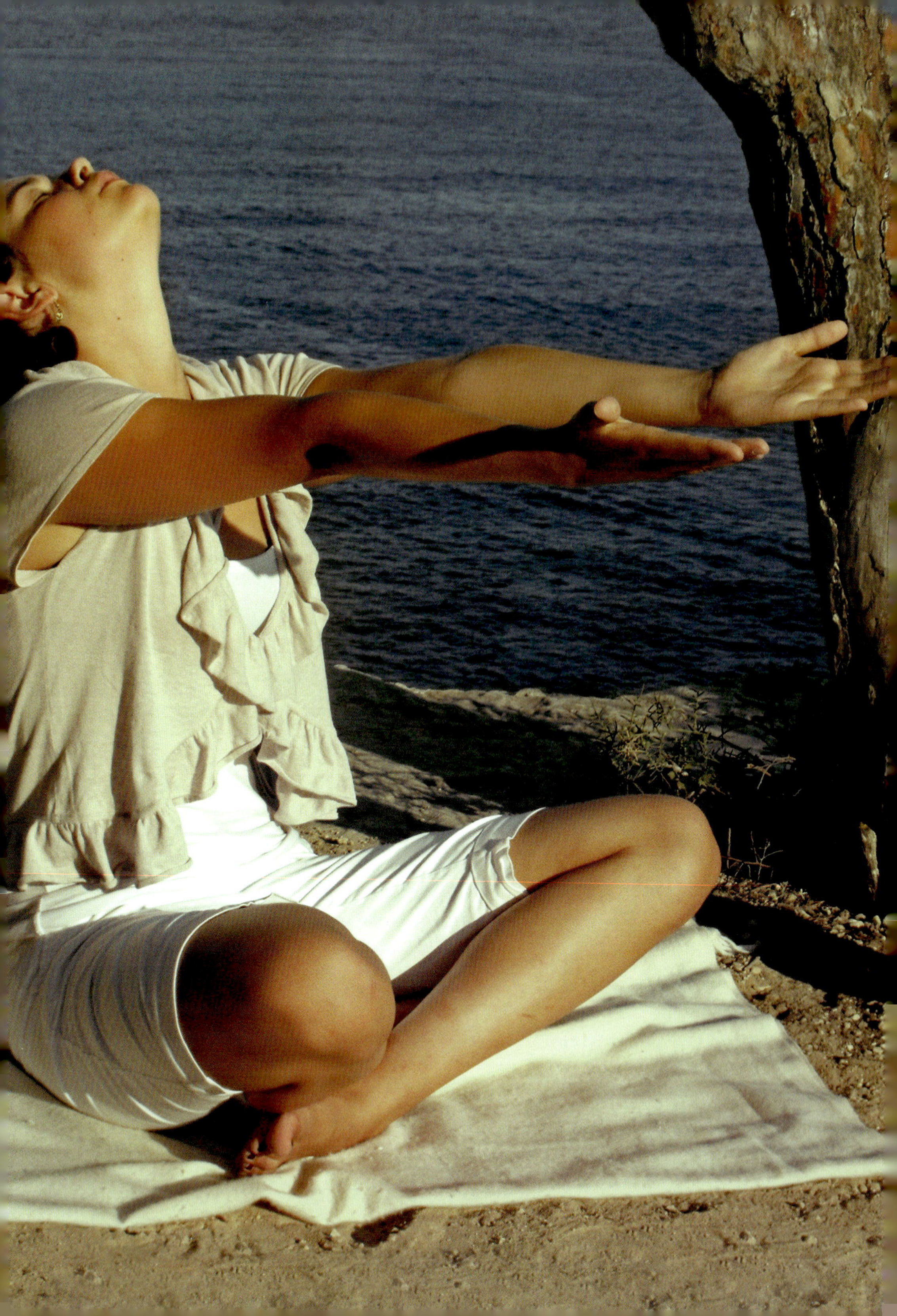

EVELYN HORSCH-IHLE

HEILYOGA
und Meditationen für Krebspatienten

Selbsthilfe in der Nachsorge

vianova
Verlag Via Nova

Ein Hinweis an die Leserinnen und Leser:
Dieses Buch soll eine Hilfe zur Selbsthilfe geben. Es vermittelt eine Vielzahl sorgfältig recherchierter und erarbeiteter Informationen. Eine Garantie kann jedoch nicht übernommen werden. Die in diesem Buch enthaltenen Übungen, Informationen und Empfehlungen stellen keinen Ersatz für eine ärztliche, psychiatrische oder psychotherapeutische Behandlung dar. Der Leserin, dem Leser wird empfohlen, stets einen Arzt zu konsultieren. Jede Anwendung der auf den folgenden Seiten dargestellten Übungen, Informationen und Empfehlungen erfolgt im alleinigen Ermessen und in der alleinigen Verantwortung der Leserin, des Lesers. Weder die Autorin noch der Verlag haften für etwaige Schäden, die vermeintlich direkt oder indirekt aus der Anwendung der im vorliegenden Buch enthaltenen Informationen entstanden sind.

1. Auflage 2026

Verlag Via Nova
Werner Vogel & Martin Büttner GmbH
Alte Landstr. 12, DE-36100 Petersberg
Telefon: (0661) 62973
E-Mail: info@verlag-vianova.de
Internet: www.verlag-vianova.de

Umschlaggestaltung: Guter Punkt, München
Satz: Sebastian Carl, Amerang
Druck und Verarbeitung: Appel & Klinger Druck und Medien GmbH,
DE-96277 Schneckenlohe

ISBN 978-3-86616-549-6

Inhalt

Teil II

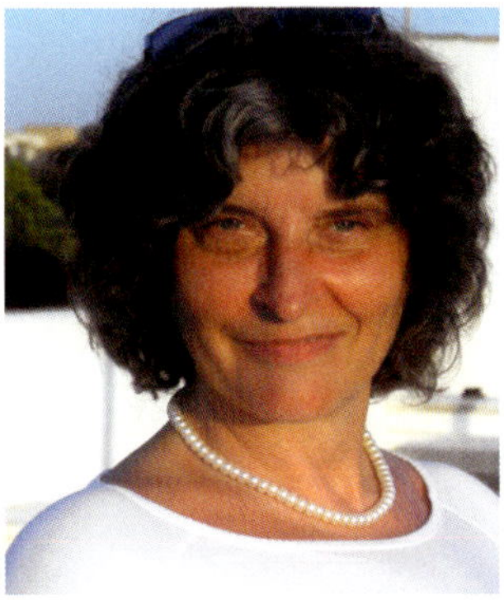

Liebe Leserinnen und Leser,

dieses Buch ist entstanden aus dem tiefen Wunsch heraus, Menschen bei der Bewältigung einer Lebenskrise Unterstützung geben zu können. Mit allem, was ich in den letzten 25 Jahren auf meinem eigenen Yogaweg gelernt habe, hoffe ich, einen Beitrag dazu leisten zu können, die oft schwerwiegenden Folgen einer Diagnose und Behandlung von Krebs ein wenig zu lindern.

Ich möchte Ihnen wünschen, dass Sie mit diesem Buch Ihre innere Kraft unterstützen können, Ihren ganz eigenen Weg zur Heilung zu gehen. Egal, wie dieser Weg aussieht, egal, welche Entscheidungen Sie treffen – es ist Ihr eigener, Ihr ganz persönlicher Weg. Ihnen allen widme ich in Ehrfurcht und Respekt dieses Buch.

Damit Sie wissen, wer Ihnen die Übungen und Meditationen dieses Buches vorstellt: Die Fotos sind meist auf der Sonneninsel Mallorca fotografiert worden – einer Insel, auf der sich Lebensfreude und Spiritualität auf sonst seltene Weise verbinden. Das Modell für Ihre Übungen war neben mir selbst meine Tochter Aileen, die Fotografin war ihre überaus begabte Freundin Johanna Pahl. Die Pflanzen- und Himmelsfotos stammen von der Rendsburger Fotografin Heike Hinrichsen. Neben aller Arbeit hatten wir auch sehr, sehr viel Spaß – und wir hoffen, dass diese Atmosphäre sich beim Betrachten der Bilder auf Sie überträgt und Sie inspiriert.

Von Herzen
Evelyn Horsch-Ihle

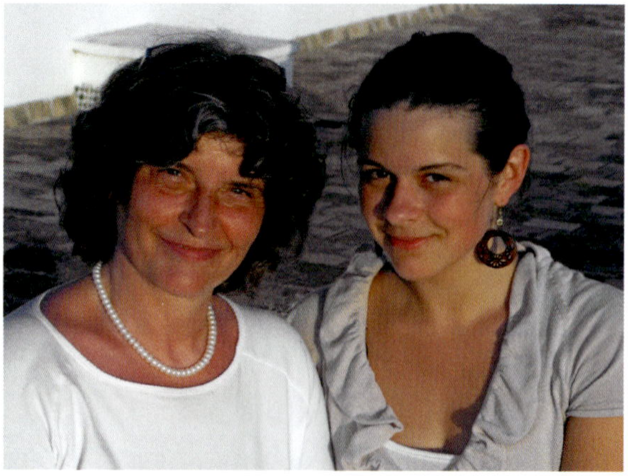

Autorin und
Fotomodell Tochter Aileen

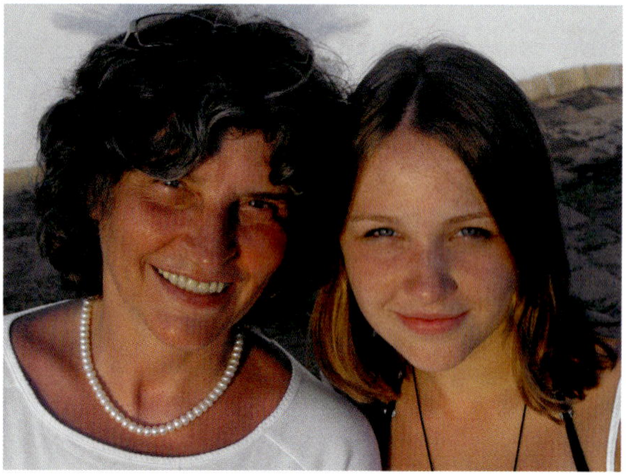

Autorin und
Fotografin Johanna Pahl

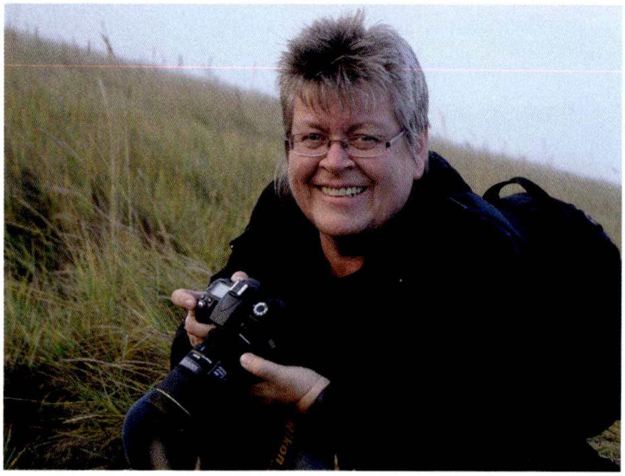

Fotografin Heike Hinrichsen

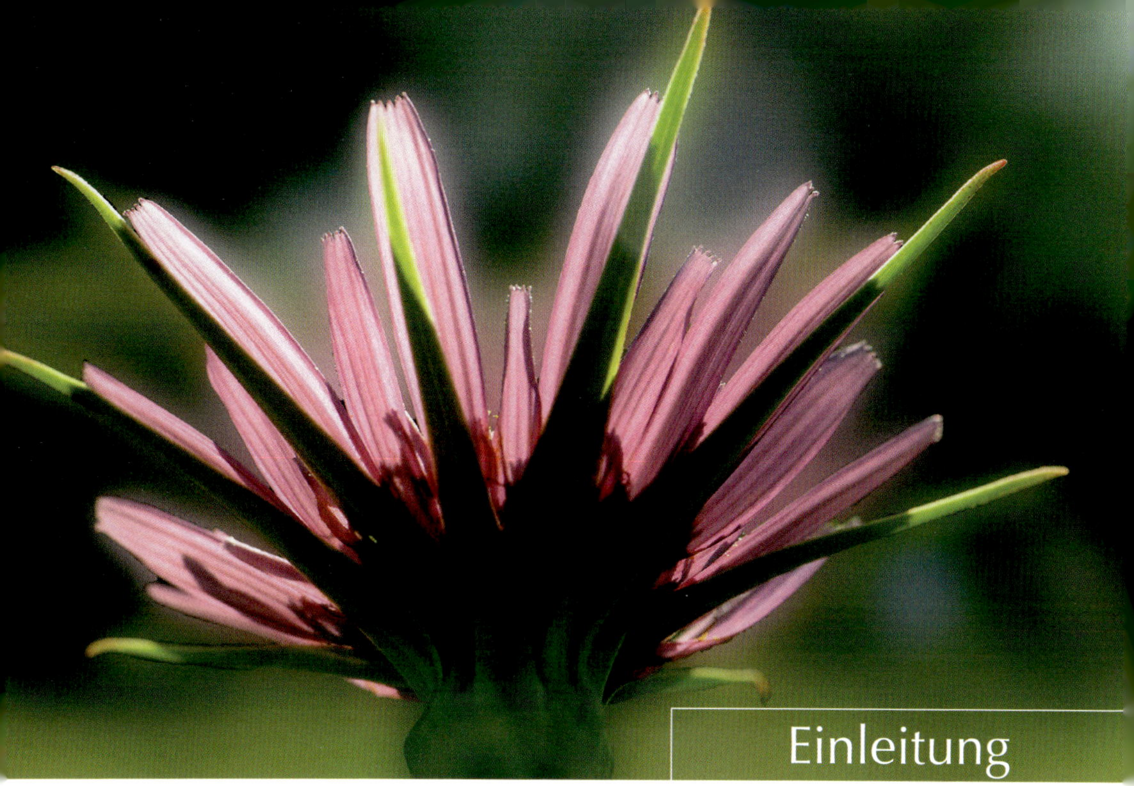

Einleitung

Yoga heißt Leben. Es ist die unmittelbare Erfahrung, lebendig zu sein. Jetzt, in diesem Moment, in diesem Körper, ob er nun krank ist oder gesund. Yoga bedeutet, jeden Atemzug, jede Bewegung als lebendig zu erfahren. Ganz ohne Denken, ganz ohne Worte. Und in dieser Einheit mit dem lebendigen Spüren eins mit dem Leben selbst zu sein.

Yoga ist diese Einheit – Einheit mit sich selbst, Einheit mit dem Körper, der ich bin. Einheit mit den Beschränkungen dieses Körpers, mit seinen Schmerzen, seiner Spannung, mit allem, was er zum Ausdruck bringt. Einheit auch mit allen Gefühlen, die ich habe. Mit Trauer ebenso wie mit Glückseligkeit. Mit Liebe ebenso wie mit Angst. Mit Freude ebenso wie mit Friedlichkeit, mit Verzweiflung ebenso wie mit Wut. In der Einheit mit all diesen Gefühlen lösen sich sogenannte „negative" Gefühle auf. Ich bin eins mit ihnen, sie sind eins mit mir. Ich umgebe sie mit meiner Akzeptanz, von innen. Auf diese Weise können sie kommen – und wieder gehen. Ich bin auch eins mit meinem Geist, der nicht Intellekt ist, nicht Urteilen oder Trennen, sondern spürendes Wissen, lebendige

Erfahrung, Wahrnehmen. Und all das zusammen ist Yoga – lebendiges, spürendes Bewusstsein all dessen, was „ich bin“.

Diese Einheit, dieses unmittelbare Spüren des Lebendigen – das ist das, was heilsam sein kann. Gerade in Momenten, in denen der Kontakt zu uns selbst, zu unserem Körper, zu unseren Gefühlen schwer geworden ist. In denen wir uns eher identifizieren mit dem Kranksein. In denen wir glauben, Heilung könne nur von außen kommen. In denen wir zweifeln – an uns, an unserem Körper, an unseren Gefühlen, an unserem Denken. In denen wir mehr beschäftigt sind mit der Krankheit als mit dem Leben. Und so aus der Einheit gefallen sind.

Die gute Nachricht: Mit jedem Atemzug, mit jedem Einatmen und mit jedem Ausatmen können wir diese lebendige Einheit wieder erfahren. Und können erfahren, dass wir geborgen sind, in diesem Atem – egal ob er kurz ist oder lang, ob er entspannt oder anstrengt. Er ist da, in uns, für uns. Wenn wir achtsam sind, wenn wir lernen, achtsam zu sein – was bedeutet, all das zu bemerken, was bisher selbstverständlich für uns war –, dann können wir plötzlich spüren, dass der Atem „da“ ist, in uns. Ebenso, wie wir „da“ sind – ob gestresst oder entspannt, krank oder gesund. Wir „sind“ da, jetzt, bis zu unserem letzten Atemzug.

Ebenso, wie alles andere in uns da ist: jede Bewegung, sei sie groß oder klein, locker oder verkrampft, angestrengt oder gelöst. Jede Begrenzung in unserem Körper, jede Spannung, jeder Schmerz. Genau wie jeder Windhauch, den wir auf der Haut spüren. Jeder leise Duft, der die Nase streift, oder jeder kräftige Geruch. Jeder Bissen Essen, jeder Geschmack, jedes Aroma. Jeder Schluck Tee oder Wasser. Jedes Lächeln, das unser Herz erreicht. Jede Angst, die uns verkrampft, jeder Traum, der uns innere Bilder schenkt. Wir können all dies erleben, all dies mit unseren Sinnen wahrnehmen, können so spüren, wie reich, wie lebendig wir doch sind.

Wie viel doch da ist, in uns, für uns, in jedem Moment. Grenzenlos viel. Auch in unserer Krankheit. Es gibt keine Zugangsberechtigung zu diesem Lebendigsein, die nur auf Gesunde beschränkt ist. Es gibt keine Bedingung. Wir brauchen es nur zu bemerken. Auch das ist Yoga. Ganz einfach. Es sagt Ja. Ja zu uns, zu allem, was uns ausmacht, zu allem, was wir sind. Ohne Einschränkung. Es sagt Ja zum Leben, zu unserem Leben. Die Einzigen, die dieses Spüren, die dieses Ja verhindern können, sind wir selbst. Nur deshalb brauchen wir Yoga: Es erinnert uns, es weckt uns wieder auf, es lässt uns unser spürendes Bewusstsein wahrnehmen. Und kann so unser Ja zu uns selbst, zu unserem Leben verstärken. Und so Heilung möglich machen.

Deshalb ist Yoga auch und gerade bei einer lebensbedrohlichen Erkrankung wie Krebs so entscheidend. Nicht nur, weil es viel mehr ist als eine Entspannungstherapie. Sondern weil es mit dem Lebendigsein selbst in Kontakt bringt. Wieder und wieder. Bei jeder Bewegung, bei jedem Atemzug. Bei jedem spürenden Nach-innen-Gehen. Dorthin, wo wir uns selbst finden. Im Yoga tauchen wir ganz ein in uns selbst. Und tauchen dann wieder auf, verbunden mit dem Leben. Nicht als Gesunde oder als Kranke, sondern als lebendige Wesen, die wir sind. Immer. In jedem Moment.

Dieses Bewusstsein kann unser Leben verändern. Uns öffnen für unsere Möglichkeiten, in jedem Moment des Lebens. Nicht erst, wenn wir wieder flexibel sind, leistungsfähig, stark, sondern auch und gerade, wenn wir scheinbar „schwach" sind, verletzbar, krank. Denn gerade dann sind wir offen, bereit, auch uns selbst zu empfangen und zu spüren. Nicht mehr so abgelenkt wie sonst, wenn wir anscheinend „voll im Leben" stehen und in Wirklichkeit ganz woanders sind, nur nicht im Leben. Sondern bei unseren Pflichten, bei unseren Sorgen. Bei unserer Karriere, bei Haus und Garten, bei Kindern und Enkelkindern. Beim Gestern oder Morgen. Bis dann die Krankheit kommt und plötzlich, wie ein Donnerschlag, das Leben kostbar wird. Nicht mehr selbstverständlich ist. Was es ja eigentlich noch nie war. Nur vergessen wir dies so schnell.

Yoga schenkt uns diese Erinnerung, diese Einheit, Bewusstsein für unser Leben, unsere Heilung, spürendes Bewusstsein, Bewegung, Atem. Und noch viel, viel mehr.

Yoga ist vor allem auch Abenteuer. Wie auch das Leben ein Abenteuer ist. Yoga zu üben heißt, sich diesem Abenteuer Leben zuzuwenden. Von innen. Aber auch mit dem Körper. Mit den Gefühlen. Mit dem Bewusstsein und dem Geist. Man könnte dieses Sich-Zuwenden auch „meditatives Bewusstsein“ nennen. Aber das ist nur eine Plakette, die wir irgendwo aufkleben können. Und nicht wirklich das, was lebendig erfahrbar ist.

Ich möchte Sie mit diesem Buch einladen, mit mir zusammen auf diese Abenteuerreise in Ihr Lebendigsein zu gehen. Indem Sie sich spüren, sich bewegen, sich erfahren. Ganz ohne Vorkenntnisse. Vergessen Sie ganz einfach alles, was Sie über Yoga gehört haben. Denn dies hier wird „Ihr“ Yoga werden, wenn Sie sich auf dieses Abenteuer einlassen. Genau, wie es nur „Ihren“ Weg gibt. Und „Ihr“ Leben. Sie werden so zu Ihrer eigenen Autorität für sich selbst. Sie werden spürend „wissen“. Und dies kann Ihnen helfen, in aller Verletzbarkeit, klar und geradlinig zu sein, sich zu öffnen für das Wunder, das Sie sind. Aber auch für die vielen Wunder, die geschehen können, wenn wir ganz neu mit dem Leben verbunden sind.

Ich spreche nicht umsonst von einer Abenteuerreise. Denn auf dieser Reise nach innen, mit Ihrem Körper als Fortbewegungsmittel, mit Ihrer Intuition und diesem Buch als Reiseleiter, mit Ihren Empfindungen und Gefühlen als Wegweiser und mit dem unendlichen Raum in Ihrem Innern, den Sie für sich entdecken und beleben können, betreten Sie wirklich Neuland. Sie werden dabei Bewegungen machen, die Sie sonst nie machen würden. Ich werde Sie auch bitten, dabei in einer bestimmten Weise zu atmen, mal langsam, mal schneller, mal flacher, mal tiefer. Sie werden so entdecken können, dass Sie nicht nur einfach atmen, sondern dass Sie manchmal wie geatmet werden. Oder dass mit dem Atmen etwas in Ihnen in Bewegung kommt, im Körper, in Ihren Gefühlen.

Ich werde Sie vor allem aber auch bitten, Ihre Achtsamkeit auf bestimmte Körperregionen zu lenken. Oder bestimmte Gedanken auszuprobieren oder bestimmte Laute zu summen oder zu singen. Mit all dem werden Sie sehr schnell von Ihrem Alltagsbewusstsein wegkommen und beginnen, sich selbst zu entdecken, von innen. Sie werden sich dabei vielleicht sehr lebendig fühlen. Oder sehr friedlich. Sie werden vielleicht die Weite in sich entdecken, die trotz körperlicher Grenzen in Ihnen da ist. Und dann, nach und nach, beginnen, Ihre eigene, innere

Landkarte zu fühlen. Die Landkarte Ihres inneren Körpers. Die Landkarte Ihrer inneren Gefühle. Und die Landkarte Ihres Bewusstseins.

Mit all dem werden Sie viele neue Erfahrungen mit sich machen können. Und entdecken, dass die Tür zu diesen Erfahrungen schon weit offen steht. Einladend. Sie brauchen nur durchzugehen.

Natürlich brauchen Sie dazu ein besonderes Yoga. Eins, das ganz auf Ihre inneren und körperlichen Themen zugeschnitten ist. Eins, das Sie dort abholt, wo Sie im Moment sind. Und Sie andererseits begleitet, auch wenn Sie weitergehen. Ich habe deshalb das Buch in neun Themen und drei große Themenbereiche aufgeteilt. Der erste befasst sich mit Themen Ihres Körpers: mit dem Ja zu Ihrem Körper, das gerade bei einer Krebserkrankung so oft verloren gegangen ist. Mit der Erschöpfung, Fatigue genannt, die mehr belasten kann als Krankheit und Therapie zusammen. Und mit der Schlaflosigkeit und Unruhe, die oft noch zu dieser Erschöpfung dazukommen und weiter beeinträchtigen.

Der zweite Bereich befasst sich mit Ihren Gefühlen. Sie werden mit Ihrer Angst umgehen lernen, die immer wieder oder auch ständig da ist. Sie werden erfahren, was Sie tun können, wenn Sie ganz verzweifelt sind oder niedergeschlagen. Und Sie werden erfahren, dass auch Ihr Ärger, Ihre Wut da sein dürfen – und Ihnen vielleicht sogar helfen können, heiler und gesünder zu werden.

Der letzte Bereich befasst sich mit den Kräften, die schon in Ihnen vorhanden sind, um Sie bei Ihrer Heilung zu unterstützen: mit den Kräften, die Sie mobilisieren, wenn Sie in einer Krise sind, Ihren Ressourcen also. Und den Kräften, zu denen der Zugang nicht so leicht ist, die aber dennoch in Ihnen vorhanden sind: Ihren Selbstheilungskräften. Der letzte Schritt schließlich befasst sich mit dem Bewusstsein, mit dessen Hilfe wir alle den letzten großen Schritt unseres Lebens, den Schritt über die Schwelle des Todes, in Liebe und Akzeptanz vollziehen können. Und der uns gleichzeitig helfen kann, ganz und voll im Leben zu sein.

Zu all diesen Themen schenkt Ihnen dieses Buch jeweils eine Reihe von Körperübungen, verbunden mit bestimmten Atemformen, Konzentrationspunkten und einer inneren Ausrichtung. Hinzu kommen Tipps für Notfälle zu den angesprochenen Themen: was Sie beispielsweise tun können, wenn Sie akut unter Schlaflosigkeit leiden oder Angst Sie überfällt. Darüber hinaus gibt es zu jedem Thema Meditationen, die Sie üben können und die langsam, aber sicher Ihren Zustand und Ihre innere Einstellung verändern können. Schließlich finden Sie in diesem Buch zu jedem angesprochenen Thema eine Fantasiereise, mit der Sie in einer entspannten Haltung Ihr Bewusstsein innerlich auf heilsame innere Bilder zu dem jeweiligen Thema ausrichten können. Und einige grundlegende Übungen, die Sie unabhängig vom jeweiligen Thema immer üben oder den Übungsreihen voranstellen können.

Alle diese Elemente sind beliebig kombinierbar: Sie können beispielsweise eine Meditation und eine Fantasiereise üben – vor allem, wenn Sie körperlich im Augenblick nicht sehr belastbar sind. Sie können auch eine Übungsreihe üben und mit der Fantasiereise abschließen. Oder einige grundlegende Übungen und eine bestimmte Meditation praktizieren. Es gibt sehr, sehr viele Kombinationsmöglichkeiten – und Sie selbst können entscheiden, welches Thema oder welche Übungen oder welche Meditation oder welche Fantasiereise Sie besonders ansprechen. Und mit ihnen können Sie dann Ihre Abenteuerreise beginnen.

TEIL I

Warum dieses Programm wirkt

Das Wort Yoga bedeutet Verbindung, wörtlich „Joch" (yug). Das Bild dabei ist das eines Ochsengespanns, das unter ein Joch gespannt über einen Weg geht. Die beiden Ochsen symbolisieren dabei unsere innere Zwiespältigkeit, das ständige Schwanken zwischen zwei Polen. Es ist das Bild unserer physischen Existenz: Die gesamte Welt ist für uns in Polaritäten eingeteilt, wir erfahren die Welt, in der wir leben, in Form dieser Pole. Wir teilen alles ein in Polaritäten, in das, was uns gefällt, und das, was uns nicht gefällt, in Schwarz und Weiß, Licht und Schatten, wir atmen ein und aus, wir pulsieren in allen unseren Organen, vor allem im Herzen – nirgendwo gibt es einen Bereich ohne diese Polaritäten. Nirgendwo – außer tief in unserem Inneren. Dort ist die große Möglichkeit, dass wir die Polaritäten unserer körperlichen Existenz, unserer Meinungen und Einstellungen, unserer Persönlichkeit überwinden, dort ist das Joch, dort ist Yoga.

Yoga macht aus den Polaritäten wieder eine Einheit – und zwar nicht einen Einheitsbrei, sondern eine Verbindung der Polaritäten zu etwas, das einem gemeinsamen Ziel dient, mit aller Unterschiedlichkeit der Kräfte. Nicht ein Grau, das aus Schwarz und Weiß geworden ist, in dem diese ursprünglichen Kräfte aber verschwunden sind. Sondern ein Schwarz und ein Weiß, die beide sein dürfen, sein sollen in ihrer Einzigartigkeit. Und die dennoch wissen, dass sie nur gemeinsam etwas schaffen, etwas bewältigen können, etwas, das mehr ist, als sie allein erzeugen könnten. Dass sie Teile sind der einen Schöpfung, einzigartig, unterschiedlich und dennoch Ausdruck dieses Einen.

Das ist, obwohl eine jahrtausendealte Botschaft, auch heute noch absolut revolutionär. Denn wie oft haben wir wirklich zugehört, wenn jemand mit seiner ganz eigenen Persönlichkeit etwas erzählt hat? Wie oft haben wir nicht gleich unsere Meinung dagegengesetzt, überzeugen, gewinnen wollen oder nur auf das Gehörte reagiert – und zwar nach unserem Verständnis? Wie oft haben wir dem anderen dadurch nur eine Rolle gegeben – in unserem eigenen inneren Film? Haben beurteilt, bewertet – und gar nicht verstehen wollen, wer er wirklich ist? Wie oft haben wir in unserem Leben nur eine Seite haben wollen: das Glück, die Gesundheit, den Erfolg, die Liebe? Und die andere ausgegrenzt, nichts mit ihr zu tun haben wollen: die Krankheit, das Alter, die Armut, den Tod?

Da geht es um so viel mehr als nur um unseren Körper – und dennoch ist all dies auch auf körperlicher Ebene spürbar. Denn nur, wenn wir uns ausdehnen, hin zum anderen Pol, in uns selbst, aber auch in der Welt, dann werden wir „gelenkig", dann werden wir wirklich lebendig. Dann werden wir wirklich heil, dann werden wir ganz.

Es geht also um Dehnung, um Aus-Dehnung – auf allen Ebenen: körperlich, indem wir nach und nach durch die Übungen weiter werden, gelenkiger, dehnbarer. Energetisch in Form direkter fühlbarer Erfahrung, wenn wir das Fließen der Lebensenergie spüren und unsere Wahrnehmungsgrenzen erweitern in den feinstofflichen Bereich, statt wie bisher an den Grenzen des Körpers zu stoppen. Aber auch emotional oder geistig – indem wir uns ausdehnen, hin zum Du. Ohne symbiotisch zu verschmelzen, ohne uns selbst im Stich zu lassen. Sondern einfach zu sein und klar – aber mit der Bereitschaft, den anderen in seiner Andersartigkeit zu sehen und anzunehmen und daran zu lernen, sich in sich selbst zu erweitern, über sich hinauszugelangen und irgendwann eins zu werden mit allem, was existiert. Das ist Yoga in seiner ursprünglichsten Bedeutung.

Diese innere Haltung ist es, die uns zu unserer innersten Wahrheit bringt, zu der Erkenntnis, dass wir nie getrennt sind, dass jede Trennung Illusion ist. Es ist die Haltung der Liebe zu uns selbst und zur Welt, die Haltung des tantrischen Yoga und des Bhakti Yoga, mit dem dieses Yoga tief verbunden ist.

Dieser Prozess ist nicht nur Theorie, sondern mit diesem Yoga ganz konkret, ganz lebendig zu erfahren. Man erlebt, während man übt, wie sich im Körper ein fließendes Strömen bemerkbar macht – manchmal schon nach den ersten Sitzungen. Man spürt, wie im Körper eine Art Ladung entsteht, die einem das Gefühl gibt, sich über seine Körpergrenzen hinweg auszudehnen. Und man kann spüren, dass es innerlich heller wird, dass sich in bestimmten Körperzonen ein wie durch Adern fließendes Licht bemerkbar macht. In irgendeinem Moment, wenn man weiter übt, ist dieses Spüren stärker als das Denken, es überschreitet das Denken. Das Ich schmilzt, und man fühlt in sich nur noch die Ausdehnung, die Verbindung, die Einheit. Alle Verpanzerung, alle Körperblockaden scheinen sich nach und nach aufzulösen, es entsteht reines Bewusstsein, Essenz, Licht.

Diese Erfahrung sagt im Tiefsten JA zum Leben, sagt JA zur Ausdehnung und der Liebe zu allem Sein. Und sie ist die Basis dafür, dass eine heilsame Veränderung, Transformation, auch auf zellulärer Ebene geschehen kann.

Dazu ist es nicht notwendig, dass Sie sich anstrengen. Oder sich dabei aufgeben. Sondern dass Sie sich hingeben, Ihrem Körper, Ihrem Atem, Ihrer Erfahrung. Das ist scheinbar viel einfacher, als sich anzustrengen, ist für viele Menschen aber ungleich schwerer. Denn es bedeutet, dass Sie ganz bei sich selbst bleiben, während Sie üben – in aller Verletzbarkeit, in aller Offenheit. Egal ob neben Ihnen jemand sitzt, der alles vielleicht viel besser zu schaffen scheint, und Sie beginnen, sich zu vergleichen. Egal ob Sie spüren, dass Sie nicht nur ein, sondern drei Kissen unter Ihrer Sitzfläche brauchen, damit Sie aufrecht sitzen können. Und auch noch eins unter jedem Knie. Was Sie überhaupt nicht mögen, aber brauchen, weil die Gelenke sonst so schmerzen. Egal ob Sie nach wenigen Bewegungen schon aufhören müssen, weil es mehr als genug für Sie ist, für dieses Mal. Oder dass Sie sich fragen, was zum Teufel Sie eigentlich hier auf diese verdammte Matte gebracht hat, wo Sie doch stattdessen so einen netten Spaziergang hätten machen können.

Sich hingeben bedeutet, dass Sie sich genau in dieser Erfahrung spüren – und dennoch nicht „aussteigen“. Sondern dabeibleiben und einen – besser: Ihren – Weg durch all diese natürlichen Unterbrechungen, diese „Hindernisse“ finden.

Weil Sie gleichzeitig auch anderes spüren – weil dieses Yoga auf sehr, sehr unterschiedliche Weise wirkt, und zwar gleichzeitig. Egal ob Sie sich mal hinlegen müssen zwischendurch. Oder eine Erfahrung machen, die sich einfach wundervoll anfühlt. Egal ob Sie merken, dass etwas geschieht in Ihrem Körper. Oder dass Ihre Gefühle anfangen, sich zu bewegen. Oder die Gedanken aufhören zu kreisen. Wie eine Teilnehmerin einmal sagte: „Wenn ich hier rausgehe, bin ich manchmal total fertig. Und frage mich, warum ich mir das eigentlich antue. Und dann, am nächsten Tag, merke ich: Das gibt es doch gar nicht, ich habe so viel Power, mir geht es so gut – und deshalb komme ich wieder."

Wie kommt so etwas zustande? Was macht dieses Yoga aus, damit es so wirkt? Die Antwort darauf ist einerseits ganz einfach: Es ist ein Bündel verschiedenster Wirkfaktoren, die hier zusammenkommen und die „synergistisch" wirken. Was bedeutet, dass sie gemeinsam eingesetzt mehr bewirken als jeder Faktor allein oder die Summe aller Einzelwirkungen zusammen. Damit ist die Antwort aber auch schon etwas komplizierter. Denn die Wirkfaktoren sind sehr einzigartig und verdienen es, ein wenig beleuchtet zu werden, damit uns bewusst wird, wie dieses ehrfurchtgebietende Zusammenspiel, das wir Yoga nennen, auf uns wirken kann.

Wenn Sie also Lust haben, etwas mehr darüber zu erfahren, dann lesen Sie gerne weiter. Ansonsten überschlagen Sie diese Seiten einfach und machen mit dem nächsten – ganz praktischen – Kapitel weiter.

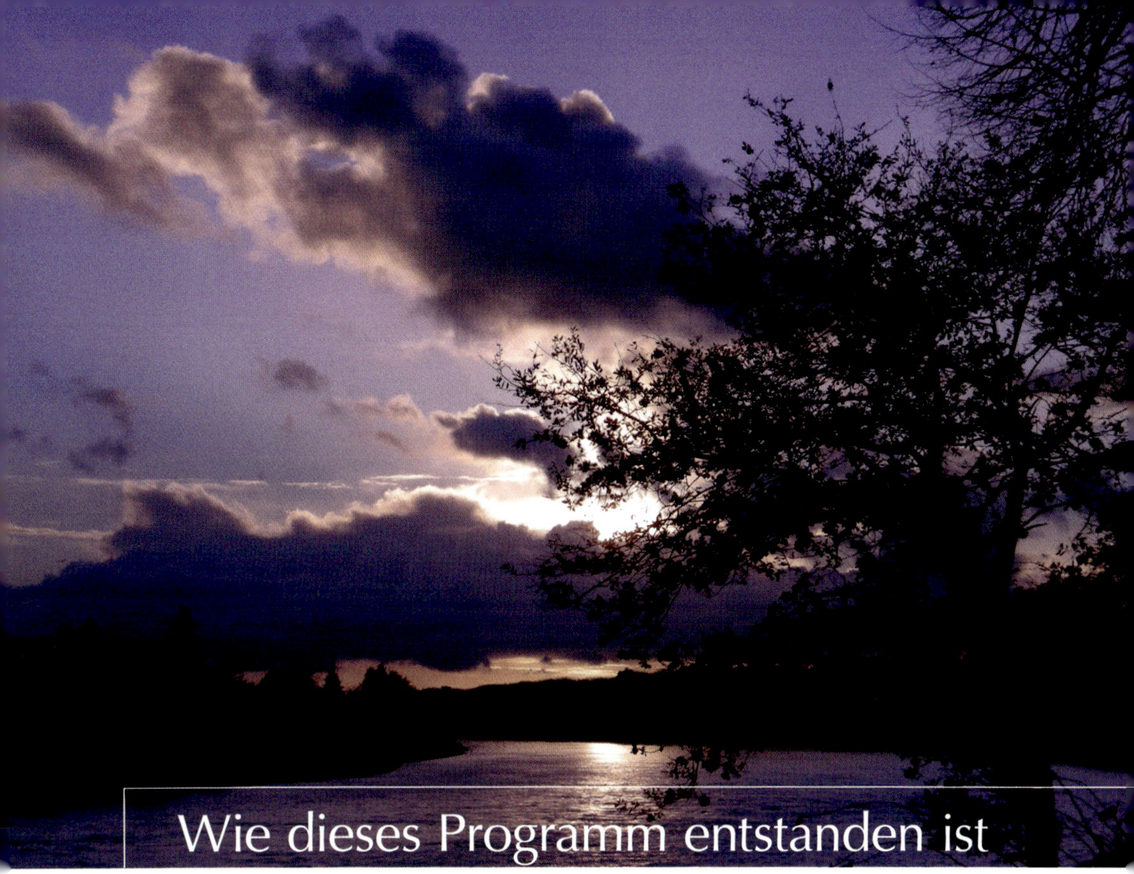

Wie dieses Programm entstanden ist

Die hier vorgestellte Art des Yoga kommt aus der Tradition des sogenannten Kundalini Yoga. Sie ist sehr alt – und gleichzeitig sehr jung. Kundalini Yoga gibt es in Indien und vor allem in Nordindien seit langer Zeit, und es gilt als eine der kraftvollsten und gleichzeitig geheimnisvollsten Yogaarten, die zur persönlichen Transformation und Befreiung führt. Ende der 1960er Jahre reiste ein indischer Yogameister in die USA aus, der dieses Yoga im geistigen Handgepäck mitbrachte und daranging, es zu einer einzigartigen Mischung aus altem Wissen um die yogischen Traditionen und einem tiefen Verständnis für die Erfordernisse des modernen westlichen Menschen zusammenzustellen. Dieser Mann war Harbhajan Singh, genannt Yogi Bhajan, ein indischer Yogameister aus der Religion der Sikhs. Sein spezielles Kundalini Yoga ist ein Yoga der Energie und der Ausdehnung, des Klangs und der Ausstrahlung – es integriert die klassischen Yogarichtungen und geht doch weit über sie hinaus.

Yogi Bhajan, der seine Yogaform das „Yoga der Bewusstheit“ nannte, war ein wahrer Meister des Yoga – ein sehr fordernder, sehr aufrüttelnder Meister, der jedoch gleichzeitig immer nur eins im Blick hatte: die Entwicklung der Menschen, mit denen er arbeitete. Er betrachtete Yoga trotz seines tiefen Respekts für die darin enthaltene spirituelle Weisheit und Tradition nie als etwas Statisches, sondern immer als etwas Dynamisches, in Entwicklung Begriffenes. Und er glaubte zutiefst an die Fähigkeit und die Sehnsucht des Menschen nach Heilung und Befreiung.

Ich lernte Yogi Bhajan 1985 kennen – bei einem Meditationskurs in Hamburg. Damals hatte ich schon einige Kurse in Kundalini Yoga besucht, die meinen Körper – und meinen Geist – intensiv berührt hatten. Dieser Kurs nun nannte sich „Weißes Tantra“ und bestand darin, dass sich Männer und Frauen in langen Reihen gegenübersaßen, sich in die Augen sahen, dabei bestimmte Haltungen einnahmen und Mantras sangen. Ich war fasziniert von der Ausstrahlung dieses Mannes in seinen langen, weißen Gewändern – er schien vor Energie nur so zu vibrieren. Und ich war fasziniert von seiner Kraft, die alle im Raum dazu brachte, weit über ihre eigentlichen Grenzen hinauszugehen, denn die Übungen waren körperlich sehr fordernd.

Yogi Bhajan leitete die Übungen persönlich an, redete die ganze Zeit, ermutigte, machte Witze, spornte an – und irgendwann hörte mein Bewusstsein nicht mehr zu, sondern seine Worte erreichten nur noch mein Unterbewusstsein. Dennoch halfen sie, ich tauchte ganz ein in die Übungen und in den Blickkontakt mit meiner Partnerin. Ich saß damals einer Holländerin gegenüber, die ich noch nie zuvor gesehen hatte und an die ich zufällig vermittelt worden war, weil ich ohne Partner gekommen war. Und obwohl ich diese Frau persönlich nicht kannte, er-kannte ich sie irgendwann, ihr Wesen, ihre Liebe, ihre Schönheit. Ich öffnete mich ihren Augen, ihrem Blick, wir lachten gemeinsam, weinten gemeinsam, sangen gemeinsam – und irgendwann gab es keine Trennung mehr, wir erkannten uns in unserem Wesen. Die Schwierigkeit der Übungen hörte für uns auf, wir hätten ewig so weitermachen können – und fühlten uns hinterher so lebendig wie nie zuvor.

Seither praktiziere ich Kundalini Yoga regelmäßig und lernte es auch zu unterrichten. Und je länger ich dieses Yoga unterrichte und selbst übe, umso mehr bin ich erfüllt von Ehrfurcht und tiefem Respekt für die tiefgreifenden Veränderungen, die diese Arbeit bewirken kann. Es ist eine Wirkung, die weit über das Körperliche hinausgeht, eine, die die Muster berührt und löst, mit denen wir im Leben stehen und mit denen wir uns oft genug selbst hindern, die Wirklichkeit zu erkennen. Eine Wirkung, die alles Krankmachende in uns lösen kann – und uns hineinkatapultiert ins Leben.

Deshalb war es eigentlich nur folgerichtig, dass ich irgendwann anfing, mich auch mit den medizinischen Möglichkeiten dieses Yoga zu beschäftigen. Mein spezielles Interesse gilt dabei den Zusammenhängen von Psyche und Körper. Und der Brücke zwischen westlicher moderner Wissenschaft und der Yogawissenschaft, die teilweise viele tausend Jahre alt ist und oft in Bildern und Symbolen spricht. Ich war immer wieder erstaunt, wie präzise die yogische Wissenschaft schon Dinge wusste und sagte, die lange Zeit später von westlichen Wissenschaftlern „entdeckt“ wurden. Ein Beispiel sind die Nervenplexi im menschlichen Körper, die erstaunlicherweise genau dort verdichtet auftreten, wo nach der yogischen Lehre die Energiezentren, die sogenannten Chakras, im Körper aktiv sind. Das „Bauchhirn“ beispielsweise, vor einigen Jahren von der westlichen Wissenschaft als „zweites Gehirn“ entdeckt und bejubelt, ist als Nabelpunkt-Energie mit ihren zahllosen feinstofflichen Nervenendungen im Yoga seit langer Zeit bekannt.

Zusammenhänge wie diese gibt es unendlich viele, sodass die Frage berechtigt ist, warum dieser Wissenspool so lange unbeachtet blieb. Oder, besser gesagt, immer noch ist. Denn von yogischer Wissenschaft spricht hier bei uns immer noch niemand. Obwohl sich langsam die Erkenntnis durchsetzt, dass Yoga sehr viel mehr ist als nur eine angenehme Art, körperlich flexibler zu werden, ruhiger und entspannter, sondern bei allen möglichen Formen von körperlichen und seelischen Problemen Antworten oder zumindest Anregungen hat.

Irgendwann fragte mich dann eine Yogastudentin, die einige der bei mir gelernten Meditationen sehr erfolgreich in ihrer Arbeit mit Krebspatienten einsetzte, ob ich nicht auch mit onkologischen Patientinnen arbeiten würde. Nach einigem Nachdenken stimmte ich zu. Das war eine große Herausforderung, denn ich musste (und wollte) mich dabei dem Thema Krebs stellen, das in seiner Bedrohlichkeit und Rätselhaftigkeit mir wie auch vielen anderen Menschen sehr viel Angst macht. Es war damit noch einmal mehr ein Schritt in die Richtung, die Kundalini Yoga vorschlägt: mich auszudehnen in einen Bereich, den ich in mir bisher immer vermieden hatte.

Betroffenen Patientinnen über Wochen hinweg immer wieder gegenüberzusitzen, mit ihnen zu sprechen, sie zu sehen, ihre Erfahrungen mit ihnen zu teilen, ist mir dabei eine tiefe Erfahrung gewesen. Zu merken, dass sie einerseits nichts „Besonderes" waren, sondern „ganz normal", machte mir deutlich, wie viel eigene Ausgrenzung von Krankheit und Tod ich in mir trug. Zu merken, wie diese Menschen andererseits mit einem traumatischen Einschnitt in ihrem Leben umgingen, wie sie, jede auf ihre Weise, versuchten, in und mit der Erkrankung ihren Weg zu finden, brachte mich ihnen in meinen eigenen existenziellen Fragen sehr nahe.

Für die Konzeption des Kurses bedeutete dies, mich ganz einzulassen auf einen Prozess des gegenseitigen Lernens. Denn ich wusste vorher nicht, welche körperlichen Möglichkeiten diese Patientinnen mitbringen würden. Noch wusste ich, ob meine sorgfältig ausgewählten Übungen und Meditationen sich so umsetzen ließen, wie ich es mir gedacht hatte. Ob sie angenommen werden würden. Ob sie etwas bewirken würden. Denn es gab dafür kein Modell, keinen vorgefertigten „Kurs für Krebspatienten", kein Video, von dem ich lernen konnte. Sondern der Kurs entstand aufgrund viel theoretischer Vorarbeit, aber dann im lebendigen Miteinander. Im Experimentieren, im Mich-Einlassen auf die Befindlichkeit der betroffenen Patientinnen. Oft merkte ich: Das geht ja hier gar nicht, das musst du ganz anders machen. Das war zu viel. Hier brauchst du noch Zwischenschritte. Hier mehr Entspannung. Hier mehr seelische Unterstützung. Und hier musst du Wege finden, dich selbst nicht zu überfordern.

Jeder Kurs, den ich seit diesem ersten Kurs durchführte, ist deshalb unterschiedlich gewesen. Nicht nur, weil die Menschen anders waren, sondern auch, weil ich immer weiter experimentiert habe. Mit speziellen Meditationen. Mit einer Abfolge von Themen und Übungen. Im Gespräch, im Miteinander-Tun hat sich so, nach und nach, das hier vorgestellte Programm entwickelt. Natürlich musste ich dazu auch die Übungsfolgen des Kundalini Yoga an die Befindlichkeit der Patienten anpassen, einbauen in hinführende oder entspannende Übungsteile. Vereinfachen. Umgestalten. Zum Beispiel: Übungen auf dem Stuhl kreieren oder zu jeder Übung eine geistige innere Ausrichtung erspüren, die das körperliche Tun ergänzt. Und spezielle Imaginationen erfinden, die die erarbeiteten Übungsfolgen und Meditationen mit ihren inneren Bildern wirksam unterstützten und sich trotzdem nicht „verschult“ anfühlten.

Ich glaube (und weiß nach einer ersten kleinen Pilotstudie, die ich selbst durchführte), dass den Krebspatienten dieser Kurs gutgetan hat. Dass auch sie gelernt haben. Zum Beispiel, dass der Körper in der Lage ist, sich zu verändern – und dass ihre körperliche und seelische Situation deshalb auch nicht unveränderbar sein muss. Dass sie vielleicht über viel mehr körperliche und seelische Ressourcen verfügten, als sie selbst dachten. Dass sie lachen durften, manchmal weinen, manchmal andächtig sein, manchmal laut, manchmal still. Und dabei neue Erfahrungen machen – vor allem die, dass sie lebendig sind und eine Einheit von Körper, Geist und Seele.

Ich glaube, dass sich an dieser Stelle das Geschenk des Yoga und die Bedürfnisse von Krebspatienten berührt haben. Dass dieses Yoga gerade Krebspatienten in der Nachsorge helfen könnte, ihre oft verloren gegangene Einheit wieder herzustellen. Und dass auf diese Weise vielleicht ein Beitrag geleistet werden kann, den schrecklichen körperlichen, emotionalen und geistigen Folgen einer Krebserkrankung besser begegnen zu können.

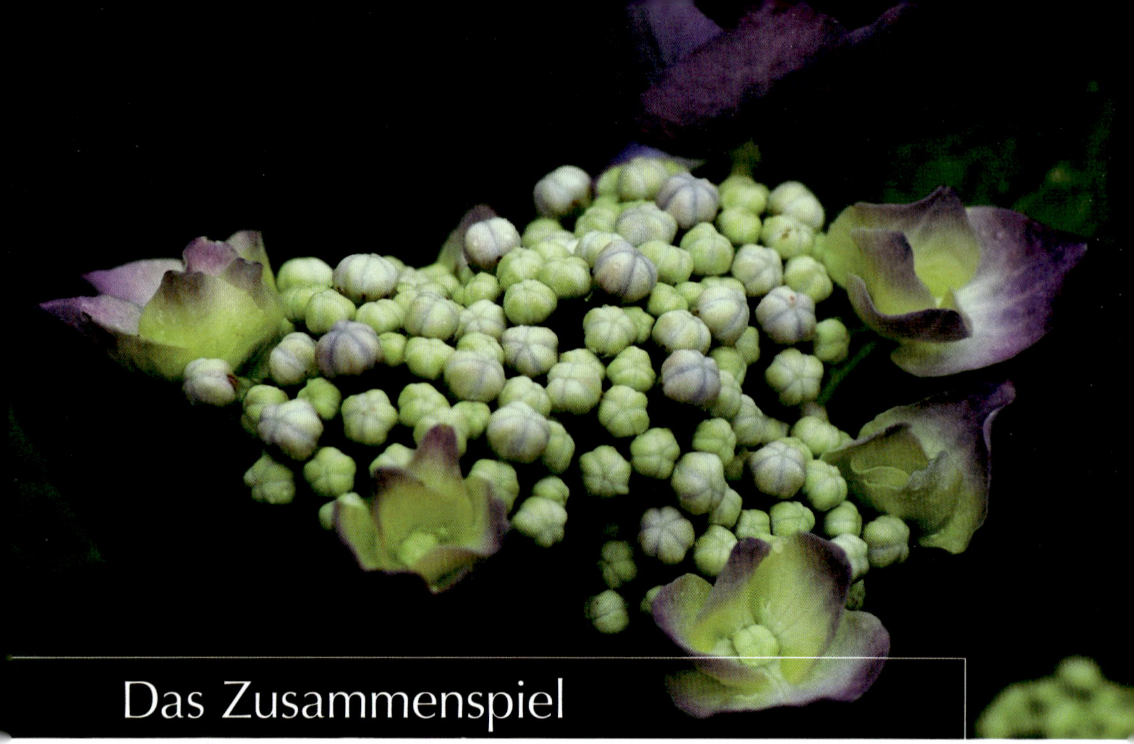

Das Zusammenspiel

Yoga verfügt über ein jahrtausendealtes Wissen über die Zusammenhänge von Körper, Geist und Seele – darüber, wie unser Körper Gefühle und innere Haltungen zum Ausdruck bringt. Wie und warum er sich verspannt und warum er welche Krankheiten produziert und wie diese vielleicht mit inneren Einstellungen, Traumata oder negativen Glaubensmustern zusammenhängen. Und wie man beispielsweise über bestimmte Haltungen, Asanas genannt, darauf einen harmonisierenden, entweder aktivierenden oder dämpfenden Einfluss nehmen kann.

Man weiß, dass dabei auch bestimmte Drüsen angeregt werden können, um das gesamte damit zusammenhängende System hormoneller Botenstoffe zu harmonisieren. Oder dass durch bestimmte Konzentrationspunkte im Körper Energien gelenkt werden können oder dass Asanas Druck auf bestimmte energetische Punkte im Körper ausüben, sodass blockierte Energiebahnen wieder frei werden. Oder dass und wie der Atem diese Prozesse von Aktivierung oder Loslassen unterstützen kann. Es ist eine ganz andere Art medizinisches Wissen als das, was wir hier im Westen benutzen, dessen Beitrag zum Gesundheitswesen wir aber gar nicht hoch genug einschätzen können, weil es sehr präzise ist und deshalb auch ganz punktgenau eingesetzt werden kann.

Yoga hat also viele verschiedene Ansatzpunkte, um auf Gesundheit und Krankheit Einfluss zu nehmen. Sie alle wirken zusammen, und zwar so, dass sie als Gesamtpaket viel mehr bewirken können als einer von ihnen allein und auch mehr, als die Summe der Einzelwirkungen wäre. Man nennt dies, wie bereits erwähnt, einen „Synergieeffekt" und es ist ein echter innerer Gruppenprozess. Schon hier wirkt auch das Prinzip der Einheit in der Vielheit, von dem wir oben gesprochen haben. Dennoch wollen wir hier zum Zwecke der Übersichtlichkeit die einzelnen Wirkfaktoren einmal getrennt darstellen.

Die Elemente also, aus denen das hier vorgestellte Yoga besteht und mit denen es arbeitet, sind:

- spezielle Atemmuster
- Körperpositionen
- energetische Schleusen
- Handhaltungen (Mudras)
- heilende Laute (Mantras)
- Konzentrationspunkte
- die Chakralehre

Spezielle Atemmuster

Yoga kann auf ein umfangreiches Wissen über den Gebrauch und den Einsatz des Atems zurückgreifen. Auch im Westen wissen wir, dass bestimmte Gefühlszustände und bestimmte Atemformen zusammengehören und sich gegenseitig bedingen. So atmen wir in Entspannung langsamer und tiefer als in Stress und Angst. Durch Atembeherrschung (im Yoga Pranayama genannt) können wir nicht nur bestimmte Gehirnareale beeinflussen, sondern auch unsere Gefühle.

Die yogische Atemwissenschaft ist jedoch viel ausgefeilter. Durch Erfahrung und Beobachtung wussten die Yogis beispielsweise, dass wir nicht ständig durch beide Nasenlöcher atmen, sondern sich die beiden Nasenlöcher in einem bestimmten Rhythmus (etwa alle 150 Minuten) in der Atemführung abwechseln, während das jeweils andere Nasenloch nur „mitatmet“. Dass dieser Rhythmus beispielsweise dem Ausgleich des Nervensystems dient und dass wir beim Atmen durch ein bestimmtes Nasenloch das dazugehörende Nervensystem anregen können (links parasympathisch, rechts sympathisch). Dass dies normalerweise unbewusst und automatisiert geschieht, dass wir uns dies aber therapeutisch nutzbar machen können – etwa bei Schlafstörungen oder bei Gehirnverletzungen, etwa nach einem Schlaganfall.

Im Kundalini Yoga sind darüber hinaus aber buchstäblich Hunderte Atemmuster bekannt, die wir hier im Westen kaum kennen. Beispielsweise kann der Atem in verschiedene Atemteile „gebrochen“ werden, und je nachdem, wie oft dies geschieht und in welchem Verhältnis dieses „gebrochene“ Ein- und Ausatmen zueinander steht, werden sehr präzise therapeutische Wirkungen erzielt. Wenn man etwa im Verhältnis 4 : 1 atmet, also das Einatmen in vier Atemstöße „bricht“ und einmal lang ausatmet, können Depressionen positiv beeinflusst werden. Bei einem Atembrechen von 4 : 4 (vier Teile Einatmen und vier Teile Ausatmen) dagegen steigt nach einigen wenigen Atemzügen das Energieniveau an. In acht Teilen ein- und acht Teilen auszuatmen wirkt beruhigend und zentrierend, während eine 8 : 4-Atmung die Konzentrationsfähigkeit erhöht und eine 4 : 8-Atmung die Fähigkeit zum Lösen psychischer Blockaden verbessert.

Hinzu kommen noch Atemformen wie der „lange, tiefe Atem“, bei dem man in den Bauch einatmet, den Atem dann in die seitlichen Rippen lenkt und schließlich unter das obere Brustbein atmet. Das Ausatmen verläuft dann umgekehrt. Dieser Atem entspannt und beruhigt und kann sich so verlangsamen, dass man die Atemfrequenz auf einen Atemzug pro Minute senkt (20 Sekunden einatmen, 10 Sekunden Atem anhalten, 20 Sekunden ausatmen, 10 Sekunden Atem aushalten). Oder der sogenannte „Feueratem“, ein schneller Atem durch die Nase, bei dem der Nabelpunkt mittanzt und man das Ausatmen ein wenig akzentuiert.

Dieser Atem erhöht den Sauerstoffgehalt im Blut sehr stark, ist also unter anderem sehr wirksam bei Fatigue.

Dann gibt es noch das Anhalten des Atems nach dem Ein- oder nach dem Ausatmen. Diese Atempause wird von den Yogis oft als „Tor zur erweiterten Bewusstheit“ gesehen. Den Atem nach dem Einatmen anzuhalten und dann vollständig auszuatmen etwa soll auf körperlicher Ebene stark entgiften. Atempausen nach dem Einatmen und dem Ausatmen etwa im selben Verhältnis dagegen können Schmerzen lindern, vor allem, wenn dabei eine Hand auf die schmerzende Stelle gehalten wird.

Energetisch jedoch hat das Atmen noch eine tiefere Bedeutung. In der indischen heiligen Sprache Sanskrit nämlich bedeuten Atem und Lebensenergie dasselbe. Beide heißen Prana, und wenn ein Mensch mehr Lebensenergie in seinen Körper holen möchte, dann kann er das nach dieser Lehre am effektivsten und einfachsten über seinen Atem tun. Diese Übung wird im Yoga Pranayama genannt – der bewusste Umgang mit dem Atem und seine Lenkung in den Körper, die Gefühle und den Geist. In unserem Programm wird in vielen Übungen die Pranamenge im Körper erhöht. Prana ist die Kraft, die eine Blume zum Blühen veranlasst oder einen Baum zum Wachsen oder eine befruchtete Eizelle zur Teilung. Prana ist auch die Energie, die in den Zellen das Zellkraftwerk Adenosintriphosphat (ATP) aktiviert, das beispielsweise die Immunfunktion anregt. Prana wird im Yoga über den Atem aktiviert, und es gibt unzählige, sehr bestimmte Übungen dafür.

Prana bewegt sich durch den Körper wie Wellen von Energie. Es ist die Basis des Lebens, konzentrierbar in einem Punkt aus Licht am sogenannten „Dritten Auge“ zwischen den Augenbrauen. Wenn Yogis vollständig an diesem Punkt konzentriert sind, hört der Atem wie von selbst auf, aber das Prana bleibt im Körper erhalten. In dem Moment, in dem die Bewusstheit wieder auf den Körper gelenkt wird, beginnt der Atem von Neuem. Durch den Atem und die Ausrichtung der Konzentration sind Prana und Bewusstsein also verbunden.

Prana gibt es in verschiedenen Ausprägungen, die bestimmte Bereiche des Körpers durchziehen:

- Das „kleine Prana“, womit hier das Fließen der pranischen Energie gemeint ist, vor allem im Brustbereich, von der Kehle bis zum Solarplexus, die das Herz berührt, die Atmung und alle Muskeln und Organe, die davon betroffen sind. Betont wird hier der Aspekt des Einatmens, des Aufnehmens. In der Fülle dieses Aspekts von Prana fühlt man sich voller Energie, positiv gestimmt und erwartungsfroh.

- Apana, die ausscheidende Kraft, die Giftstoffe ausschwemmen kann und die im Unterbauch angesiedelt ist, mit den ausscheidenden Organen des Darms und der Nieren sowie den Geschlechtsorganen. Betont wird hier der Aspekt der Ausatmung. Ungenügendes Apana hält Gifte im Körper und in der Seele zurück, zu wenig Apana führt zu Faulheit, Schwere und Langsamkeit.

- Samana findet man zwischen dem Herzen und dem Nabelpunkt – es ist diejenige pranische Kraft, die den Stoffwechsel steuert, die das Bewusstsein erweitern und die innere Transformation aktivieren kann. Samana aktiviert deshalb die Feuerorgane der Transformation: Leber und Bauchspeicheldrüse, Magen und Dünndarm. Zu wenig Samana führt zu geistiger Verwirrung, starkes Samana verbessert die Unterscheidungsfähigkeit.

- Udana ist derjenige Pranateil, der auf die Reize von außen antwortet, der verantwortlich ist für die Sinnesorgane Augen und Nase, Ohren und Zunge sowie alle Gliedmaßen, Muskeln, Nervenbahnen und Gelenke, die mit dem Außen in Berührung stehen. Udana ist vor allem im Kopf und im Nacken aktiv und transportiert die Atmung nach oben und aus dem Kopf heraus.

- Vyana schließlich koordiniert alle anderen Pranas, es ist im ganzen Körper aktiv und reguliert jede Form der Bewegung. Vyana ist auch die „Energiereserve“, wenn alle anderen Pranaformen sich verausgabt haben. Es vermittelt ein Gefühl von Einheit, wenn es stark ist, ansonsten erschwert es dem Geist, Gedanken zu einem Gesamtkonzept zu verbinden.

Prana hat eine sehr enge Verbindung zu unserem Lifestyle. Je nachdem, wie viel wir uns bewegen, wie wir arbeiten, essen, schlafen, wie unsere Beziehungen gestaltet sind oder wie viel Stress wir haben – all dies beeinflusst den ungestörten Fluss des Prana. Chronische Erschöpfung und Überarbeitung beispielsweise schwächen den pranischen Körper. Wenn wir uns deshalb ausgelaugt und energielos fühlen, ist dies sehr oft ein pranisches Problem, und Vernachlässigungen eines Aspekts von Prana führen sehr oft zu einer Unterversorgung in den beteiligten Organen und zu einer Schwäche des pranischen Stoffwechsels im Körper. Jede Krankheit beginnt nach der Theorie des Yoga mit einem Ungleichgewicht von Prana.

Umgekehrt können die Selbstheilungskräfte des Körpers erhöht werden, wenn der pranische Stoffwechsel aktiviert wird. Diese Aktivierung des pranischen Stoffwechsels steht darum im Zentrum unseres Programms.

Besonders stark aktivierend für Prana etwa wirkt der sogenannte Feueratem. In diesem Programm wird er sehr vorsichtig und sehr langsam angewendet. Beim Feueratem wird der Bauch rhythmisch eingezogen und losgelassen, während gleichzeitig die Muskulatur des Beckenbodens (das ist die Muskulatur in Ihrem Schritt) angespannt und losgelassen wird. Am einfachsten kann man den Feueratem lernen, indem man erst tief einatmet und dann kraftvoll ausatmet, als ob man sich in ein Taschentuch schnäuzen würde. Dabei den Nabel nach innen ziehen und die Beckenbodenmuskulatur anspannen. Nun einfach alles loslassen und dabei tief einatmen. Stets wiederholen, anfangs sehr, sehr langsam, dann nach und nach ein wenig schneller werdend (Übungzeit: 1 Minute).

Eine weitere Atemform zur Aktivierung von Prana ist das Atemanhalten: Tief einatmen und den Atem danach anhalten, dann tief ausatmen und den Atem in den Körper lenken gibt ein Gefühl von mehr Energie und mehr Lebendigkeit. Tief ausatmen, dann den Atem anhalten und erst nach einiger Zeit wieder einatmen bringt in Verbindung mit dem Thema Loslassen. Beides kann wichtig sein – je nachdem, was man für sich erreichen möchte.

Bei allen Übungen dieses Buches ist die dazugehörende Atemform genau angegeben. Wichtig ist aber auch, dass jede Übung beendet wird, indem Sie einmal tief einatmen, kurz den Atem anhalten, dabei alle Muskeln kurz anspannen und dann tief ausatmen. Auf diese Weise schicken Sie die Atmung und das Prana durch den gesamten Körper und laden Ihre Zellen mit pranischer Energie auf.

Bestimmte Körperhaltungen führen jedoch selbst dazu, dass die Aufnahme von Prana in den Körper steigt. Wenn Sie beispielsweise im Stehen Ihre Arme schräg nach oben strecken, die Finger stark spreizen und eine Minute lang und tief ein- und ausatmen, sich dabei auf Ihren Augenbrauenpunkt und auf Ihr Herz konzentrieren, dann aktiveren Sie Prana und lenken es vor allem in Ihren Brustkorb und in Ihr Herz. Wenn Sie am Ende der Übung nach einem tiefen Einatmen den Atem kurz anhalten, dann die Arme beim Ausatmen in einem großen Kreis nach unten sinken lassen und ruhig atmend nachspüren, dann können Sie merken, wie der Raum um Ihren Körper sich energetisch mit Prana „gefüllt" hat. Dies geschieht nicht nur dadurch, dass Sie durch das Armheben Ihre Lungenkapazität erhöhen und bestimmte Energiereservoirs im Körper (etwa unter den Achselhöhlen) aktivieren. Sondern auch, weil das tiefe Ein- und Ausatmen in dieser Haltung verstärkt wird, die gespreizten Finger wie eine energetische Antenne wirken und das Zentrum der Armhaltung im Herzraum liegt, dessen Aktivität und Ausdehnung steigen. Dies alles ist ganz deutlich wahrnehmbar – selbst für einen Yogaanfänger.

Die einfachste und wirkungsvollste Methode des yogischen Pranayama ist der sogenannte lange, tiefe Atem. Diese Atemform zu praktizieren hilft gegen jede Form von Stress. Wenige Atemzüge sind ausreichend, um emotionales Überreagieren zu verhindern und einen buchstäblich wieder „auf den Boden" zu bringen. Das lange, tiefe Atmen können Sie mit den folgenden Atemmeditationen sehr gut lernen:

Stufe 1:

- Halten Sie beim Einatmen Ihre flachen Handflächen auf Ihren Bauch, schieben Sie sie mit Ihrem Atem nach vorn. Atmen Sie aus, ziehen Sie den Bauch nach innen, lassen Sie die Hände folgen.

- Von vorn beginnen: Übungszeit 2 Minuten

Stufe 2:

- Beginnen Sie wie bei Stufe 1, aber atmen Sie nur bis zur Hälfte Ihrer Atemkapazität mit der Bauchatmung ein, heben Sie dann die Hände seitlich an die Rippenbögen, atmen Sie in die seitlichen Rippenbögen weiter tief ein. Dann ausatmen, dabei erst die Rippenbögen entspannen, dann den Bauch.

- Von vorn beginnen: Übungszeit 2 Minuten

Stufe 3:

- Beginnen Sie wie in Stufe 2, aber atmen Sie nur ein Drittel Ihrer Atemkapazität mit der Bauchatmung, mit dem zweiten Drittel in die seitlichen Rippenbögen und beim letzten Drittel legen Sie bitte die Hände auf Ihr Brustbein und atmen noch ein wenig unter die Hände ein. Atmen Sie dann tief, tief aus, öffnen Sie dabei die Arme und bilden Sie einen Armkreis abwärts, wobei Sie erst das Brustbein, dann den Rippenbogen und dann den Bauch nach innen ziehen.

- Von vorn beginnen: Übungszeit 2 Minuten

Körperpositionen

Im ersten Buch zum Thema Yoga und Krankheiten, das den englischen Titel *Yoga as Medicine* (Yoga als Medizin) trägt, beschreibt der Autor Timothy McCall, wie Yoga-Asanas in vielerlei Hinsicht körperlich unterstützend sind. Sie

- erhöhen die Flexibilität von Muskeln und erhöhen die Beweglichkeit des Körpers
- stärken Muskeln und Knochen (Osteoporose ist eine der wichtigsten möglichen Folgeerscheinungen einer Hormontherapie bei Krebserkrankungen)
- verbessern die Lungenfunktion
- stärken das Immunsystem
- verlangsamen und vertiefen die Atmung
- erhöhen die Sauerstoffversorgung in den Organen des Körpers
- verbessern die Beweglichkeit der Gelenke
- erhöhen den Lymphfluss
- entspannen und verbessern die Funktion des zentralen Nervensystems
- vermindern die Ausschüttung des Stresshormons Cortisol, des Blutzuckers und der Monoaminoxidase
- erhöhen den Spiegel des „Glückshormons" Serotonin
- aktivieren den linken präfrontalen Cortex, ein Gehirnareal, das eine bessere Immunfunktion, ein verstärktes Glücksempfinden und ein ausgeglicheneres Temperament bewirken kann
- vermindern die Medikamentenmenge, die jemand bei Erkrankungen nehmen muss (untersucht wurden Asthma, Herzerkrankungen, hoher Blutdruck, Typ-2-Diabetes und Zwangserkrankungen)
- senken Schmerzen

Körperlich üben die Yogapositionen Druck auf ganz bestimmte Bereiche des Körpers aus, die Bestandteile des Energiesystems des Menschen sind. Sie heißen im Yoga „Nadis". Nadis durchziehen den Körper wie ein feinstes Netz von Adern. In der chinesischen Medizin nennt man die Hauptenergiebahnen Meridiane, und die Akupunktur oder Akupressur basiert auf der Lehre von diesen Energiebahnen. Im Yoga kennt man rund 72 000 solcher Energiebahnen, und hellsichtige Menschen können sie sogar sehen. Diese Energiebahnen sollten durchlässig sein, damit man sich lebendig und gesund fühlt, und ebenso, wie man in der chinesischen Medizin Energieblockaden an bestimmten Meridianpunkten durch Akupunktur lösen kann, kann man im Yoga durch bestimmte Übungen die Nadis klären und reinigen. Während es für gesunde Menschen sehr kraftvolle Reinigungstechniken gibt, sind bei Krebserkrankungen nur solche Reinigungsformen sinnvoll, die nicht zusätzlich anstrengen, sondern die erleichtern und aufbauen.

Vor allem drei Nadis werden durch diese Reinigungstechniken geklärt: der zentrale Energiekanal Shushumna sowie die beiden Hauptnadis Ida und Pingala. Ida ist verbunden mit dem linken Nasenloch und der rechten Gehirnhälfte, Pingala ist verbunden mit dem rechten Nasenloch und der linken Gehirnhälfte. Diese beiden Nadis umfließen den zentralen Kanal wie die Schwingungen des Äskulapstabes: Sie überkreuzen sich und schwingen wieder voneinander fort und aufeinander zu wie die Schwingung und Form der DNS, der dynamischen Grundform des Lebens mit ihren unzähligen Informationsträgern, den Genen. Und ebenso sind diese beiden Energiebahnen grundlegend für den Menschen. Sie entsprechen den beiden Polaritäten: der solaren (Pingala) und der lunaren (Ida) Energie, dem sogenannten Männlichen und dem Weiblichen. Ida kontrolliert über die zugeordnete Gehirnhälfte die linke Körperhälfte, Pingala die rechte. Beide sind gleich wichtig, beide sind aufeinander bezogen, und nur, wenn beide wechselseitig im Gleichgewicht sind, schwingt der Mensch in Harmonie, und die körperlichen und geistigen Funktionen und Rhythmen sind im Gleichgewicht.

Durch den zentralen Kanal Shushumna, für materiell suchende wissenschaftliche Augen völlig unsichtbar, fließt die Kundalini-Energie, die der Yogaform ihren Namen gegeben hat. Kundala heißt „gerollt“ oder „gewunden“ und ebenso gerollt ruht diese Energie in ihrer unerweckten Form an einem Punkt tief im menschlichen Becken. Sie wird als Schlange dargestellt, und man findet diese Darstellung in vielen spirituellen Traditionen: Im Buddhismus beispielsweise schützt eine riesige Kobra Buddhas Kopf, als er erleuchtet wird. In der altägyptischen Weisheitslehre stand der Pharao unter dem Schutz der Kobra und wird oft mit einer Kobrakrone dargestellt. Auch im Kundalini Yoga kann die „Schlange" den obersten Punkt des Kopfes erreichen: dann nämlich, wenn man sie durch bestimmte pranische Übungen aufweckt und sie dazu bringt, in der Shushumna hochzusteigen. Auf ihrem Weg durchstößt Kundalini bestimmte hinderliche Verknotungen im feinstofflichen Körper des Menschen, Granthis genannt, um sich schließlich am Scheitelpunkt mit der kosmischen Energie zu vereinen. Dies ist der Moment der Erleuchtung, symbolisch dargestellt als die Vereinigung der kreativen Urkraft Shakti, deren Ausdruck Kundalini ist, mit ihrem Geliebten Shiva, dem göttlichen Bewusstsein.

Neben der Klärung der Nadis können die Körperübungen noch mehr: Sie können ausgleichend, harmonisierend, aktivierend oder dämpfend auf bestimmte Körperzonen einwirken, den Stoffwechsel aktivieren oder dämpfen sowie die Nervensysteme und die Sekretion der Drüsen harmonisieren, sodass Ungleichgewichte (etwa eine zu hohe Ausschüttung von Adrenalin) sich nach und nach ins Gleichgewicht bringen lassen. Diese Wirkung ist nicht nur unmittelbar in den direkt angesprochenen Muskeln, Gelenken und Organen, sondern auch in einer Art „Fernwirkung" zu spüren:

Hebt man beispielsweise die Beine im Liegen um 20 Grad an, so übt man eine anregende Wirkung auf die Keimdrüsen aus. Bei 40 Grad sind es die Verdauungsorgane, die aktiviert werden. Bei 60 Grad werden Leber, Galle und Milz, bei 80 Grad Magen und Bauchspeicheldrüse stimuliert. Werden die Beine zwischen 80 und 90 Grad angehoben, wirken sie auf Herz und Lunge, bei knapp 90 Grad auf Schilddrüse und Hypophyse. Genau senkrecht gehobene Beine wirken auf das Gehirn.

Darüber hinaus aber haben die Körperübungen auch emotionale Wirkungen. Denn sie zielen darauf ab, körperliche und seelische Blockaden zu lösen. Oft genug nehmen Menschen, wie man aus der Körpertherapie weiß, im Laufe ihres Lebens bestimmte Schutzhaltungen ein, die ihre gesamte körperliche Erscheinung prägen. Diese haben sich nämlich nach und nach zu einer Haltung dem Leben gegenüber verfestigt, sodass die Menschen ihre Geschichte und ihr Schicksal buchstäblich „verkörpern“. Mithilfe unseres Yogaprogramms nun kann man diese „normal“ gewordenen Schutzhaltungen spüren und langsam lösen. Dadurch kommt es zu einem intensiveren Körpergefühl, mehr Ausgeglichenheit, einer stabileren Stimmungslage und einer Verminderung beispielsweise von Ängsten.

Wie wichtig dies gerade für Krebspatienten ist, zeigt die noch junge Wissenschaft der Psychoneuroimmunologie. Diese geht davon aus, dass das Immunsystem eine Art Kontrolle über entartete Zellen ausübt und dass diese Funktion eingeschränkt ist, wenn die Immunfunktion vermindert ist. Dies gilt offenbar nicht nur in der Vorbeugung von Krebserkrankungen, sondern auch in der Phase der sogenannten Rehabilitation. Dabei spielen verschiedene Organe eine Rolle (beispielsweise Thymus und Milz, das Knochenmark oder das Lymphsystem und die sogenannten Gliazellen im Gehirn), aber auch das Wechselspiel zwischen Hormonsystem und zentralem Nervensystem. Zudem reagiert das Immunsystem nicht nur auf äußere, sondern auch auf innere Reize. Stress, Depression und Angst schwächen das Immunsystem offenbar, Entspannung sowie körperliches und seelisches Wohlbefinden stärken es.

Es ist also durchaus möglich, dass über die Körperübungen unseres Yogaprogramms und seine Wirkung auf Körper und Gefühle das Immunsystem und die Zellinformation der Zellen positiv beeinflusst werden könnten. In welcher Weise dies genau geschieht, könnte ein spannendes Thema für zukünftige medizinische Forschung sein.

Energetische Schleusen

Energetische Schleusen, im Yoga „Bandhas“ genannt, gehörten noch bis vor wenigen Jahren zu den ganz großen Geheimnissen des Yoga. Sie helfen dabei, die Lebensenergie in den Körper zu lenken und so die Selbstheilungskräfte des Körpers freizusetzen. Bei einer Aktivierung dieser Schleusen wird der durch die Yogaübungen erhöhten Energie im Körper nur noch ein Weg freigelassen, durch den sie fließen kann, alle übrigen Wege werden verschlossen. Dies bewirkt eine

Erhöhung der Pranamenge, die in die Zellen des Körpers gelenkt wird. Innerlich entstehen ein Zustand geistiger Klarheit und ein erweitertes Bewusstsein.

Es gibt drei große Energieschleusen im Körper:

- die Nackenschleuse (Jalandhara Bandha) – sie entsteht, wenn man das Kinn ein wenig nach hinten zieht und den Nacken gleichzeitig nach oben schiebt, sodass der Scheitelpunkt der oberste Punkt des Kopfes ist. Jalandhara Bandha lenkt den Pranastrom in den Zentralkanal am Nacken bis zum Herzen. Sie kann bei allen Meditationen angezogen werden.

- die Zwerchfellschleuse (Uddiyana Bandha) – sie entsteht, wenn man nach dem Ausatmen den Atem aushält und den Bereich oberhalb des Nabelpunktes kräftig nach innen und oben zieht. Dadurch werden Darm und Herzmuskel massiert und der Solarplexus gestärkt. Emotional wird das freie Fließen der Gefühle unterstützt, ohne davon überflutet zu werden.

- die Wurzelschleuse (Mula Bandha) – sie entsteht, wenn man nach dem Einatmen den Beckenboden mit Schließmuskel, inneren Geschlechtsteilen und unterer Bauchmuskulatur anspannt und den Atem anhält. Das Anspannen der Wurzelschleuse verhindert, dass die pranische Energie des Atems ohne Halt aus dem Körper fließt. Sie wird vielmehr wie in einer Schale aufgefangen und in einer leichten Kurve zum Wirbelsäulenkanal gelenkt, sodass sie nach oben fließen kann. Eine innere Hitze entsteht, der zentrale Wirbelsäulenkanal kann sich öffnen und die pranische Energie steigt nach oben.

Werden alle drei Schleusen gleichzeitig angezogen, spricht man von der „großen Schleuse“ (Maha Bandha).

Krebspatienten sollten jedoch mit der Aktivierung dieser Schleusen sehr vorsichtig umgehen, da es sich hier um ein sehr potentes „Werkzeug“ handelt, das sehr intensiv wirksam ist. Am besten ist es, dazu einen qualifizierten Lehrer zu befragen.

Handhaltungen (Mudras)

Die Sprache der Hände ist eine der ältesten Sprachformen der Menschheit. Gebärden der Hände können anzeigen, ob es einem Menschen gut geht oder ob er sich einfach nur „so lala“ fühlt, ob er etwas bestätigt oder ablehnt, ob er jemanden mag oder sich vor jemandem schützen möchte. Alle Kulturen nutzen diese Form der Kommunikation – und vor allem südländische Völker noch intensiver als die Völker im Norden der Erde.

Mudras jedoch sind mehr als reine Gesten. Das Sanskritwort Mudra bedeutet „Siegel“ und in den alten Zeiten des Yoga wurden Mudras zusammen mit Mantras eingesetzt, um Energiemuster im Körper zu verankern. Mit der Zeit wurden sie zu einer Art geheimer Sprache, mit der man mit dem Göttlichen kommunizieren konnte. Bis heute ist diese Form der Kommunikation im klassischen indischen Tempeltanz sichtbar, und auch bei religiösen Zeremonien werden solche heiligen Gebärden eingesetzt. Ihr wichtigstes Ziel ist, einen höheren Bewusstseinszustand zu erreichen.

Mudras erzeugen ein Energiefeld der Information, das auch zu Heilzwecken eingesetzt werden kann. Sie sind energetisierende Handhaltungen, die bei manchen Übungen und bei fast allen Meditationen eingenommen werden. Es gibt eine unendlich große Anzahl von Mudras, die alle mit den Kombinationen der Finger und Fingerglieder beider Hände zu tun haben. Meist werden der Daumen und bestimmte andere Bereiche der übrigen Finger aneinandergelegt. Es gibt aber auch Mudras, bei denen die gesamten Hände „sprechen“.

In der yogischen Tradition ist bekannt, dass jeder Finger und jeder Fingerabschnitt des Menschen ebenso wie jeder andere Bereich der Hände bei einer Berührung einen feinen elektrischen Nervenimpuls bekommt und diesen praktisch in Echtzeit ans Gehirn weitersendet. Durch Erfahrung fanden die Yogis heraus, dass die Fingerspitzen und andere Handbereiche, wenn man sie mit anderen Fingern berührt, nicht einfach alle dieselben, sondern sehr unterschiedliche Impulse erhalten und weiterleiten. Dass Mudras also Information an und in den

Körper senden, indem sie die entsprechenden feinstofflichen Verbindungskanäle aktivieren.

So verbindet etwa die Daumenspitze nach der yogischen Lehre mit dem Ich-Gefühl, aber auch mit einem erweiterten Bewusstsein für das eigene Selbst. Die Spitze des Zeigefingers aktiviert ein Gefühl von Ruhe, von geistiger Offenheit und Empfänglichkeit. Deshalb ist die klassische Meditationshaltung, bei der man die Spitzen von Daumen und Zeigefinger aneinanderlegt, traditionellerweise verbunden mit einem Gefühl von geistiger Offenheit im eigenen Ich. Der Mittelfinger wiederum verbindet mit den Gefühlen, der Ringfinger mit Vitalität und Energie. Der kleine Finger aktiviert die Fähigkeit zur Kommunikation.

Aus diesen Zuordnungen leiten sich viele Möglichkeiten ab, je nachdem, welche Fingerspitzen man aneinanderlegt und wohin am Körper man diese Handhaltungen hält. Denn dasselbe Mudra, an unterschiedliche Körperzonen gehalten, lässt diese Körperzonen in Resonanz mit dem Mudra treten. Mudrahaltungen sind also eine Art Gebärdensprache, die der Körper zu verstehen scheint. Deshalb sind sie ein sehr feines und gleichzeitig aber auch wirkungsvolles Instrument, mit dem man seinen Körper in einer gewünschten Weise unterstützen kann.

Sagen wir einmal, Sie möchten Ihre Vitalität verbessern. Dann können Sie ganz schlicht Ihre Daumenspitzen an die Spitzen Ihrer Ringfinger legen und eine Weile ruhig und tief atmen. Natürlich ist diese Wirkung nicht so, als ob Sie eine Tasse Kaffee trinken oder eine Aufputschpille einnehmen. Sie werden wahrscheinlich auch nicht gleich Lust bekommen, den schon lange überfälligen Abwasch oder einen Dauerlauf zu machen. Mudras wirken sehr fein und müssen oft wiederholt werden, um dem Körper diese feine Information zukommen zu lassen. Aber dann sind sie sehr wirkungsvoll und eine ganz einfache Art, wie man selbst in Gesellschaft, beim Warten auf Bus oder U-Bahn oder sogar bei Besprechungen oder am Telefon das innere Programm umstellen kann.

Im Kundalini Yoga gibt es statische und bewegliche Mudras, also Mudras, die immer gleich gehalten werden, und solche, bei denen man bestimmte Handhaltungen abwechselt. So entstehen ganze „Sätze“ von innerer Kommunikation, die veränderte Bewusstseinszustände hervorrufen können. Ein Beispiel ist die Meditation SA-TA-NA-MA, die für große Übergänge im Leben hilfreich ist und bei der man immer abwechselnd mit der Daumenspitze die übrigen Fingerspitzen berührt.

Andere Mudras nutzen die ganze Hand oder beide Hände, um sie in bestimmte Formen und in bestimmter Weise aneinander- oder umeinanderzulegen und so Energiebahnen anzusprechen. Ein Mudra gegen Depression beispielsweise besteht darin, eine Hand zur Faust zu ballen, die andere darumzulegen und die Daumen aufzurichten und sie leicht nach hinten gezogen so aneinanderzulegen, dass oben ein offenes Dreieck entsteht. Dieses Mudra wird mit nach vorne gestreckten Armen eingenommen, sodass der Übende genau in den Zwischenraum zwischen beiden Daumen schauen kann.

Wenn man Mudras einnimmt, kann man sehr deutlich spüren, dass sie Energie leiten. Probieren Sie es aus: Reiben Sie Ihre Fingernägel von Zeigefinger, Mittelfinger, Ringfinger und kleinem Finger aneinander, halten Sie dabei die Daumen hoch, etwa 30 Sekunden lang. Dann spreizen Sie bitte Ihre Finger weit, halten die Handflächen nah voreinander vor dem Sonnengeflecht auf Zwerchfellhöhe und atmen in den Zwischenraum der Hände. Lang und tief atmen, eine Minute lang. Diese Übung, die eine Yogafreundin direkt aus Indien mitbrachte, aktiviert den Haarwuchs – was besonders schön sein kann, wenn nach der Chemotherapie die Haare ausgefallen sind und wieder wachsen sollen. Man kann noch lange nach dem Ende der Übung spüren, wie aus den Fingernägeln Energie in den Körper fließt. Nicht umsonst gelten bestimmte energetisierende Yogaübungen denn auch als „Körpermudras“.

Mantras

„Im Anfang war das Wort, und das Wort war bei Gott, und das Wort war Gott.“ Mit diesen Worten aus dem Anfang des Johannesevangeliums ist die gesamte Macht der Mantras beschrieben. Mantras, heilige Worte, haben danach Schöpfungskraft – sie können buchstäblich Welten entstehen lassen. Dieser Glaube, dieses alte Wissen, geht darauf zurück, dass alle Dinge dieser Welt ihre eigene, individuelle Schwingung besitzen, die auf ihre Umgebung wirkt und von dieser wiederum in Resonanz gebracht wird. In den mystischen Traditionen der Welt kannte man die Resonanzen bestimmter Strukturen und Zustände. Diese werden mit Mantras in Verbindung gebracht.

Mantras sind heilende, heilige Laute. Jede Kultur und Religion kennt Mantras: Die Christen sagen oder singen beispielsweise das Mantra „Halleluja", die Hindus grüßen mit „Shanti" (Frieden), was bei den Juden „Shalom" heißt, und die Muslime singen „La ilaha illallah" (Es gibt keinen Gott außer Gott). Mantras wie diese sind kurz, und sie werden in einer bestimmten Zahl oder Zeit auf rhythmische Weise wieder und wieder wiederholt, um bestimmte Wirkungen zu erzielen.

Gruppenrezitationen von Mantras verstärken die Wirkung und erzeugen ein vibrierendes Kraftfeld – deshalb werden sie meist bei religiösen Zeremonien eingesetzt. Aber auch Yoga ist voll mit den Geheimnissen heiliger Mantras. Das Wissen darum, wann und wie man welches Mantra einsetzt, ist eine der geheimsten yogischen Wissenschaften. In manchen yogischen Disziplinen erhält der Schüler ganz individuell und geheim ein Mantra von seinem Meister, wenn dieser ihn als reif genug dafür erachtet. Dieses Mantra, das zu seiner tiefsten inneren Qualität in Resonanz treten soll, wird für den Schüler von diesem Zeitpunkt an zu „seinem" Mantra, das er durch ständige Wiederholung zu verkörpern trachtet.

Nicht nur Mantras können Welten erschaffen – eigentlich erschaffen wir mit jedem Wort, das wir sprechen, unsere Wirklichkeit. Denn unser Geisteszustand, unsere Persönlichkeit, unser Denken und Fühlen hängen davon ab, wie wir sprechen und welche Worte wir benutzen.

Klang und Rhythmus unserer Worte haben eine tiefe Wirkung. Verbunden mit unseren Gefühlen aktivieren sie bestimmte Gehirnbereiche, vor allem im limbischen System und im Hypothalamus, also den Bereichen, die intensiv mit unseren Gefühlen verbunden sind. Je nachdem, mit welchen Schwingungen der Worte wir uns umgeben, reagieren unser ganzer Körper, unser Nervensystem, das endokrine System mit seinen Hormonen, die Sinne und das Immunsystem. Allein unsere Worte können offenbar bewirken, dass wir kränker oder gesünder werden.

Mantras haben jedoch einen bestimmten Klang und einen bestimmten Rhythmus – sie erzeugen durch ihre Wiederholung in uns eine psychische Hitze, „Japa" genannt. Dies geschieht, weil die Zunge bei dieser Wiederholung immer wieder bestimmte Bereiche des Gaumens berührt – im Kundalini Yoga spricht man von 84 Reflexpunkten am Gaumen, die durch Mantras aktiviert werden. Irgendwann dann beginnen auch die Zellen unseres Körpers in dieser Schwingung mitzuschwingen, so als ob eine Saite mitschwingt, wenn ein anderes Instrument angeschlagen wird – sogar noch, wenn wir schlafen. Dieser Zustand wird als „Ajapa Japa" bezeichnet, wenn der Körper das Mantra wiederholt, ohne dass wir es wiederholen.

Mantras können Sie auch dabei unterstützen, wenn Sie in einer schwierigen Situation sind, in der Sie normalerweise in verwirrende Gedanken oder heftige Emotionen verfallen wären. Und sie können wirklich helfen. Eine Freundin von mir erlebte dies, nachdem sie einige Jahre schon Kundalini Yoga praktiziert hatte und dann bei einer Zufallsuntersuchung mit einem Prolaktinom, einem Tumor an der Hypophyse, diagnostiziert worden war. Sie sollte am nächsten Tag gleich zu einer Computertomografie kommen und hatte große Angst davor. Wir sprachen über die Untersuchung, und sie beschloss, während der Zeit in der Röhre immer wieder ihr Lieblingsmantra RA-MA-DA-SA-SA-SE-SO-HONG zu singen, ein Heilmantra aus dem Kundalini Yoga. Dies tat sie auch, laut und mit aller Inbrunst, während der gesamten 20 Minuten, die sie in der Untersuchungsröhre verbrachte. Als die Ergebnisse ausgewertet wurden, war kein Tumor mehr auf den Röntgenbildern zu erkennen. Die Ärzte schickten meine Freundin nach Hause mit der Bemerkung, da habe es wohl ein Versehen gegeben.

Nun kann man aus dieser Geschichte sicher nicht schließen, dass Mantras Tumore wegzaubern können. Aber was auch immer das Rezitieren des Mantras bewirkt hatte – meine Freundin war wesentlich ruhiger und zentrierter in der Untersuchung, als sie es sonst gewesen wäre.

Wir wissen bis heute noch nicht wirklich, wie die Reiz-Reaktions-Kette vom Gehirn zum Gefühl und zum Verhalten funktioniert. Aber Worte und Klänge scheinen dabei eine wichtige Rolle zu spielen. Mantras schalten sich möglicherweise in die unendliche Kette unserer ewig aufeinanderfolgenden Gedanken ein – überlagern sie und bringen sie so wenigstens für eine bestimmte Zeit zum Stillstand. Und alle Bereiche des Körpers scheinen im Klang der heiligen Worte mitzuschwingen. So könnte es geschehen, dass Mantras tatsächlich bewusstseinsverändernd wirken können.

Gerade bei einer Erkrankung wie Krebs ist dies wichtig. Denn nicht nur die Krebszellen haben vergessen, wie ihr gesunder Zustand ist. Sondern durch Diagnose und Therapie haben auch Körper und Seele insgesamt viele Giftstoffe aufgenommen – chemische Giftstoffe, aber oft auch Worte, die wie Giftstoffe und wie mit Widerhaken im Bewusstsein oder im Unterbewusstsein festsitzen. Mantras können hier helfen, nicht nur, um die Essenz der Zellen anzusprechen, sondern auch, um die aufgenommenen Giftstoffe im eigentlichen und im übertragenen Sinne, die negativen Gefühle und Worte, wieder aus dem Körper und aus der Seele zu entfernen und stattdessen wieder in Kontakt zu treten mit dem Innersten – dem Teil, der helfen kann, wieder heil zu werden.

Im Kundalini Yoga sind Mantras ein sehr wichtiger Teil der yogischen Praxis – es gibt sehr viele von ihnen. Sie können während der Meditationen, aber auch während der Yogaübungen laut oder leise gesprochen oder gesungen werden. Jedes Mantra hat einen besonderen Sinn und kann eine bestimmte Wirkung erzielen. Es gibt Mantras zur Heilung, aber auch für mehr Weisheit, zur Lösung und Kanalisierung von Gefühlen oder zur Balance der Gehirnhälften. Es ist ein Weg, mit dem göttlichen Bewusstsein in sich zu kommunizieren, das Schöpfungskraft besitzt. Im Anhang finden Sie einige der wichtigsten Mantras des Kundalini Yoga.

Mantras können bei den Übungen auch helfen, wenn es anstrengend wird oder wenn Gefühle in Ihnen entstehen. Wenn Sie bei einer Übung angestrengt sind, versuchen Sie einmal, bewusst Ihren Atem mit einem Mantra zu verbinden. Sie werden sofort merken, dass dies Ihnen viel mehr Energie schenkt. Andererseits: Wenn bei den Übungen Gefühle in Ihnen hochkommen, ganz gleich, ob sogenannte positive oder negative Gefühle, können Sie sie mit einem Mantra kanalisieren. Gefühle beim Yoga zu haben ist nicht nur normal, sondern auch durchaus wünschenswert. Denn Gefühle bringen immer eine starke Aufladung im Körper mit sich. Wenn Sie Ihr Gefühl mit einem Mantra verbinden und es über das Mantra ausdrücken, dann „zieht" das Mantra Sie aufgrund seiner hohen Schwingung durch das Gefühl hindurch – und Sie können es so transformieren. So kann Wut zu Klarheit und Entschlossenheit werden, Niedergeschlagenheit zu Tatkraft, Angst zu Freude und Liebe zu noch mehr Liebe.

Das wichtigste Mantra, das wir auch in unserem Programm verwenden, ist das Mantra SAT NAM. Es ist ein Kernmantra, ein Bija-Mantra, und es pulsiert wie der Herzschlag durch Ihr System, wenn Sie es immer wieder rezitieren. SAT NAM bedeutet: Wahrheit ist meine Essenz. Mit diesem Mantra verbindet man sich mit der Wahrheit jenseits aller Bilder, die man von sich und von anderen im Kopf hat.

SAT NAM erinnert uns mit jedem Aussprechen an unsere tiefste Wahrheit – an unsere „Echtheit" jenseits aller Äußerlichkeiten, an unsere Aufrichtigkeit, an den Aspekt unseres Wesens, in dem wir einfach wissen, was richtig für uns ist, selbst wenn alle anderen etwas anderes sagen. Meist folgen wir unserer inneren Wahrheit, ohne es überhaupt zu merken. Manchmal aber richten wir uns nicht danach, obwohl wir es eigentlich fühlen, und denken hinterher: Hätte ich doch … SAT NAM kann uns helfen, diese Wahrheit in uns deutlich sein zu lassen.

Es ist ein Mantra wie ein Herzschlag, und man kann beispielsweise seinen eigenen Puls fühlen und bei jedem Herzschlag innerlich, ganz leise, dieses Mantra sprechen. Das ist eine sehr kraftvolle Meditation, und wir können nach und nach spüren, wie unser Herz anfängt, dieses Mantra zum Ausdruck zu bringen. Dann beginnt etwas, was man im Yoga „Tapas" nennt, das Verbrennen des alten inneren Programms und das Ersetzen mit dem Programm der Essenz, das dieses Mantra ist. Irgendwann reagieren wir dann auf Negatives nicht mehr mit Angst und Schrecken, mit Zorn und Wut, mit Niedergeschlagenheit und Verzweiflung, sondern mit SAT NAM. Egal was geschieht: „Wahrheit ist meine Essenz." SAT NAM kann man auch bei jedem Atemzug denken – SAT beim Einatmen, NAM beim Ausatmen. Man kann es auch bei jedem Schritt denken – SAT beim rechten Fuß, NAM beim linken Fuß. Man kann alle Aktivitäten damit begleiten – so lange, bis das Mantra in einem klingt, ohne dass man es noch bewusst sprechen muss. Dann ist man selbst zum Mantra geworden.

Konzentrationspunkte

Während wir Yoga üben, beschäftigen wir uns anfangs nur mit den Körperhaltungen – es fällt uns vielleicht schwer, eine Haltung einzunehmen oder sie beizubehalten. Dann haben wir mit dem Atem zu tun – wir üben, den Atem und die Bewegungen zu koordinieren, später vielleicht den Atem auch nur dabei zu beobachten. Danach können wir beginnen, auf unsere Gedanken zu achten – ob wir zum Beispiel beim Üben an etwas ganz anderes denken. Oder ob wir uns vielleicht mit anderen vergleichen oder uns selbst negative Botschaften geben. Eine Möglichkeit, uns dabei zu unterstützen und gleichzeitig ganz bei uns selbst anzukommen, ist der Einsatz von Konzentrationspunkten.

Konzentrationspunkte werden in anderen Yogarichtungen oft gar nicht vermittelt, obwohl sie sehr wirksam sind. Als ich einmal auf Mallorca Yoga unterrichtete, war in meinem Kurs ein sehr motiviertes Paar, die beide schon im vierten Jahr ihrer Ausbildung zum Yogalehrer waren. Sie hatten vom Thema Konzentrationspunkte bis dahin noch nie gehört und waren sehr begeistert, wie neu und intensiv die Übungen sich für sie plötzlich anfühlten.

Der Einsatz von Konzentrationspunkten bedeutet, dass man sich während der Übungen oder Meditationen auf einen bestimmten Punkt im Körper konzentriert. Der bekannteste Konzentrationspunkt des Yoga ist das sogenannte Dritte Auge, der Reflexpunkt für die Hypophyse zwischen den Augenbrauen – etwa dort, wo viele Inder einen roten Punkt tragen. Die Konzentration auf diesen Punkt allein macht schon aus reinen Körperübungen eine Meditation – probieren Sie es aus! Dieser Konzentrationspunkt auf das Dritte Auge regt nicht nur die Intuition an, sondern auch den zentralen Wirbelsäulenkanal, die Shushumna.

Weiterhin konzentriert man sich im Kundalini Yoga oft auf die Nasenspitze. Bei diesem Konzentrationspunkt bringt man die feinstofflichen Kanäle Ida, Pingala und Shushumna ins Gleichgewicht. Die Konzentration auf den Mondpunkt am Kinn macht klarer und beruhigt. Und die Konzentration auf das Energiezentrum am Scheitelpunkt regt hellseherische Fähigkeiten an. Man kann sogar sehr deutlich spüren, dass die Energie aus dem Körper heraus und nach oben gezogen wird, wenn man sich auf dieses Zentrum konzentriert. Es sollte also nur dann innerlich betrachtet werden, wenn man nicht unmittelbar danach sehr klar im Hier und Jetzt sein muss.

Chakras – Tore des Wachstums

Einer der bedeutsamsten Wirkfaktoren von Yoga ist für das normale menschliche Sensorium unsichtbar – man kann ihn nur an seinen Auswirkungen erkennen. Es geht dabei um die sogenannten Chakras, die menschlichen Energiezentren, die zur energetischen Biologie des Menschen gehören. Es gibt im menschlichen Körper sieben bzw. acht Hauptchakras und eine Unzahl von Nebenchakras. Die Hauptchakras liegen am Damm, über dem Schambein, am Nabelpunkt, am Herzen, an der Kehle, zwischen den Augenbrauen und am höchsten Punkt der Schädeldecke. Das achte Chakra ist die Aura, die feinstoffliche Hülle des Menschen, und die Nebenchakras befinden sich beispielsweise in den Händen und in der Fußsohle.

Chakras sind kleine Wunderwerke: Auf der körperlichen Ebene erkennen wir sie in den unterschiedlichen Nervenplexi des Menschen – gewaltigen Ansammlungen feinster Nervenverbindungen an bestimmten Stellen des menschlichen Körpers, die untereinander wie kleine Minigehirne kommunizieren. Dies ist aber noch nicht alles: Jedes Chakra ist wie ein kleines „Kraftwerk" – es ist verbunden mit bestimmten Körperzonen, „regiert" bestimmte Organe und bestimmte zugeordnete Drüsen und organisiert bestimmte innere, emotionale, geistige und spirituelle Zustände des Menschen.

Im Yoga wird davon ausgegangen, dass die Chakras, die man sich symbolisch wie rotierende Trichter oder Blütenblätter mit einem Stiel im zentralen Wirbelsäulenkanal vorstellt, Nahtstellen von Energie sind, durch die die vitale Lebensenergie fließt, die „Kundalini" genannt wird. Man stellt sich vor, dass diese Kundalini-Energie wiederholt vom ersten bis zum siebten Chakra aufsteigt und dabei im Menschen eine Art Entwicklungsprozess auslöst. Überall dort, wo ein inneres Thema, eine emotionale oder geistige Befindlichkeit oder ein körperlicher Zustand den natürlichen Energiefluss behindert, staut sich diese Energie oder wird geschwächt – und der Mensch bemerkt dies möglicherweise als Krankheit oder Unwohlsein.

Dies scheint zu geschehen, weil die Chakras offenbar in bestimmten Schwingungsfrequenzen schwingen und auf bestimmte Frequenzen ansprechen, zu denen sie in Resonanz treten und in denen sie – wie ein Radiosender in einem bestimmten Frequenzbereich – Informationen übertragen, aufnehmen und abgeben können. Je tiefer die Chakras im Körper angesiedelt sind, desto langsamer, „materieller" scheinen sie zu schwingen. Umgekehrt, je „höher" die Chakras angesiedelt sind, umso höher scheint auch ihr Frequenzbereich zu sein. Dies entspricht der yogischen Vorstellung von der Reise der menschlichen Seele aus ihrer Heimat, dem Licht, in die Materie und ihren Wiederaufstieg zurück ins Licht, der begleitet wird von zahlreichen inneren und körperlichen Entwicklungsprozessen. In zahlreichen Abstiegen und Aufstiegen, so die yogische Lehre, wird dieser Prozess immer mehr verfeinert, bis schließlich das Ich vollständig aufgelöst ist und die beseligende Vereinigung mit dem Kosmischen in der höchsten Schwingungsebene erfahrbar wird.

Den verschiedenen Frequenzen der Chakras entsprechen bestimmte Farben, die offenbar in diesen Frequenzbereichen schwingen. Es sind die Farben rot (erstes Chakra), orange (zweites Chakra), goldgelb (drittes Chakra), grün bzw. rosa (viertes Chakra), himmelblau (fünftes Chakra), dunkelblau (sechstes Chakra), magenta/purpur (siebtes Chakra) sowie silber (achtes Chakra). Außerdem gibt es bestimmte Tonhöhen und Tonarten sowie bestimmte Basislaute und -silben für die Chakras.

Die Chakralehre ist eines der spannendsten Elemente der feinstofflichen Yogabiologie des Menschen, wenn man sich mit dem Zusammenhang zwischen Yoga und menschlichen Zuständen, vor allem mit Erkrankungen beschäftigt. Denn sie kann Aufschlüsse darüber geben, welche inneren Themen bei einem Ungleichgewicht im Körper, also beispielsweise einer Erkrankung, angesprochen sein könnten. Sich diesen Themen zu öffnen und sie mit entsprechenden Übungsfolgen und Meditationen zu bearbeiten kann ein ganz neuer Weg sein, das Psychologische, das Körperliche und das Spirituelle zu einer bisher nicht vorhandenen neuen Einheit zu verbinden und sich damit einem ganzheitlichen Heilungsansatz zu öffnen.

Im Folgenden gebe ich in knappster Form eine Übersicht über die Zusammenhänge der verschiedenen Chakras. Wer sich näher mit der Chakralehre beschäftigen möchte, findet entsprechende Literaturhinweise dazu im Anhang.

Das erste Chakra ist mit den Körperbereichen Füße, Beine und Anus verbunden. Die zugeordneten Drüsen sind die Nebennieren, die für den ursprünglichen Kampf-oder-Flucht-Reflex zuständig sind. Der zugeordnete Nervenplexus ist der Steißbeinplexus. Die inneren Themen, um die es beim ersten Chakra geht, sind das grundlegende Überleben, das Willkommensein in der Welt oder ein Gefühl von Fremdheit, Heimatlosigkeit. Weiterhin der Halt, den man hat, und das Gefühl, gut gegründet im Leben zu stehen, sowie alle Formen des Ersatzes dafür: Status, Geld, Erfolg.

Das zweite Chakra liegt im Bereich des Beckens, der Geschlechtsorgane, unterhalb des Nabels. Seine zugeordneten Drüsen sind die Keimdrüsen sowie das Lymphsystem des Menschen, der zugeordnete Nervenplexus ist der Sakralplexus. In Bezug auf die inneren Themen geht es beim zweiten Chakra um die primäre Hinwendung zum Du, um Beziehungen zu anderen Menschen, aber auch zu den eigenen Gefühlen und zum Ausdruck der eigenen Kreativität.

Das dritte Chakra liegt am Nabelpunkt. Seine zugeordnete Drüse ist die Bauchspeicheldrüse. Der Nervenplexus, der mit diesem Chakra verbunden ist, ist der gastrische und der hypogastrische Plexus, die körperlichen Zonen sind die Organe des mittleren Bauchraumes wie Leber, Galle, Milz. Die inneren Themen dieses Chakras haben mit der Durchsetzungsfähigkeit zu tun, dem Gefühl, etwas bewirken zu können, auch mit Wut, Gier, Macht oder erlebtem Machtmissbrauch.

Das vierte Chakra ist im Brustraum angelegt, wobei nicht so sehr das körperliche Herz als Mittelpunkt gilt, sondern das spirituelle Herz, Hrid, das eher auf der rechten Brustseite liegt. Die zugeordnete Drüse ist die Thymusdrüse, die verantwortlich ist für die Produktion der T-Zellen, der Helferzellen im Immunsystem. Der zugeordnete Plexus ist der Lungen- und Herzplexus, das innere Thema hat mit Fragen zu tun wie: Liebe ich mich selbst wirklich? Was kann ich von mir nicht annehmen? Es hat auch mit Trauer und (Selbst-)Ablehnung zu tun, mit Mitgefühl und Freundlichkeit.

Das fünfte Chakra liegt am Kehlkopf, auch Schultern, Arme und Hände gehören dazu. Die zugeordnete Drüse ist die Schilddrüse, damit ist der gesamte Stoffwechsel angesprochen. Der zugeordnete Plexus ist der Rachen- und Armplexus. Das innere Thema dieses Chakras bezieht sich auf den Selbstausdruck, Schüchternheit oder Authentizität, auf die Frage des Aussprechens der inneren Wahrheit, auch das Finden der Berufung und der Fähigkeit, über die eigenen Werturteile hinauszugelangen.

Das sechste Chakra schließlich wird zwischen den Augenbrauen verortet und steht in Zusammenhang mit der Hypophyse. Der Nervenplexus ist der Karotisplexus und bei dem inneren Thema geht es um die Überwindung des polaren Denkens, um Intuition, das innere Wissen, die „innere Schau“, aber auch um übermäßige Intellektualität, Verwirrung und Depression.

Das siebte Chakra letztlich liegt am obersten Punkt des Kopfes, bei den Frauen eher lunar am Scheitelpunkt, bei den Männern eher solar an der großen Fontanelle. Es verbindet uns mit der lichtempfindlichen Epiphyse, mit der Integration von Irdischem und Göttlichem, mit der Gotteserkenntnis und der Verwirklichung des Selbst, es hat aber auch mit Todesangst zu tun und mit der Angst, vom Göttlichen getrennt zu sein. Der zugeordnete Nervenplexus ist der Cortex.

Im Kundalini Yoga gibt es als Besonderheit noch ein **achtes Chakra**. Es entspricht dem elektromagnetischen Feld des Menschen, schützt es und kann es nach außen wirksam werden lassen. Themen dieses Chakras sind Verletzbarkeit, aber auch Ausstrahlung und Wahrhaftigkeit.

Alle Chakras sind untereinander verbunden und schwingen in einer ganz einzigartigen Form bei jedem inneren und körperlichen Thema zusammen. Deshalb wäre es verfehlt, sich bei einem Thema wie beispielsweise Bauchspeicheldrüsenkrebs nur noch mit Yogaübungen und Meditationen zum dritten Chakra zu beschäftigen. Dies wäre ein Ausdruck der Trennung, der typisch für unsere Kultur ist, der aber auch ein Gefühl von Einsamkeit und Isolation verstärkt. Yoga betont dagegen die grundlegende Einheit allen Seins, und so sind auch alle Chakras aufeinander bezogen – es gibt kein Chakra, das isoliert arbeitet.

Deshalb ist es sehr wichtig, die subtilen Zusammenhänge aller Chakras im Blick zu haben, wenn man sich auf der Ebene der Chakras mit den eigenen inneren Zuständen beschäftigen möchte. Sich also zu fragen: Wie könnte das Thema meiner Bauchspeicheldrüse durch das Thema des ersten Chakras beeinflusst werden oder was braucht es vielleicht sogar davon? Was bedeutet es für das zweite Chakra? Für die anderen Chakras? Deshalb sollte man sich diesen Lehren auch nicht mit einer rein materiell denkenden, trennenden Einstellung nähern, sondern versuchen, seinen die Einheit betonenden feinstofflichen Erkenntnisorganen, vor allem der Intuition, Raum zu geben. Aus diesem Grund sind die Übungsfolgen dieses Buches auch nicht speziell für bestimmte Chakrathemen konzipiert worden, sondern immer übergreifend, harmonisierend angelegt.

Die Gesamtwirkung

Wenn man alle diese Elemente zusammenbringt, entsteht ein Werkzeug, das gleichzeitig auf vielen verschiedenen Ebenen wirkt:

- Körperlich werden bestimmte Körperbereiche angesprochen und durchlässiger gemacht, Spannungen und Schmerzen vermindern sich, Verklebungen etwa von Kollagenfasern werden gelöst, der Lymphfluss kann angeregt und eine motorische Unruhe gelindert werden.

- Emotional können Ängste oder negative Verstimmungen verbessert, alte Reiz-Reaktions-Schemata gelöst und durch neue ersetzt werden, wodurch eine innere Ausgeglichenheit sowie eine positivere Haltung entstehen.

- Geistig können negative Gedankenmuster angehalten und mit heilsamen neuen „Spuren" durchwoben werden. Im Laufe der Zeit können sich so destruktive Gedankenmuster („Ich werde es nie schaffen") verändern („Ich muss nichts leisten, um wertvoll und liebenswert zu sein").

- Spirituell nimmt ein Gefühl von Wohlbefinden und innerer Geborgenheit zu. Die eigenen Heilkräfte werden angeregt, und die Einstellung zu Krankheit und Gesundheit kann sich positiv verändern.

Dies ist ein wundervolles Werkzeug, bei dem außerdem noch durch bestimmte dynamische, an die Atmung gekoppelte Übungen die feinstofflichen Kanäle sowie die Energiezentren, die Chakras, angesprochen und aktiviert werden. Damit haben Sie selbst ein Werkzeug in der Hand, mit dem Sie sich genau an der Stelle, wo Sie es brauchen und möchten, zusätzlich zu den schul- oder alternativmedizinischen Therapien unterstützen können.

Die heilende Kraft der inneren Bilder

Ein weiteres Werkzeug, mit dem Sie selbstständig und ganz unabhängig von den Körperübungen arbeiten können, wenn Sie dies möchten, sind die thematisch geordneten Fantasiereisen. Seit den therapeutischen Arbeiten von Carl Simonton und Luise Reddemann mit Krebs- oder Traumapatienten ist bekannt, wie stark die Heilkraft innerer Bilder ist. Seit den Arbeiten von Gehirnforschern wie Gerald Hüther kann man auch gehirnphysiologisch nachvollziehen, was sich im Gehirn tut, wenn wir heilsame Bilder in uns produzieren. Mit inneren Bildern öffnen wir in unserem Inneren neue Wege, während wir im Äußeren oft noch anderen, eingefahrenen Spuren folgen. Gerade diese inneren Bilder können uns deshalb aber Hinweise geben, in welche Richtung sich unsere Entwicklung vollziehen kann.

Die in diesem Programm vorgeschlagenen Imaginationen geben zwar Themen vor – die Ausgestaltung dieser Themen aber ist ganz individuell und zeigt Ihnen nur das, was in Ihrem Inneren aufgrund der angesprochenen Themen erscheint. Ein Beispiel: Wenn, wie in einer der Fantasiereisen, der „Garten der Seele" angesprochen wird, entsteht in Ihnen vielleicht das Bild eines Gartens. Wie dieser Garten aber konkret aussieht, ist bei jedem Menschen unterschiedlich. Ein Garten erscheint vielleicht klein und verwunschen, ein anderer weitläufig wie ein Park, einer ist präzise angelegt, einer ist voll Unkraut, einer wild und bunt blühend, einer vertrocknend.

Diese genauen Bilder, die in jedem Einzelnen entstehen, kommen jedoch nicht zufällig. Sie haben etwas mit dem Menschen zu tun, der sie in seinem Inneren sieht. Sie zeigen ihm Aspekte des eigenen Inneren in einer Art Symbolsprache. Etwa, wenn ein Bild eines Gartens gesehen wird, der von festen Mauern umschlossen ist. Dann könnte dies ein Symbol dafür sein, dass man sich in seinem Inneren vor irgendetwas schützen möchte. Es könnte aber auch bedeuten, dass man sich selbst manchmal einengt.

Das gilt ebenso, wenn vorgeschlagen wird, diesen Garten mit irgendetwas zum Blühen zu bringen: Der eine möchte vielleicht neue Beete anlegen, der andere eher altes Gestrüpp roden, ein Dritter den Garten wässern, ein Vierter den Garten erweitern.

Den Garten der Seele zu „wässern", um ihn zum Blühen zu bringen, könnte in der Symbolsprache der inneren Bilder bedeuten, sich zu fragen, wo man vielleicht seine Seele bisher hat vertrocknen lassen. Ihn zu erweitern könnte bedeuten, sich zu fragen, wo man sich begrenzt hat oder was in einem weiter werden möchte. Altes Gestrüpp auszumerzen könnte bedeuten, alte Themen, die immer noch in einem sind und das Seelenwachstum behindern, endlich zu beenden und abzulegen.

Die Symbole der inneren Bilder zu entschlüsseln kann eine spannende innere Reise sein, denn es gibt keine vorgefertigten „Übersetzungen". Jeder kann den Symbolen seine eigene Bedeutung geben. Und diese Symbole können Ihnen viel über Sie selbst erzählen. Wenn Sie diese Weisheit in sich nutzen wollen, dann malen Sie vielleicht nach einer Imagination das wichtigste innere Bild daraus auf. Oder beschreiben Sie es mit Worten, etwa in einem besonderen Tagebuch. Vielleicht werden Sie später, manchmal sogar viel später, merken, wie präzise diese innere Weisheit schon „wusste", wie es um Sie bestellt war, und auch „wusste", was Sie am besten verändern sollten, um heil zu werden.

Sie können – und sollten – eine Imagination, die Ihnen gefällt oder mit deren Thema Sie arbeiten möchten, gerne öfter machen. Sie werden dann merken, dass sich die Bilder verändern. Oder manchmal auch klarer werden. Je nachdem, wie Sie weiter mit sich voranschreiten, verändert sich auch die Welt Ihrer inneren Bilder.

Praxistipps I: Wie arbeite ich mit diesem Buch?

Dieses Buch ist ein echtes Arbeitsbuch. Es schenkt Ihnen eine Vielzahl von Einsatzmöglichkeiten – ganz nach Ihrer körperlichen oder seelischen Befindlichkeit. Es enthält:

- zehn Aufwärmübungen und vier Atemmeditationen
- neun Übungssequenzen zu ganz bestimmten Themen im Zusammenhang mit Ihrer Krebserkrankung
- neun Imaginationen zu diesen Themen
- neun ganz spezielle Meditationen zu diesen Themen
- weitere Übungen und Meditationen als „Notfallapotheke"

Die Aufwärmübungen und Atemmeditationen helfen Ihnen dabei, Ihren inneren Bewusstseinshebel umzulegen und sich sozusagen auf Ihre innere Reise einzustimmen. Außerdem aktivieren Sie Ihren Körper, damit die energetischen Wirkungen der Übungsfolgen besser aufgenommen werden können. Deshalb sollten Sie am Anfang immer eine bis drei dieser Aufwärm- oder Atemübungen auswählen und diese praktizieren. Sie können sich selbst aussuchen, welche dieser Aufwärm- oder Atemübungen Sie am meisten ansprechen.

Danach können Sie alle weiteren Elemente des Buches ganz nach Ihren körperlichen Möglichkeiten und Wünschen miteinander kombinieren.

Sagen wir, Sie möchten gerne etwas gegen Ihre Schlafstörungen tun, fühlen sich aber zu erschöpft, um intensive körperliche Übungen zu machen. Dann könnten Sie eine oder zwei der vorgeschlagenen Aufwärm- oder Atemübungen durchführen und sich dann hinlegen und mit einer schönen, entspannenden Musik auf die entsprechende Fantasiereise gehen.

Wenn Sie sich ein wenig mehr bewegen wollen oder können, dann üben Sie vielleicht zwei oder drei Aufwärmübungen und gehen dann weiter zu einer der vorgeschlagenen Meditationen des Themas. Oder Sie schalten noch die entsprechende entspannende Fantasiereise dazwischen. Und wenn Sie Lust, Kraft und Zeit haben, können Sie auch das gesamte Programm zum Thema Schlafstörungen durchführen: Nach zwei, drei Aufwärmübungen praktizieren Sie die ganze Übungssequenz gegen Schlafstörungen, legen sich dann entspannt zur Fantasiereise hin und üben danach eine der Meditationen.

Jedes Thema, mit dem Sie sich beschäftigen wollen, ist deshalb – je nach Ihrer Befindlichkeit – auf sehr verschiedene Weise ansprechbar, mit Körperübungen, Meditationen und/oder Fantasiereisen. Sie müssen nicht unbedingt alles durcharbeiten nach dem Motto: Mehr hilft mehr. Es kann sein, dass Sie eine einzige Meditation lieben lernen und dass diese Sie dann durch zahlreiche Prozesse begleitet.

Die Übungsfolgen sind aus sogenannten Kriyas entstanden, die Yogi Bhajan, der Meister des Kundalini Yoga, während seines Lebens unterrichtet hat. Sie sind äußerst wirkungsvoll und tiefenwirksam. Manche Körperhaltungen dieser Kriyas sind aber für einen kranken Menschen nicht einzunehmen oder für bestimmte, operierte oder angegriffene Körperbereiche zu anstrengend. Ich habe sie daher, wo nötig, umgearbeitet, vereinfacht oder zeitlich verkürzt und auch entspannende, lösende und vorbereitende Übungen vor- oder zwischengeschaltet. Die geistige Ausrichtung während der Übungen stammt aus meiner persönlichen Erfahrung mit den Übungen. Sie kann Ihnen helfen, sich die seelische Dimension zu erschließen, die mit diesem speziellen Yoga erreichbar ist, und Sie dabei unterstützen, nicht nur körperliche, sondern auch seelische Blockaden zu lösen.

Wenn Sie diese Sequenzen üben, sollten Sie Ihrem Körper, Ihren Gefühlen und Ihrem Geist Zeit geben, sich zu verändern. Das bedeutet, die von Ihnen gewählte Sequenz wirkt stärker, wenn Sie sie öfter üben. Sie werden dabei nicht nur merken, dass sich dieselbe Übungsfolge jedes Mal anders anfühlt, sondern auch, dass Sie jedes Mal tiefer gehen, tiefer in die Übungen, tiefer in die damit verbundenen inneren Erfahrungen, tiefer in die Wirkung. Im Yoga wird empfohlen, eine Übungssequenz bis zu 40 Tage lang hintereinander durchzuführen, weil die Veränderungsprozesse dann die zelluläre Ebene erreichen. Probieren Sie es aus!

Übrigens: Es könnte guttun, wenn Sie die Texte der Imaginationen auf einen MP3-Player sprechen und sie während der Entspannungsphase anhören. Ihre eigene Stimme spricht Ihr Unterbewusstsein wesentlich mehr an als eine fremde Stimme. Versuchen Sie so zu sprechen, wie Sie gern eine Stimme mit diesem Text hören würden. Wenn Sie die Texte so aufgenommen haben, können Sie sich einfach nur hinlegen, die Ohrstecker einstöpseln und genießen.

Praxistipps II: Vom Allgemeinen zum Speziellen

Wann dürfen Sie anfangen? Sie können mit dem Yogaprogramm beginnen, sobald Ihr Arzt Ihnen „grünes Licht“ dafür gibt. Nach einer Operation sollten jedoch mindestens vier Wochen vergangen sein, ehe Sie mit den Körperübungen anfangen. Auch bei Knochenmetastasen und offenen Wunden ist Vorsicht geboten. Es ist möglich, unter einer Chemotherapie Yoga zu üben, wenn Sie sie beispielsweise in Tablettenform bekommen. Sprechen Sie jedoch bitte in jedem Fall vor Übungsbeginn mit Ihrem behandelnden Arzt oder Ihrer Ärztin. Nehmen Sie dieses Buch für ein solches Gespräch mit in die Sprechstunde.

Wo sollten Sie üben? Sie benötigen einen hellen Platz, an dem Sie nicht gestört werden. Das kann auch eine Ecke Ihres Zimmers sein. Wichtig ist auch, dass dieser Platz gut belüftet ist. Also am besten vor dem Yoga einmal kurz das Fenster weit öffnen!

Was Sie brauchen: Sie benötigen eine Yogamatte oder ein Schafsfell, auf denen Sie üben können, ein oder mehrere Kissen zum Abstützen, eventuell ein Gymnastikband und eine Decke zum Zudecken während der Entspannungsphase (siehe auch weiter unten). Telefon und Handy bitte ausstellen. Vielleicht möchten Sie für Ihre Entspannungsmusik die Fernbedienung Ihrer Stereoanlage oder auch eine Mantra-CD zurechtlegen. Im Anhang finden Sie dazu Vorschläge. Und wenn Sie die Texte der Imaginationen auf einen MP3-Player gesprochen haben, legen Sie auch diesen bereit.

Stellen Sie sich eine Flasche mit Mineralwasser in greifbare Nähe. Während des Yoga sollten Sie viel trinken, am besten nach jeder Übung ein wenig. Dieses Programm wird Ihren Körper aktivieren, deshalb sollten Sie ihm die Gelegenheit geben, Giftstoffe möglichst schnell auszuspülen. Außerdem vermeiden Sie so Kopfschmerzen oder Schwindelgefühle.

Was ziehen Sie an? Tragen Sie atmungsaktive, nicht einengende Kleidung, die Ihnen ein wohliges Gefühl vermittelt. Naturfasern sind am besten. Sie sollten bei Übungsbeginn warm sein, aber nicht schwitzen. Wenn möglich, Socken für die Entspannungsphase bereitlegen, aber barfuß üben. Sie haben so einen besseren Halt auf dem Boden.

Wann ist die beste Zeit? Wann immer Sie Zeit haben. Stress ist jetzt nicht dran. Worte wie „ich sollte" oder „ich müsste" streichen Sie besser komplett aus Ihrem Wortschatz. Natürlich gibt es besonders „gute" Zeiten für Yoga und Meditation. Morgens zwischen 4 Uhr und 6 Uhr beispielsweise – das sind die sogenannten „ambrosischen Stunden", in denen Ihr Körper am empfänglichsten für eine Energieumwandlung ist. Oder abends, wenn der Körper auf Entspannung und Innerlichkeit umschaltet. Aber auch jede andere Zeit, die in Ihren persönlichen Rhythmus passt, ist die richtige. Denn dann ist die Wahrscheinlichkeit am höchsten, dass Sie regelmäßig üben. Und Regelmäßigkeit ist das Beste, mit dem Sie Ihren Körper und Ihre Seele unterstützen können.

Es gibt nur eine Zeit, in der Sie bitte nicht üben sollten, und das ist unmittelbar nach dem Essen. Dann braucht Ihr Körper nämlich seine Kraft für den Verdauungsprozess. Und diesen könnten Sie regelrecht stören, wenn Sie in dieser Zeit Yoga üben würden. Deshalb wird empfohlen, etwa zwei Stunden nach einer Mahlzeit zu warten, ehe Sie mit Ihrem Yoga beginnen.

Boden, Stuhl – oder Bett?

Die meisten der Patienten, mit denen ich gearbeitet habe, mussten anfangs ihre ganz persönliche Übungsposition erst finden – auf dem Boden oder vielleicht doch besser auf einem Stuhl? Dies kann etwas Zeit in Anspruch nehmen, ist aber sinnvoll, damit Sie wirklich entspannt üben können. Probieren Sie alles aus – nur so finden Sie das für Sie Richtige heraus.

Jeder Mensch bringt andere körperliche und geistige Voraussetzungen für das Yoga mit. Gerade jetzt sollten Sie sich nicht zu viel abfordern oder versuchen, einem inneren Bild zu entsprechen, was Sie „können" müssten. Yoga hilft Ihnen am besten, wenn Sie respektieren, wo Sie körperlich oder seelisch gerade stehen. Viel wichtiger als viel Kraft und Flexibilität ist nämlich die Bereitschaft, sich wirklich auf das Abenteuer Yoga einzulassen. Und das hat mehr mit innerer Offenheit zu tun als mit körperlichen Fähigkeiten. Die nehmen im Laufe der Zeit sowieso zu.

Für die meisten Menschen ist das Sitzen auf dem Stuhl das Normale, auch wenn es nicht das Gesündeste ist. Im Yoga üben wir meist in direktem Kontakt mit der Erde, also auf dem Boden. Da die wenigsten Menschen jedoch daran gewöhnt sind und sich eher etwas steif fühlen, ist es wichtig, sich anfangs so gut wie möglich dabei zu unterstützen, damit Sie sich wirklich wohlfühlen. Machen Sie es sich für Ihre Yogaeinheit gemütlich!

Nehmen Sie als Unterlage eine Matte, die nicht rutscht – es gibt einfache spezielle Yogamatten aus Gummi oder Latex in bunten Farben. Sie können auch ein Fell benutzen, wenn es nicht wegrutscht. Im Handel finden Sie auch wundervolle, mit kuscheliger Wolle ausgestattete Yogamatten in verschiedenen Breiten und Längen – Adressen dazu im Anhang. Achten Sie auch hier auf eine rutschfeste Ausführung. Decken oder Handtücher sind als einzige Unterlage nicht so sehr zu empfehlen, da sie wegrutschen könnten und keinen Halt geben. Sie können Ihre Lieblingsdecke oder Ihr Kuschelhandtuch jedoch gerne auf eine rutschfeste Unterlage legen und dann darauf Platz nehmen.

Damit Sie gut sitzen oder üben können, ist es durchaus normal, sich abzustützen. Kissen können hier hilfreich sein – breite, flache Kissen, die Sie beispielsweise im Sitzen unter den Po legen können. Auch Keilkissen können Ihrer Wirbelsäule guttun. Meditationskissen, mit denen Sie beispielsweise Ihre Knie abstützen können, sind wunderbar als Ergänzung. Sie tun auch während der Entspannungsphase gut, um sie unter die Knie zu legen. Ihre Wirbelsäule ruht dann wesentlich entspannter am Boden. Zusammengerollte Handtücher tun jedoch denselben Dienst. Sogar ein Stillkissen – wenn Sie eins besitzen – kann für

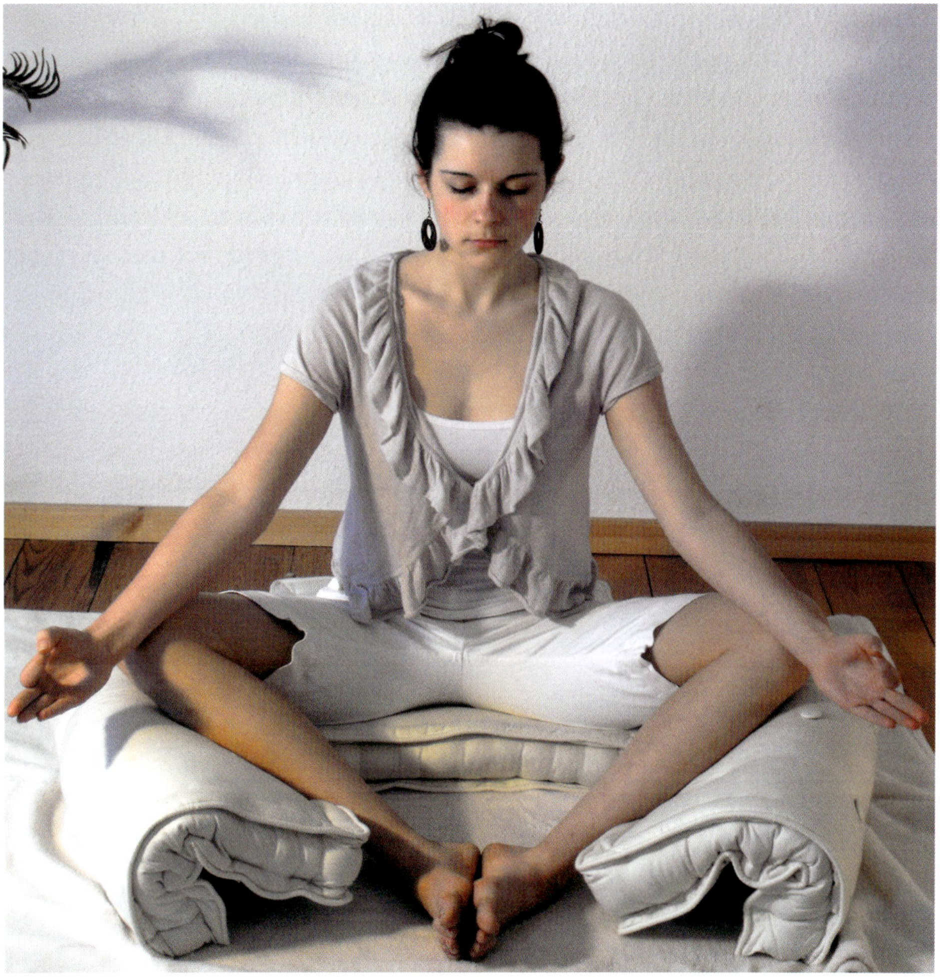

manche Übungen ein echter Segen sein. Ebenso ein oder zwei Blöcke aus Hartschaum, die manchmal in Yogapackungen in Supermärkten angeboten werden. Auch ein Gymnastikband kann eine große Hilfe für Sie sein – etwa, wenn Sie eine Übung machen möchten, bei der Ihre Arme irgendwie zu kurz scheinen: wenn Sie beispielsweise mit ausgestreckten Beinen Ihre Füße greifen wollen. Sie können das Band dann um die Füße legen und sich daran nach vorn ziehen, soweit Ihr Körper dies mitmacht. Ein zusammengeknoteter Bademantelgürtel tut es auch.

Das ist vielleicht nicht unbedingt das Bild, das Sie innerlich von Yoga haben – eingebettet zwischen Kissen, Hartschaumblöcken und Gymnastikbändern auf dem Boden zu sitzen und Yoga zu üben! Aber denken Sie daran – die wenigsten Menschen fangen als Yogis an. Und Ihr Körper braucht zurzeit alle Unterstützung, die er bekommen kann. Es wäre schade, wenn Sie das Yoga nicht ausführen können, weil Sie glauben, körperlich nicht dafür geeignet zu sein. Und in Wirklichkeit liegt es nur daran, dass Sie sich zu viel abgefordert und zu wenig unterstützt haben. Erlauben Sie sich also, kreativ zu sein! Das Wichtigste ist, dass Sie sich auf dem Boden wohlfühlen.

Deshalb ist es auch absolut in Ordnung, wenn Sie merken, dass Sie anfangs überhaupt kein Vertrauen zum Boden haben. Vielleicht weil Sie ängstlich sind oder vermuten, dass Sie allein nicht mehr aufstehen können. Oder weil Sie sich noch zu unbeweglich fühlen. Oder zu geschwächt. In all diesen Fällen nehmen Sie gerne zu Anfang einen Stuhl zu Hilfe. Er sollte keine Armlehnen haben und eine gerade Sitzfläche. Auch hier können Sie gern Kissen und Keilkissen verwenden, um sich abzustützen. Es kann sich auch gut anfühlen, ein Meditationskissen oder eine zusammengefaltete Decke bereitzulegen und im Sitzen die Füße darauf abzustellen. Manche Stühle sind nämlich ein wenig hoch.

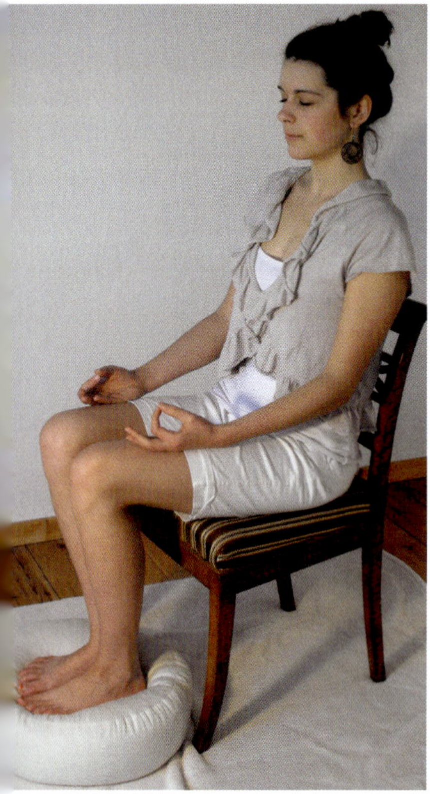

Es ist möglich, alle Übungssequenzen auch auf dem Stuhl auszuführen. Sie werden bei jeder Übung Vorschläge für das Üben auf einem Stuhl finden. Es kann auch sein, dass Sie nach einiger Zeit in Ihrem Körper sicherer und flexibler werden und versuchen möchten, auf dem Boden zu üben. Finden Sie selbst heraus, wann der richtige Zeitpunkt dafür ist.

Selbst im Bett ist Yoga möglich. Sie finden in diesem Buch viele Übungen, die Sie im Liegen ausführen können. Auch die meisten Meditationen können im Bett geübt werden. Auch hier gilt: Ihre Offenheit, Ihre Bereitschaft, Ihre innere Einstellung sind wichtig, um von den heilsamen Übungen zu profitieren. Eine Patientin, mit der ich arbeitete, kam auf Krücken in die Yogastunde und konnte nur liegen. Es war sehr spannend, die Yogaübungen auf ihre Befindlichkeit anzupassen. Aber es ging. Und die Patientin war sehr glücklich zu merken, dass sie nicht erst gesund sein musste, um Yoga machen zu können.

Am besten ist es natürlich, all dies mit einem Lehrer oder einer Lehrerin zu besprechen und zu üben. Kundalini Yoga ist in Deutschland sehr verbreitet, und es gibt viele Trainer, die sehr einfühlsam und offen sind und auch mit Einzelpersonen arbeiten. Im Anhang finden Sie deshalb eine Adresse, bei der Sie sich nach einem Verzeichnis der Lehrer und Lehrerinnen für Kundalini Yoga in Deutschland erkundigen können. Schauen Sie dann in Ihrem Wohnbereich nach, ob es jemanden gibt, der mit Ihnen üben würde, und stellen Sie ihm oder ihr dieses Buch vor.

Die Grundposition: Die Einfache Haltung

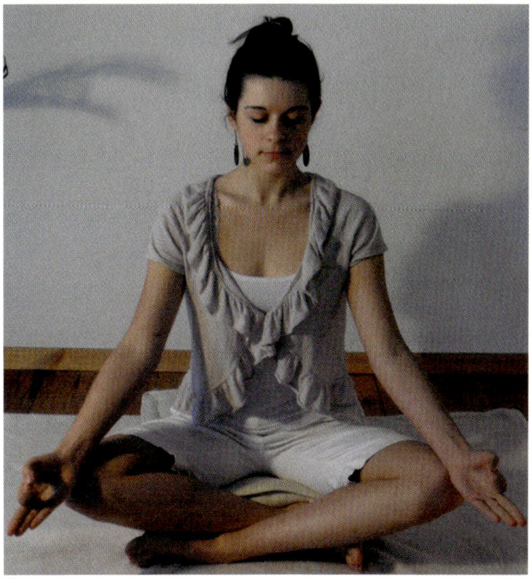

Sie können für sich selbst am besten herausfinden, was Ihnen guttut, ob Boden oder Stuhl, wenn Sie einfach die Grundposition des Yoga ausprobieren: Sukhasana, den Schneidersitz oder, wie es im Kundalini Yoga heißt, die „Einfache Haltung“.

Dazu setzen Sie sich bitte zunächst auf den Boden. Legen Sie einen Fuß unter das gegenüberliegende Knie und ziehen Sie dann den freien Fuß unter das andere Knie.

Richten Sie die Wirbelsäule auf und drücken Sie den unteren Rücken leicht nach vorn. Die Hände ruhen mit nach oben gerichteten Handflächen auf den Knien, Daumen und Zeigefingerspitzen berühren sich leicht.

Es kann sein, dass schon diese Haltung für Sie sehr ungewohnt ist. Dann sollten Sie sich bitte auf ein festes Kissen setzen, das Ihren Po etwa 15 bis 20 cm vom Boden abhebt. Es kann auch sinnvoll sein, sich ein Meditationskissen oder ein zusammengerolltes Handtuch unter jedes Knie zu legen.

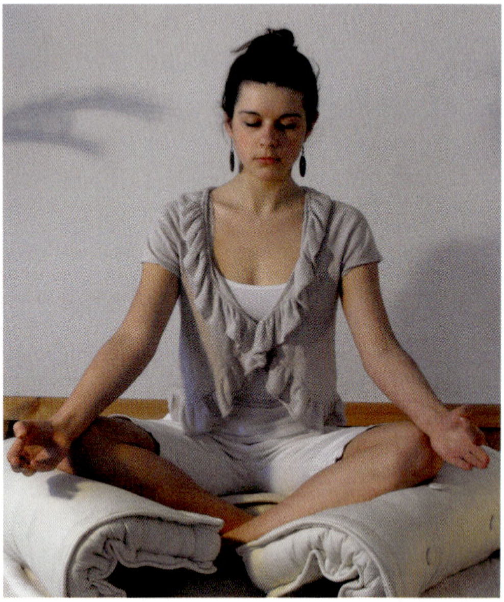

Wenn diese Haltung zu anstrengend ist, probieren Sie aus, sich gegen eine Wand zu lehnen, damit die Wirbelsäule unterstützt wird. Spüren Sie dabei, was Sie korrigieren müssen, damit die Wirbelsäule gerade ist. Sie können sich auch mit ausgestreckten Beinen und geradem Rücken hinsetzen.

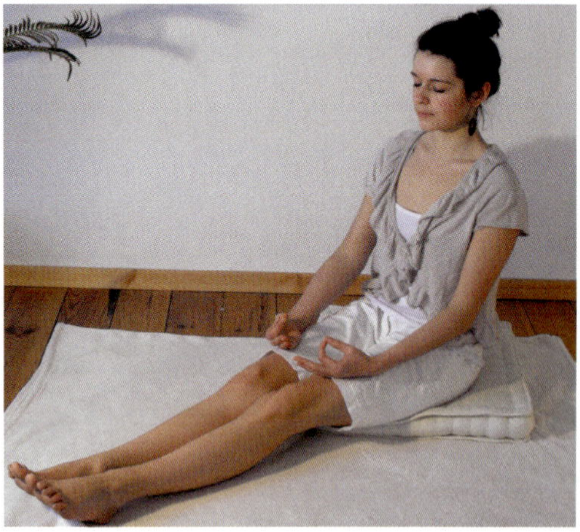

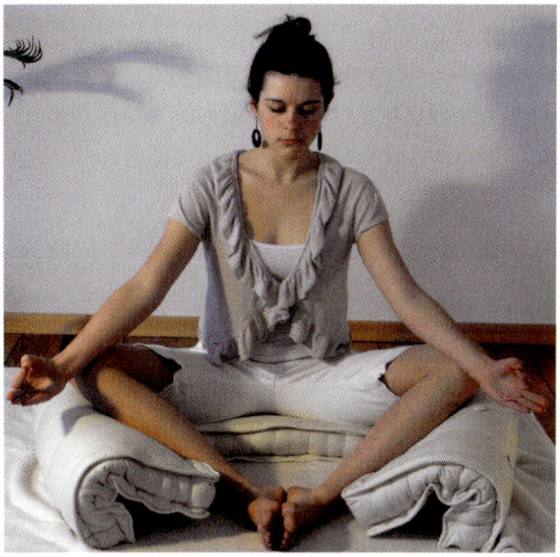

Noch eine andere Möglichkeit ist, Ihre Beine im Sitzen anzuwinkeln und die Fußsohlen aneinanderzulegen. Ihre Hände können dann die Schienbeine halten, und die Wirbelsäule kann sich aufrichten.

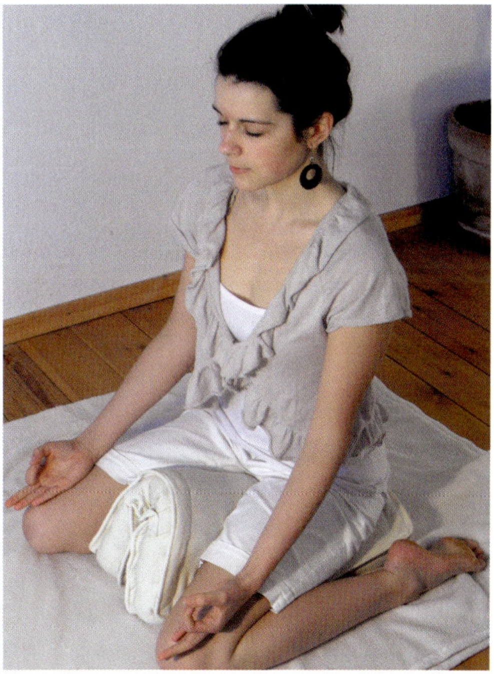

Manche Menschen sitzen ganz allgemein lieber auf den Fersen. Während Ihrer Erkrankung sollten Sie dazu lieber Ihren Schritt mit einem festen Kissen abstützen.

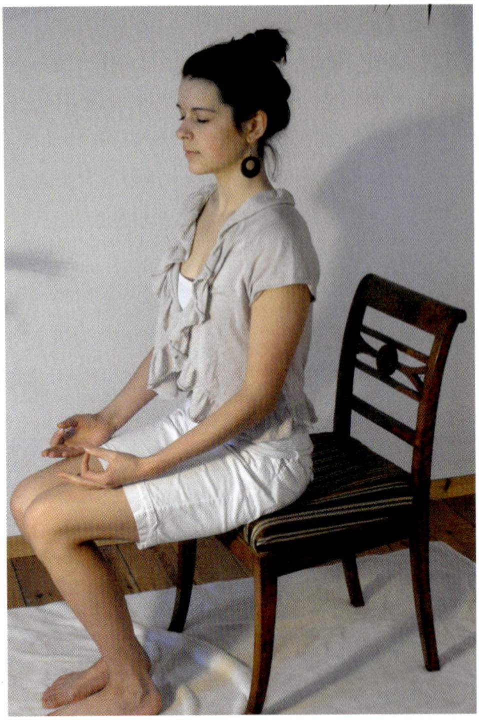

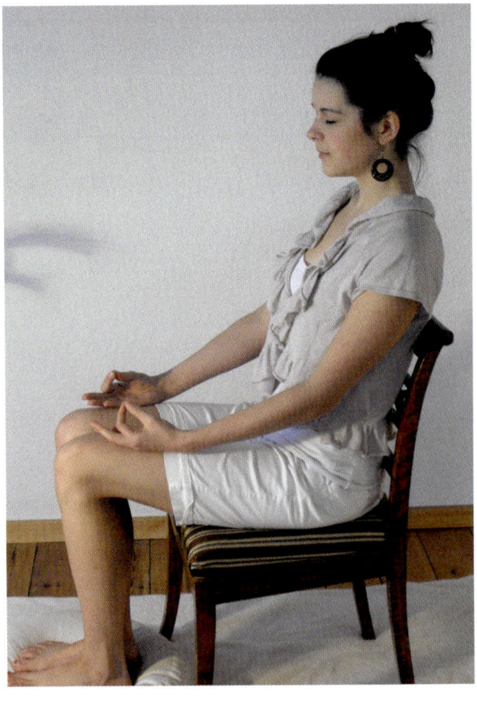

Wenn Sie lieber auf einem Stuhl sitzen, dann sollten Sie so sitzen, dass Ihre Wirbelsäule aufrecht ist und die Füße gleichmäßig auf dem Boden aufliegen. Dazu möglicherweise ein Kissen unterlegen, damit die Füße sich nicht überstrecken müssen. Ihre Hüften sind so gleichmäßig belastet und beide Hüftgelenke sind gut durchblutet. Legen Sie dann die Hände auf die Oberschenkel, die Handflächen nach oben, lassen Sie Daumen und Zeigefingerspitzen sich berühren und schließen Sie bitte Ihre Augen.

Warum ist es so wichtig, dass die Wirbelsäule aufrecht gehalten wird? Wir haben eigentlich von Natur aus eine gerade Wirbelsäule. Das Doppel-S, das als die normale Form der erwachsenen Wirbelsäule angesehen wird, ist bereits eine Deformation. Schauen Sie einmal ein kleines Kind an, das Sie auf einen Tisch setzen, ohne Lehne. Seine Wirbelsäule ist vollkommen senkrecht. In dieser Haltung fließt die ursprüngliche Vitalkraft Kundalini ungehindert in der Wirbelsäule, alle Organe und Energiezentren (Chakras) werden so optimal versorgt. Der Atem kann frei fließen.

In unserem Leben als Erwachsene sind bereits viele Verformungen geschehen. Wir reagieren auf unsere Umwelt, ducken uns vor negativen Reizen oder Bedrohungen, ziehen uns zusammen bei seelischen Schmerzen, bekommen, bildlich gesprochen, immer wieder mal Nackenschläge, müssen Haltung bewahren, obwohl uns zum Weinen ist, müssen uns anstrengen und anspannen und oft mehr Leistung bringen, als unser Körper eigentlich schaffen kann. Hinzu kommt, dass wir oft nur wenig wissen über den Zusammenhang zwischen Lebensführung und Körperform, über Ernährung und deren Auswirkung auf unsere Befindlichkeit, über das Gleichgewicht von Belastung und Entspannung.

All dies wirkt sich auf die Haltung der Wirbelsäule aus, sodass wir als Erwachsene zahlreiche körperliche Blockaden in uns tragen. Schmerzen, auch Erkrankungen, hängen oft mit dieser Verformung unserer Wirbelsäule zusammen. Unzählige Menschen haben beispielsweise Schulterverspannungen und Kopfschmerzen durch eine angespannte Nackenwirbelsäule, zahllose Patienten klagen über Rückenschmerzen im Lendenwirbelsäulenbereich.

Im Kundalini Yoga nun versuchen wir, diesen Prozess umzukehren, darauf hinzuarbeiten, dass ein freier Fluss der Lebensenergie wieder geschehen kann. Dies geschieht durch viele der Körperübungen, aber auch schon durch die Grundhaltung. Dadurch ist es auch möglich, leichter in eine meditative Haltung einzutauchen. Denn in dieser Haltung kann auch die feine Energie im Rückenmarkskanal (Ida, Pingala und Shushumna) sich ungehindert und spiralförmig bewegen.

Dadurch werden beispielsweise auch Kopf und Körper wieder miteinander verbunden, die sonst oft durch eine abgeknickte Nackenwirbelsäule und unser „kopflastiges“ Leben buchstäblich voneinander getrennt sind. Deshalb ist es beispielsweise auch empfehlenswert, in Sukhasana den Kopf ganz leicht in Richtung Wirbelsäule zu drücken, das Kinn ein wenig abzusenken und nach hinten zu ziehen (Nackenschleuse). Auf diese Weise begradigt sich die Nackenwirbelsäule am besten. Wenn wir nun lang und tief atmen, dann kann die vorher getrennte Verbindung zwischen Kopf und Körper wiederhergestellt werden.

Das Gleiche gilt für die Anspannung im Lendenwirbelsäulenbereich. Hier haben wir nur selten wirklich Kraft, da wir beispielsweise eine Schwäche im Bereich des Nabelpunktes (unseres Kraftzentrums) und unseres Beckenbodens mit dem Rücken ausgleichen. Vor allem Frauen, die geboren haben, sind hier belastet, weil es in unserer Kultur kein gutes Beckenbodentraining gibt. Auch der Nabelpunkt, ein hochaktives feinstoffliches Zentrum mit Tausenden von eigenständig reizverarbeitenden Nervenverschaltungen (das sogenannte „Bauchhirn"), ist wenig trainiert. Außenreizen können wir deshalb nicht mit unserer Nabelkraft begegnen und „reißen" uns stattdessen „zusammen", was wir vor allem mit unserem Rücken tun. Die Folge: Der gesamte Beckenraum wird fest, die Lendenwirbelsäule ist völlig überlastet. Yoga, vor allem Kundalini Yoga, kann hier wirklich segensreich sein, da es das Nabelzentrum(beispielsweise über den Feueratem) intensiv trainiert und auch den Beckenboden aktiviert.

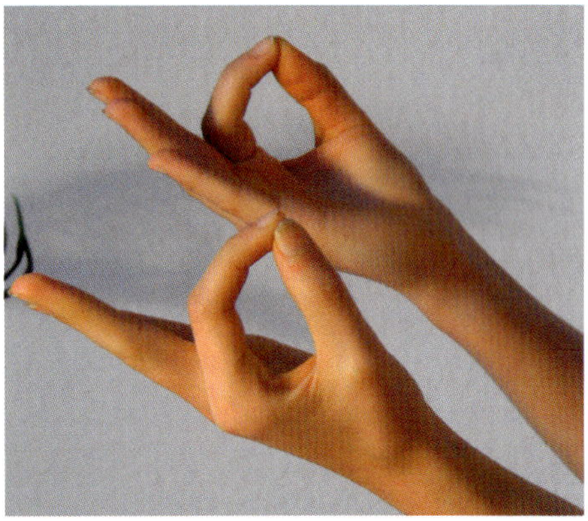

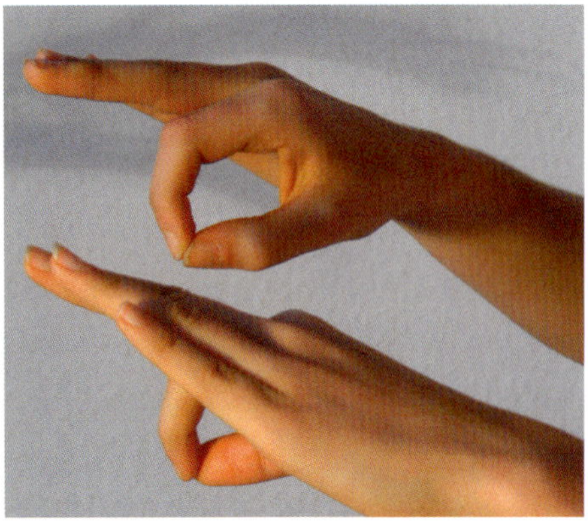

Bereits in Sukhasana lernen Sie, den unteren Rücken wieder neu zu spüren. Wenn Sie den Lendenwirbelsäulenbereich leicht nach vorn schieben, dann lockern Sie die Dauerblockade des Beckens. Das kann anfangs unangenehm sein, öffnet aber auf Dauer diesen Bereich neu.

Die Hände legen wir dazu in das sogenannte Gyan Mudra, die Handhaltung der Weisheit. Das bedeutet, wir lassen die Handflächen nach oben zeigen und legen die Spitzen von Daumen und Zeigefinger leicht zusammen. Damit verbinden wir uns mit unserem inneren Wissen. Diese Haltung können wir entweder aktiv (mit nach oben gerichteten Händen) oder passiv (mit nach unten gerichteten Händen) einnehmen.

Innere Vorbereitung

Neben den äußeren gibt es noch die inneren Vorbereitungen. Bevor Sie sich deshalb auf Ihrer Matte oder Decke in Sukhasana, dem Schneidersitz, niederlassen oder auf Ihrem Stuhl oder im Bett Ihre Yogaübungen oder Ihre Meditationen zu praktizieren beginnen, zünden Sie vielleicht eine Kerze für sich an. Schließen Sie dann bitte im Schneidersitz oder im Liegen einen Moment die Augen. Spüren Sie sich. Fühlen Sie Ihren Körper, nehmen Sie wahr, wie Sie atmen. Nehmen Sie auch Ihre Schmerzen wahr oder Ihre Anspannung. Lassen Sie mit jedem Ausatmen Licht und Liebe in diese Schmerzen, in diese Spannung fließen. Nehmen Sie innerlich noch einmal Kontakt auf zu dem Ort in Ihrem Körper, an dem sich der Krebs befindet beziehungsweise an dem er operiert wurde. Schicken Sie auch an diese Stelle zusammen mit Ihrem Atem Wärme, Licht und Liebe. Sprechen Sie dann innerlich eine Bitte aus, die enthält, wobei Ihnen dieses Yoga in diesem Moment helfen soll.

Dies kann beispielsweise eine Bitte an alle Zellen sein, sich mit Licht und Liebe zu füllen. Oder eine Bitte an Ihre Lungen, um besser atmen zu können. An die Kollagenfasern, die durch die Operation durchtrennt worden sind, sich wieder neu zu gruppieren und Ihnen mehr Beweglichkeit zu schenken. An die durch die Bestrahlung zerstörten gesunden Zellen Ihres Körpers, sich wieder zu regenerieren. An den Lymphfluss, gut zu fließen, auch wenn die Lymphknoten entfernt worden sind, und die Lymphödeme abnehmen zu lassen. An Ihr Immunsystem, sich zu kräftigen und stark zu sein, damit es Ihren Körper widerstandsfähig macht. Vielleicht auch an Ihren Geist, gute Gedanken zu denken. Oder an Ihr Innerstes, in all Ihrer Verletzbarkeit offen zu bleiben und Liebe annehmen zu können, wenn sie Ihnen geschenkt wird.

Diese innere Ausrichtung ist enorm wichtig. Sie verändert sofort die gesamte Atmosphäre im Raum und in Ihnen selbst. Und sie ist wie eine Bitte an Ihre innere Weisheit, nun in dem kommenden Prozess die Führung zu übernehmen. Vor allem, wenn Sie keinen Lehrer, keine Lehrerin an Ihrer Seite haben, die Sie begleitet, ist diese innere Instanz in Ihnen ganz besonders bedeutsam. Sie weckt

Ihre Intuition, Ihre Kreativität, Ihre innere Führung. Sie kann Ihnen beispielsweise signalisieren, wann Sie besser mit einer Übung Schluss machen sollten, auch wenn im Buch eine längere Dauer steht. Oder wie Sie eine Übung abwandeln könnten, damit sie Ihnen dennoch guttut. Je öfter Sie mit dieser Instanz in Ihnen in Berührung kommen, umso mehr wird sie spürbar sein und Ihnen auch in anderen Lebensbereichen zur Verfügung stehen.

Sie beginnen auf diese Weise, mit Ihrem Prana, Ihrer Lebensenergie, zu arbeiten. Prana ist überall vorhanden, wie Wasser. Vielleicht haben Sie schon einmal eine Quelle gesehen: Unbeachtet kommt sie einfach irgendwo aus dem Boden, bildet dann mehrere Rinnsale – und verwandelt nach und nach das umliegende Gebiet in einen sumpfigen Feuchtraum. Hilft die Natur ihr jedoch dabei, ein Bachbett zu bilden, dann beginnt das Wasser zu fließen, bekommt Kraft, formt kleine Stromschnellen, nimmt an Geschwindigkeit zu – und wird so nach und nach zu einem Fluss oder sogar zu einem mächtigen Strom, in dem Lebewesen leben, Fische, Muscheln, Pflanzen. Den man befahren kann, mit Schiffen, Booten. Der Dinge transportiert und mit anderen Flüssen das Land durchzieht. Und dessen Kraft man sogar zu weiterer Energiegewinnung nutzen kann, beispielsweise durch ein Wasserkraftwerk, das vielen Menschen Nutzen bringt.

Energie, die Sie nicht beachten, versickert wie das Wasser der Quelle irgendwann wieder im Boden. Sie bleibt Potenzial, steht Ihnen nur zufällig einmal zur Verfügung. Beachten Sie sie aber, lenken Sie sie vielleicht sogar – dann wird aus ihr mehr als ein Potenzial, dann wird aus ihr eine Kraft, die Ihnen zur Verfügung steht, die Sie nährt und heilt. Mit Ihrer inneren Ausrichtung können Sie beginnen, Ihre innere Pranaquelle anzusprechen und ihr eine Ausrichtung zu geben. Damit setzen Sie den Prozess in Gang, der Ihnen helfen kann, Ihre Selbstheilungskräfte zu entfalten und zu fördern.

Einstimmen

Wenn Sie nun gut sitzen und sich auch innerlich vorbereitet haben, können Sie die Yogaeinheit beginnen. Dazu setzen Sie sich bitte mit aufrechter Wirbelsäule hin oder legen sich so hin, dass Ihr Kinn nicht nach oben zeigt, sondern ein wenig eingezogen ist.

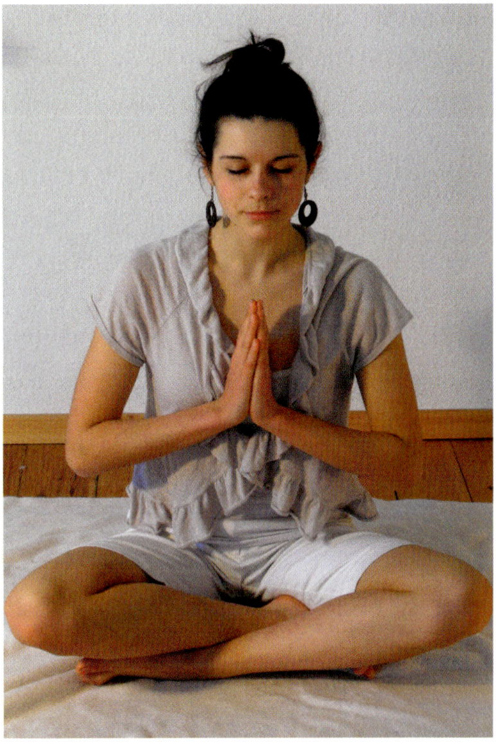

Der nächste Schritt, den wir tun, heißt: Verbindung aufnehmen. Mit demjenigen Aspekt von uns selbst, der größer ist als unser Ich. Der uns helfen kann beim Heilwerden. Der stets für uns da ist, den wir aber meist nicht nutzen oder ansprechen. Wie eine angelehnte Tür, die wir nie ganz öffnen. Nun aber, mit dieser Einstimmung, sprechen wir sie an.

Nehmen Sie bitte dazu die Hände in die sogenannte Gebetsposition: Sie legen die Handflächen aneinander und verbinden so Ihre inneren Polaritäten, den männlichen und weiblichen Teil in Ihnen, das Yin und das Yang. Die aneinandergelegten Hände halten Sie vor Ihr Herz, und zwar so, dass die Fingerspitzen in Richtung Kinn zeigen oder im Liegen senkrecht nach oben.

Atmen Sie dann tief ein und aus. Und noch einmal tief ein- und ausatmen. Und dann atmen Sie bitte tief ein und chanten (singen) das Mantra

ONG NAMO
GURU DEV NAMO

Dieses Mantra bedeutet:

Ich begrüße meine innere Kreativität, meine Schöpfungskraft.
Ich begrüße mein göttliches inneres Wissen,
das mich vom Dunkel zum Licht führt.

Dieses Mantra sollten Sie bitte vor jeder Yogasequenz chanten, die Sie üben. Es heißt Adi Mantra, besitzt eine besonders heilsame Schwingung und richtet Ihren Geist neu aus – weg vom Alltag und hin zu einer besonderen Erfahrung. Klang ist eine der Energieformen, die verschiedene Schwingungsebenen annehmen können – entweder „irdisch" oder „göttlich", dunkel oder lichtvoll, niedrig oder hoch. In der Tradition des Kundalini Yoga heißt es zudem, dass jeder, der dieses Eingangsmantra chantet, sich schwingungsmäßig mit einem Zeit und Raum überschreitenden Informationsfeld der Meister des Kundalini Yoga verbindet – mit einer „goldenen Kette" der Lehrer und Meister. Es hat also eine ganz besondere Kraft.

(Wenn Sie in einer anderen spirituellen Tradition zu Hause sind und diese Art der Einstimmung extrem fremd finden, können Sie gerne stattdessen aus Ihrer Tradition ein Gebet oder eine Anrufung sprechen. Die heilige Sprache des Kundalini Yoga, aus der dieses und die anderen verwendeten Mantras stammen, ist das Gurmukhi. Es kommt aus Indien, aus der Religion der Sikhs, und ist mit dem Sanskrit verwandt.)

Yogi Bhajan, der Meister des Kundalini Yoga, sagte über dieses Mantra: „Du weißt, wenn du auf einen Parkplatz willst, dabei zu einer Schranke fährst und ein Ticket ziehst? Genau das ist das Mantra … ONG NAMO GURU DEV NAMO ist ein Ruf. Es ist ein Ruf, der jegliches Maya (die Welt des Scheins) durchdringen und Gott und Guru, das höchste Bewusstsein, manifestieren kann." (1)

Das ONG in diesem Mantra ist eine Silbe, die dem bekannten indischen Mantra OM oder AUM entspricht. Während das OM oder AUM jedoch das unmanifeste Sein anspricht, also über die körperliche Existenz hinausweist, aktiviert das ONG die Fähigkeit, jetzt und hier verändernd und gestaltend zu wirken. Es wird daher mit der Schöpfungsenergie des Menschen gleichgesetzt. Und genau diese Kraft könnte jetzt, in Ihrer Situation, besonders hilfreich sein.

Chanten Sie dieses Mantra deshalb nicht nur als eine reine Formalität. Denn es ist viel mehr als das. ONG NAMO kann Ihren Willen bekräftigen, wirklich heil und gesund werden zu wollen – und bereit zu sein, alles dafür einzusetzen. Chanten Sie es bitte so, dass das ONG nasaliert und mit einem langen „OOO-OO“ gechantet wird. Das darauffolgende NAMO (ich begrüße) ist relativ kurz und auf derselben Tonhöhe. Auch das GURU (was „vom Dunkel zum Licht“ bedeutet und keine Person meint) beginnt auf demselben Ton, das DEV (die Ihnen innewohnende göttliche Kraft) wird vom Ton her ein bisschen nach oben gezogen, und das NAMO wird erneut auf dem Ausgangston gechantet.

Dieses Mantra sollte dreimal gechantet werden.

Es verändert unmittelbar die Schwingungsfrequenz Ihrer Gedanken und Gefühle. Selbst wenn Sie vorher noch in Ihrem Alltag mit seinen Sorgen und emotionalen Betroffenheiten waren – wenn Sie dieses Mantra dreimal gesungen haben – dann geht es Ihnen anders. Probieren Sie es aus!

Dieses Mantra bringt Sie mitten ins Leben. Es sagt uns: Du kannst jetzt, in diesem Moment, dein Leben gestalten. Du hast die Freiheit zu entscheiden, was du aus deiner Existenz machen willst. Egal, wie es dir geht, egal, in welchem Zustand du bist: Du kannst entscheiden, ob du weiter im Leid, in der Trennung, in der Angst, im Schmerz bleiben willst. Oder ob du dich der Liebe, der Freundschaft, der inneren Freiheit zuwenden willst. Was auch immer das bedeutet. Manchmal erfordert es den größten Mut, wirklich ganz Ja zu sich selbst zu sagen. Und nicht das zu tun, was andere wollen. Oder wovon wir glauben, dass andere es wollen, obwohl es sich für uns selbst nicht richtig anfühlt.

Wir sind die Gestalter unseres Lebens. Wir entscheiden, durch welche Brille wir das Leben betrachten wollen. Das ist nicht vorgegeben. Oder festgelegt. Sondern offen. Und sehr, sehr vielseitig. Dieselbe Situation, unter einem anderen Blickwinkel betrachtet, kann sich vollkommen verändern. Wir können vielleicht nicht beeinflussen, dass es jeden Tag hell und wieder dunkel wird. Aber wir können beeinflussen, ob wir dies als eine persönliche Einschränkung betrachten, als etwas, was uns festlegt. Oder ob wir damit experimentieren wollen und entscheiden, wie wir mit diesem Phänomen umgehen wollen. Ebenso können wir nicht immer bestimmen, welche Figur wir haben oder welche Hautfarbe. Aber wir können immer bestimmen, wie wir damit umgehen oder umgehen lernen wollen.

Ob wir deshalb in eine Depression verfallen. Oder etwas unternehmen wollen. Eine andere Umgebung suchen, beispielsweise. Oder eine Lebenssituation verändern. Oder uns öffnen für Möglichkeiten, die wir noch nie in Erwägung gezogen haben. Frieden schließen etwa, mit jemandem, der uns verletzt hat. Oder uns abwenden von einer Situation, die uns nicht guttut. Etwas ganz Neues beginnen. Mutig sein. Auch mit unseren Gefühlen. Allen Gefühlen. Das ist ONG NAMO.

GURU DEV NAMO bedeutet, darauf zu achten, was uns in die Dunkelheit unseres inneren immer gleichen Musters hineinführt und was uns daraus befreien kann. Was uns ins Licht führt, in die Helligkeit, in die Freude, ins Leben. Das kann bedeuten, zunächst einmal die Muster zu identifizieren, die uns in die Abwärtsspirale, in das Gefühl von Ausgeliefertsein, von Trennung, von Angst hineinbringen. Und dann darauf zu achten, was uns stärkt, was uns in Verbindung bringt. Das kann ein Spaziergang am Meer sein. Oder Kaffee trinken mit guten Freunden. Das kann ein Lächeln der Dankbarkeit sein, wenn uns jemand etwas Schönes sagt. Oder ein tiefes Gebet. Oder etwas anderes, das uns in Verbindung bringt mit unserer Seele. Das uns aus dem Grübeln hinausführt. Und in einen Moment, in dem wir nur sind, uns nur spüren. In diesem Moment können Eingebungen kommen, plötzliches inneres Wissen, von dem wir nicht einmal etwas geahnt haben. Und dann können wir spüren, dass da immer etwas da ist in uns, dem wir uns zuwenden können und von dem wir – in welcher Form auch immer – Antwort bekommen.

Üben

Im Anschluss an die Einstimmung beginnen Sie mit den gewählten Aufwärmübungen und schließen evtl. daran die Übungsfolge, die Sie praktizieren möchten, an. Dabei sollten Sie immer so lange üben, wie es Ihnen angenehm ist, maximal bis zur angegebenen Zeit, und dann zur nächsten Übung übergehen. Wenn Sie einmal eine Übung auslassen müssen, weil sie Sie körperlich überfordert, gehen Sie zur nächsten Übung weiter. Bleiben Sie aber bitte in der Reihenfolge der Übungen, weil diese sehr sorgsam aufeinander abgestimmt sind und in sich harmonisierend wirken. Es ist übrigens besser, eine Übung nur wenige Atemzüge lang durchzuführen, als sie gar nicht zu üben.

Während Sie üben, sollten Sie zunächst auf die körperlichen Aspekte achten: Habe ich die richtige Haltung eingenommen? Fühlt sich die Übung zwar leicht fordernd, aber angenehm an, oder tut mir etwas weh? Schmerzen sollten Sie auf keinen Fall empfinden. Fragen Sie sich dann: Was könnte ich verändern, damit es meiner derzeitigen Befindlichkeit entspricht? Wo benötigt mein Körper Hilfe? Sie könnten beispielsweise die Übung nur auf einer Seite durchführen – die andere Seite arbeitet kinästhetisch sowieso immer mit. Oder die Arme oder Beine nicht ganz so hoch heben wie angegeben. Erlauben Sie sich auch, Ihren Körper, falls erforderlich, besser zu unterstützen – Ihre Blöcke, Kissen und Handtuchrollen einzusetzen. Probieren Sie alles aus – und gehen Sie keinesfalls über irgendwelche körperlichen Grenzen!

Wenn Ihr Körper einmal in der angegebenen Haltung oder in der Bewegung ist, dann richten Sie bitte Ihre Achtsamkeit nach innen. Sie können Ihre Aufmerksamkeit dazu auf das sogenannte „Dritte Auge“ richten. Es befindet sich dort, wo die Inder manchmal einen roten Punkt hinmalen – zwischen den Augenbrauen, etwa in der Mitte der Stirn. Dieser Punkt ist außerdem der Reflexpunkt für Ihre Hypophyse – und diese wichtige Drüse ist verantwortlich für die meisten Hormone und Botenstoffe in Ihrem Körper, die unter anderem Ihre emotionale Befindlichkeit regeln.

Um diesen Punkt zu aktivieren und die Sekretion der Hypophyse zu harmonisieren, brauchen Sie nur Ihre Augen zu schließen und sich vorzustellen, Sie schauen innerlich diesen Punkt in Ihrem Kopf an. Sie müssen dazu nicht die Augen verdrehen. Es genügt, die Augen wie in einen großen inneren Raum hinein zu entspannen und Ihre innere Aufmerksamkeit hinter Ihre Stirn zu richten. Damit sind Sie schon am „Dritten Auge" angekommen.

Es ist erstaunlich, wie sehr die Konzentration auf diesen Punkt die Qualität Ihrer Übungen verändert. Sie werden sofort merken, dass Ihr Körper ganz anders auf die Übung eingeht als vorher. Sie „sehen" sich dann von innen, spüren sich viel intensiver, und manchmal wissen Sie intuitiv, was Sie verändern müssen, damit die Übung noch effektiver für Sie ist. Wenn in einer Übung kein anderer Konzentrationspunkt angegeben ist, können Sie immer vom „Dritten Auge" aus üben.

Nach einiger Zeit, wenn die Übung oder Übungssequenz Ihnen „in Fleisch und Blut übergegangen" ist, können Sie zusätzlich noch das Mantra SAT NAM denken oder sprechen. SAT NAM bedeutet: Wahrheit ist meine Essenz. Dieses Mantra verbindet Sie mit Ihrer innersten Wahrheit, die in Ihnen ist, jenseits von Zeit und Raum, jenseits Ihrer körperlichen Existenz. Sie können es beispielsweise mit Ihrem Atem verbinden, während Sie üben. Einatmen mit SAT, ausatmen mit NAM.

In ähnlicher Weise wirkt das Mantra ICH BIN. Auch dieses ist ein Basismantra und bezieht sich auf die Wirklichkeit jenseits der zeitlichen und befristeten Wirklichkeit unseres Körpers und unserer Eigenschaften. Es bezieht sich vielmehr auf die essenzielle Wirklichkeit unseres Seins. Wenn Ihnen also das SAT NAM zu exotisch vorkommt, können Sie stattdessen das Mantra ICH BIN verwenden.

Die Konzentration auf das Dritte Auge und das Denken oder Sprechen von SAT NAM oder ICH BIN können Ihnen auch in anderer Hinsicht sehr nützlich sein. Wenn Sie nämlich länger mit diesem Programm gearbeitet haben, kann es sein, dass bei einer Übung oder Übungsfolge gänzlich unerwartet Gefühle oder Gedanken in Ihnen aufsteigen können, besonders wenn Sie mit geschlossenen Augen üben. Es kann sein, dass Ihnen plötzlich Tränen in die Augen treten. Oder dass

Sie plötzlich lachen müssen. Oder dass Sie etwas Irritierendes denken. Bitte versuchen Sie nicht, diese Gefühle oder Gedanken zu unterdrücken, weil sie Ihnen unpassend erscheinen. Denn das Yoga, mit dem Sie hier arbeiten, setzt an vielen verschiedenen Stellen Ihrer Befindlichkeit gleichzeitig an. Ihr Körper wird angesprochen, Ihre Energien, Ihre Gefühle und auch Ihr Geist. Es ist viel, viel mehr als Sport oder Gymnastik. Es ermöglicht eine echte Transformation, und es löst nach und nach alte Blockaden auf, die manchmal seit Jahrzehnten in Ihnen sind.

Mithilfe des oben vorgestellten Konzentrationspunktes, auf den Sie sich immer besinnen können, und mithilfe von SAT NAM oder ICH BIN werden Sie durch diese Gefühle oder Gedanken hindurchgezogen. Konzentrationspunkt und Mantra wirken wie Rettungsringe, an denen Sie sich festhalten können, die Körperübung trägt in eine neue Wirklichkeit. Alles kombiniert kann Ihnen helfen, durch diese Gefühle hindurchzutauchen – und auf der anderen Seite (am Ende der Übungssequenz) erneuert wieder aufzutauchen.

Sie müssen nicht einmal genau wissen, wann und wo diese Gefühle entstanden sind. Alte Gefühle – und wiederkehrende Gedanken – gehören zur Ebene des Ichs, des Egos. Sie sind gebunden an Ihre bisherige Erfahrung. Und die enthält bei den meisten von uns ganz in der Tiefe viel Negatives: Selbstzweifel, Gefühle von Wertlosigkeit, Nicht-liebenswert-Sein. Dies hat etwas damit zu tun, dass wir alle, während wir uns verkörpert und im Leben zurechtgefunden haben, ein Gefühl von Trennung erlebt haben, von Einsamkeit, Nicht-geliebt-Werden, und geglaubt haben, dass dies die Wahrheit über uns ist.

Das hier vorgestellte Yoga kann Ihnen eine neue, eine spirituelle Erfahrung und Wahrheit über Sie selbst vermitteln – eine Erfahrung von Klarheit, von Licht, Ausdehnung und Liebe – und Ihnen damit eine Dimension von Fühlen und Denken eröffnen, die weit über die Begrenzungen des Ichs hinausgeht. Dies kann für Ihren Heilungsprozess von großer Bedeutung sein. Und nicht nur dafür, sondern für Ihr gesamtes weiteres Leben.

Dazu ist lediglich nötig, dass Sie alles zulassen, was während der Übungen in Ihnen geschieht – ob Sie weinen müssen oder lachen, ob Sie eine Pause brauchen oder etwas verändern. Erlauben Sie sich, ganz bei sich zu sein – und das zu tun, was Ihnen wirklich guttut.

Auf eine gewisse Weise verbinden sich damit auch der männliche und der weibliche Aspekt in Ihnen auf eine neue Weise: der männliche Aspekt des Willens und der Bereitschaft, dazubleiben, ganz bei der Erfahrung zu sein, mit dem weiblichen Aspekt des Sich-Öffnens und des Loslassens. Das hat nichts mit Ihrem realen Geschlecht zu tun – beide Geschlechter haben beide Seiten in sich. Normalerweise jedoch betonen wir vor allem eine Seite – in unserer Kultur vorwiegend den männlichen Aspekt des Willens und des Tuns. Der Umgang mit den Übungen jedoch kann diese beiden Seiten in uns (wieder) ins Gleichgewicht bringen. Denn Sie können erkennen, dass Sie – selbst wenn Sie erschöpft sind und die körperliche Seite der Übung unterbrechen müssen – trotzdem entscheiden können, weiter Ihrem inneren Prozess zu folgen.

Auf diese Weise können Sie erfahren, dass Yoga nicht nur Körper ist, sondern auch Geist, Gefühl, Innerlichkeit, Atem, Ausdehnung. Das zu entdecken kann sehr heilsam, sehr angenehm für Sie sein. Es gibt nicht nur einen Weg zum Heilwerden, sondern sehr viele Wege. Und auch wenn es körperlich nicht geht, gibt es anderes, das sich gleichzeitig gut und richtig anfühlen kann. Verbunden, im Einklang mit sich selbst. Hingegeben an das Leben selbst.

Nachspüren

Dieser Teil von Yoga wird nur ganz selten vermittelt, ist aber für den Heilungsprozess in Ihnen von ausschlaggebender Bedeutung: Wenn die körperliche Übung vorbei ist, beginnt tatsächlich erst ihre eigentliche, ihre energetische Wirkung. Denn Yoga ist vor allem eine spirituelle, eine energetische Praxis, keine rein körperliche Praxis.

Was bedeutet dies, eine „energetische Praxis“? Im Yoga spricht man viel von energetischen Phänomenen – was ist damit gemeint? Energie im yogischen Sinne hat viele Bedeutungen. Einmal die Energie auf der materiellen Ebene: Sie können sie spüren, wenn Sie sich gekräftigter fühlen oder einfach fitter, wie nach einem guten Workout. Diese Form von Energie hat viel mit innermuskulären Prozessen zu tun, mit der Ausschüttung von Botenstoffen, mit dem Aufbau von Kraft und Flexibilität im Körper. Dies ist eine Wirkung, die nicht zu unterschätzen ist – kann sie doch ein Plus an Vitalität und Lebensfreude schenken.

Daneben aber gibt es beim Yoga die Energie auf der emotionalen Ebene: Sie fließt, wenn Sie sich nach und nach bei den Übungen immer mehr erlauben können, ganz „Sie selbst" zu sein. Wenn Sie spüren, wann Sie traurig sind, dies auch zum Ausdruck bringen können, ebenso wenn Sie glücklich sind oder froh. Häufig sind bestimmte Emotionen in uns verboten und wir blockieren sie in unserem Körper. Durch dieses Yogaprogramm können Sie lernen, nach und nach emotional freier zu werden. Auch das hat auf der körperlichen Ebene viele heilsame Wirkungen: Candace Pert, die Entdeckerin der „Moleküle der Gefühle", meint sogar, dass das Fließen der Kundalinikraft in Wirklichkeit der freie Fluss emotionaler Energie im Menschen sei.

Dies ist jedoch immer noch nicht alles, denn im Yoga gibt es auch noch eine weitere, man könnte sagen, feinstoffliche Energie. Diese wird gerade intensiv von den modernsten Wissenschaftlern der Biologie oder Physik erforscht. Es geht dabei um sogenannte Quantenphänomene und auch um Information und Bewusstsein. Forscher wie der Biologe Bruce Lipton vermuten heute beispielsweise, dass es in den Zellen und Zellkernen ein lebendiges, vibrierendes, informationales Bewusstseinsfeld gibt, das in einem lebendigen Austausch mit der Umwelt steht und mit dieser kommuniziert. Und dass diese Informationen über bestimmte Schwingungsfrequenzen und ihre Resonanzen aufgenommen, ausgetauscht und weitergegeben werden.

Um Zugang zu diesen Informationen zu bekommen, braucht es eine Ausbildung von Sinnesorganen, die den bisher bewussten materiellen Sinnen weit überlegen sind. Man könnte sie auch die „inneren Sinne" nennen – das innere Sehen, das innere Hören, das innere Fühlen etwa. Viele Tiere besitzen diese Sinne – Hunde etwa, die genau wissen, wann ihr Herrchen oder Frauchen nach

Hause kommt, auch wenn sie viele Kilometer entfernt sind. Der Biologe Rupert Sheldrake etwa hat in seinen Experimenten zu den „morphischen Feldern" solche Informationsübermittlungen auf energetischer oder Bewusstseinsebene genau beschrieben.

Erstaunlicherweise wussten die Yogis schon vor vielen tausend Jahren von diesen Dingen. Ihre Lehre von den feinstofflichen Körpern des Menschen gehört dazu. Und auch ihr Wissen um das geheimnisvolle Prana, die Lebensenergie. Auch in der Moderne haben sich Yogis mit diesen energetischen Prozessen beschäftigt. Vor allem der indische Yogi Sri Aurobindo und seine aus Frankreich stammende Lebensgefährtin Mira Alfassa („Die Mutter") erforschten diese Energiephänomene um die Mitte des 20. Jahrhunderts in ihrem eigenen Körper intensiv. Sie waren davon überzeugt, dass es möglich sei, durch Wahrnehmung, Aufbau und Lenkung von Energie Veränderungen auch auf zellulärer Ebene herbeizuführen.

Diese feinstoffliche, pranische Energie ist die eigentliche, die transformative Energie dieses Yogaprogramms. Sie wird vor allem nach einer Übung spürbar. Dann, wenn die körperliche und die emotionale Energie aufgebaut sind und frei fließen. Deshalb ist es wichtig, dass Sie sich nach einer Yogaübung Zeit nehmen, um diese energetische Wirkung fühlbar werden zu lassen.

Dazu sitzen, stehen oder liegen Sie ganz ruhig, wenn die Übung abgeschlossen ist. Oft haben Sie vorher Ihre Arme in einem Bogen nach unten geführt und dann Ihre Hände in Gyan Mudra, das Weisheitsmudra, gelegt, bei dem sich Daumen- und Zeigefingerspitzen berühren. Oder Sie halten im Stehen die Hände mit den Handflächen nach vorn, während Ihre Arme locker nach unten hängen. Und nun achten Sie einfach darauf, was in Ihrem Inneren geschieht. Sie brauchen nichts mehr zu tun, sondern nur noch ruhig und entspannt zu atmen und nur noch geschehen zu lassen. Es kann sein, dass Sie ein angenehmes Rieseln im Körper erleben. Es kann aber auch sein, dass Sie ein beseligendes Gefühl wahrnehmen, völlig ohne Gedanken zu sein und über das Ich hinauszugelangen. Lassen Sie dazu einfach Ihren Atem fließen – und genießen Sie diese wundervolle pranische, heilsame Energie.

Wenn Sie weiter fortgeschritten sind, können Sie dabei auch noch gleichzeitig Ihre Achtsamkeit an Ihrem sechsten Chakra halten, dem Reflexpunkt der Hypophyse zwischen den Augenbrauen. Auf diese Weise fließt die aufgebaute Pranamenge auch nach oben zum Dritten Auge – und Ihre Intuition und Ihre inneren Sinne öffnen sich. Statt rein intellektuell zu denken, statt nur im Außen Antworten zu suchen, wird Ihr inneres, subtiles Sinnessystem aktiviert. Sie beginnen mit Ihren inneren Augen zu sehen, mit Ihren inneren Ohren zu hören, mit Ihrem inneren Spüren zu fühlen. Sie können dann auf eine bisher nicht bekannte Weise mit Ihren Zellen kommunizieren – und von ihnen Antworten bekommen.

Entspannung

Wenn Sie Ihre Yogaübungen beendet haben, legen Sie sich zu Ihrer Entspannung und Fantasiereise hin.

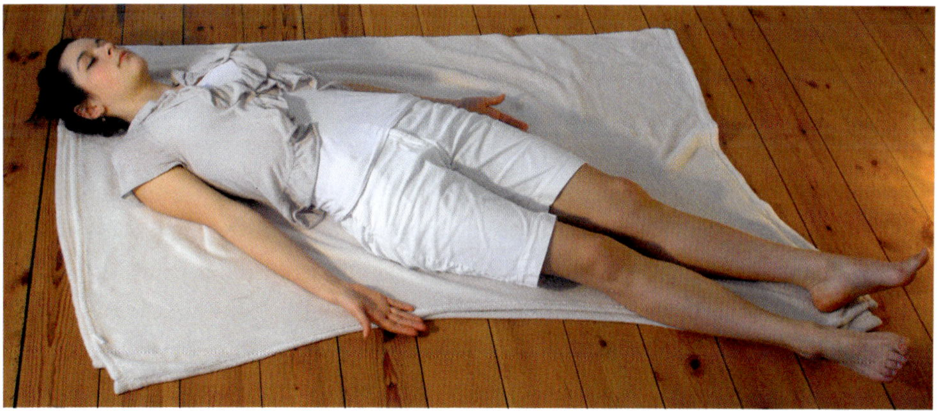

Legen Sie sich dazu, wenn möglich, auf den Rücken. Die Beine sollten entspannt auf dem Boden liegen, die Fußspitzen ein wenig auseinanderfallen. Auf diese Weise öffnet sich Ihr Becken. Die Arme liegen neben Ihrem Körper, die Handflächen zeigen nach oben, und wenn Sie möchten, können Sie Daumen- und Zeigefingerspitzen aneinanderlegen.

Vielleicht mögen Sie auch unter die Knie eine unterstützende Handtuchrolle, eine zusammengerollte Decke oder ein Meditationskissen legen. Dies könnte Ihre Wirbelsäule mehr entspannen.

Es kann aber auch sein, dass die Rückenlage insgesamt unangenehm ist. Dann legen Sie sich gern auf die Seite. Der Kopf wird dann auf einen angewinkelten Arm gelegt, der andere Arm ruht entspannt daneben. Ein Bein ist stark angewinkelt, das andere ruht entspannt auf dem Boden.

Auch im Sitzen ist eine Entspannung möglich. Setzen Sie sich dazu bequem auf einen Stuhl oder einen Sessel, nehmen Sie eine Decke um die Schultern, wobei die Wirbelsäule jedoch gerade sein sollte.

Traditionell wird dieser Teil des Yoga als „Yoga Nidra" bezeichnet. Dies wird oft mit dem Begriff „Schlaf des Yoga" übersetzt. Diese Bezeichnung ist jedoch irreführend. Denn beim Yoga Nidra – wie auch im Entspannungsteil dieses Übungsprogramms – geht es keineswegs um Schlafen. Sondern darum, den Körper so zu entspannen, dass der Geist sich ausdehnen kann und das Bewusstsein neue Bereiche erschließt. In diesem Programm können Sie dazu zu jedem Thema eine wirksame Imagination wählen.

Die Entspannung mit der begleitenden Imagination ist ein wesentlicher Teil dieses Programms. Denn nur zu oft ist in Ihrem Alltag Ihr Ich in Aufruhr, in Anspannung, in Angst oder Depression. Die vielen Entscheidungen, die Ihnen in kurzer Zeit abverlangt wurden, die körperliche Befindlichkeit, die Sorge um Ihre Zukunft überschatten alles. Dadurch haben Sie oft den Zugang zu Ihrer eigentlichen Kraftquelle verloren, Sie haben kaum noch Verbindung zu Ihrer Essenz, zu Ihrer Intuition, zu den Wahlmöglichkeiten, die Sie in jeder Situation Ihres Lebens haben.

Die Entspannungsphase kann Ihnen dabei helfen, diese Kraftquellen in Ihnen neu zu erschließen. Sie kann Ihnen helfen, die während der Übungen erzeugten Energien in sich zu verteilen und Fragen nach innen zu stellen, die aus Bereichen jenseits des Ichs Antworten erzeugen können. Die inneren Bilder, die zusammen mit den Imaginationen in Ihnen aufsteigen, können Ihnen Möglichkeiten aufzeigen, wie Sie mit Ihrer Situation umgehen können. Es lohnt sich deshalb, wenn Sie nach einer Entspannung dazu ein Bild malen oder kurz schriftlich festhalten, was Sie erlebt haben.

Wenn Sie aus der Entspannung zurückkehren, atmen Sie einige Male tief ein und aus, dann beginnen Sie sich zu recken und zu räkeln. Stretchen Sie Ihren Körper in alle Richtungen. Wenn es geht, reiben Sie dann in der Rückenlage Handflächen und Fußsohlen gegeneinander. Dies aktiviert über die Reflexzonen von Händen und Füßen den ganzen Körper.

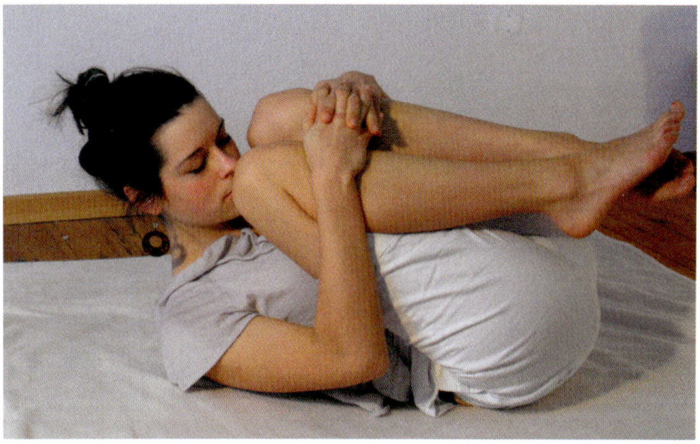

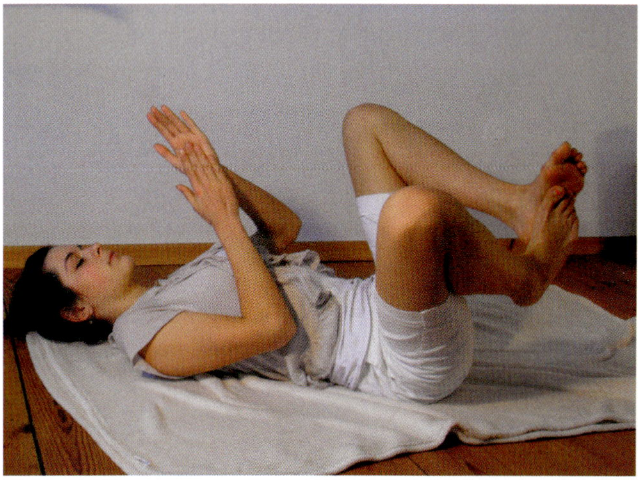

Danach rollen Sie auf der Wirbelsäule einige Male vor und zurück. Auch hierdurch wird Ihr ganzer Körper über die einzelnen Wirbel aktiviert.

Wenn dies aufgrund Ihrer körperlichen Verfassung nicht möglich sein sollte, dann drehen Sie sich aus der Seitenlage in einer bogenförmigen Bewegung (C-Bogen) nach oben. Reiben Sie nun im Sitzen Hände und Fußsohlen gegeneinander.

Setzen Sie sich dann zurecht für die abschließende Meditation.

Danken

Wenn Sie die Übungen, Ihre Meditation und/oder Ihre Entspannung mit einer Fantasiereise abgeschlossen haben, dann ist es Zeit zu danken. Dies kann ein ganz einfacher, schneller Dank sein, es kann aber auch sein, dass Sie Ihrem Körper, Ihrem Geist und Ihrer Seele ausführlich danken. Denn ganz egal wie Ihr Körper derzeit beschaffen ist – er begleitet Sie dabei, dass Sie mit ihm, durch ihn diese Erfahrungen, dieses Yoga machen können. Er ist Ihr Fahrzeug zu dieser Art von heilsamer Selbsttherapie. Deshalb danken Sie ihm.

Dankbarkeit verändert übrigens noch einmal Ihr Energiefeld. Sie richten sich aus an dem, was jetzt für Sie da ist. Nicht an dem Unerfüllten, nicht an der Sehnsucht. Das bewirkt einen großen Unterschied in Ihrer Wahrnehmung. Und in der Art, wie Sie mit dem Leben in Beziehung treten. Denn eigentlich gibt es – in jeder Lebenssituation – so viel, für das wir dankbar sein könnten. Probieren Sie es aus. Wachen Sie jeden Morgen mit dem Satz „Ich bin so dankbar“ auf – und dann ergänzen Sie den Satz mit allem, was Ihnen dazu einfällt – allen kleinen und großen Dingen. Tun Sie dies einen Monat lang – und nehmen Sie wahr, wie Sie sich verändern.

Um Ihre Dankbarkeit in diesem Yoga auszudrücken, setzen Sie sich noch einmal aufrecht in den Schneidersitz oder auf einen Stuhl, legen die Hände in der Gebetsposition vor der Brust zusammen und atmen einige Male lang und tief ein und aus. Dabei können Sie innerlich einen Dank aussprechen und sich dann mit aneinandergelegten Händen (dem indischen Gruß) verneigen.

Sie können aber auch, wie im Kundalini Yoga üblich, einen Segen und ein Abschlussmantra singen. Der Segen hat die Worte:

Möge hell die Sonne auf dich scheinen,
nur Liebe um dich sein
und das reine Licht in deinem Herzen
den Weg dir weisen.

Die verschiedenen Melodien zu diesem Segen (in der englischen Version unter dem Titel „May the long time“) kann man sich bei YouTube im Internet anhören. Oder einfach den Text sprechen.

Im Anschluss daran singen wir:

SAT NAM

Das bedeutet „Die Wahrheit ist meine Essenz“ und wird mit einem sehr langen SAAAAAAT und einem relativ kurzen NAM gesungen, wobei das NAM eine Terz tiefer gesungen wird als das SAT.

Dies kann jeder in seiner Stimmlage tun, es gibt keine genauen Vorgaben für die Tonhöhe. Nach diesem Mantra atmet man tief ein und verneigt sich mit dem Ausatmen im indischen Gruß nach vorn.

Auch nach diesem Dank ist es gut, noch einige Atemzüge lang nach innen zu spüren. Und vielleicht wahrzunehmen, was sich verändert hat. Um danach, ganz langsam, die Yogaeinheit zu beenden. Aufzustehen. Und wieder in den Alltag zurückzukehren. Vielleicht mit mehr Mut oder mehr Gelassenheit. Vielleicht auch einfach mit ein wenig Freude, an sich selbst, an diesem Tag, an diesem Leben. Ganz für Sie selbst.

Aufwärmübungen

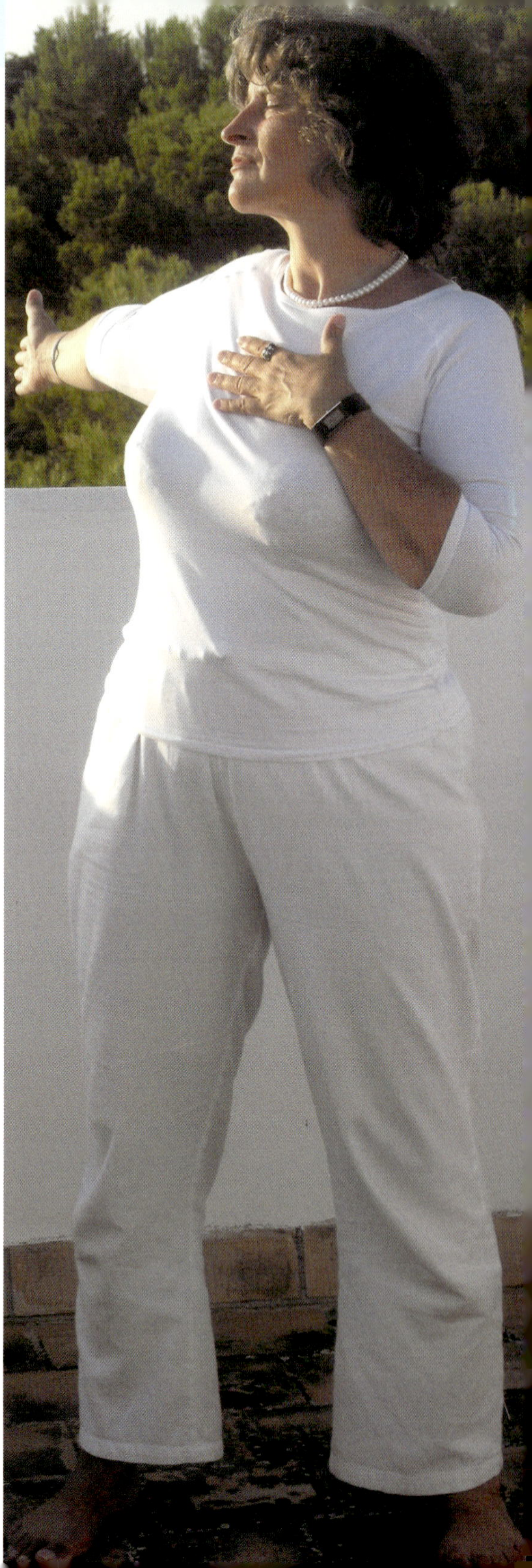

Aufwärmübungen

Die folgenden Aufwärmübungen sind zur Einstimmung Ihres Körpers auf die speziellen Themensequenzen gedacht. Sie sind, jede für sich, sehr wirkungsvolle Yogaübungen. Einige Übungen sind körperlich sehr einfach auszuführen, andere ein wenig anspruchsvoller. Sie können also selbst entscheiden, welche Übungen Ihnen guttun könnten, um Ihren Körper und Ihre Seele für die daran anschließende Übungsfolge oder Meditation zu öffnen. Führen Sie bitte eine bis drei Aufwärmübungen und/oder eine Atemübung vor den eigentlichen Themensequenzen oder Meditationen aus.

Bitte atmen Sie während der Aufwärmübungen immer durch die Nase ein und aus, es sei denn, es ist etwas anderes angegeben. Die meisten Übungen sollten mit geschlossenen Augen ausgeführt werden. Falls Ihnen dies zunächst nicht möglich ist, richten Sie Ihre Augen auf die Nasenspitze oder auf einen Punkt am Boden, der etwa einen Meter von Ihren Füßen entfernt ist.

Beginnen Sie Ihre Yogaübungen immer mit einer Einstimmung. Setzen Sie sich dazu in die Einfache Haltung auf den Boden oder mit geradem Rücken auf einen Stuhl, schließen Sie die Augen und spüren Sie Ihren Körper. Wenden Sie sich nach innen, zu Ihrer inneren Weisheit. Bitten Sie Ihre innere Körperweisheit um Unterstützung bei den folgenden Übungen.

„Der Kamelritt"

Wirkung: Diese Übung lockert Ihre Wirbelsäule und schenkt Ihnen ein Gefühl von Entspannung.

Ausführung: Setzen Sie sich in die Einfache Haltung. Greifen Sie mit den Händen Ihre Schienbeine und halten Sie sie fest. Mit dem Einatmen schieben Sie jetzt den unteren Rücken nach vorn. Auch das Brustbein wird geöffnet. Der Kopf richtet sich auf und das Kinn schiebt sich ein wenig vor. Die Schultern werden leicht nach unten gedrückt. Beim Ausatmen kommen Sie in einen Katzenbuckel, ziehen die Schultern nach oben und den Kopf zwischen die Schultern.

Bewegen Sie sich mit dem Einatmen und Ausatmen weiter wie oben angegeben.

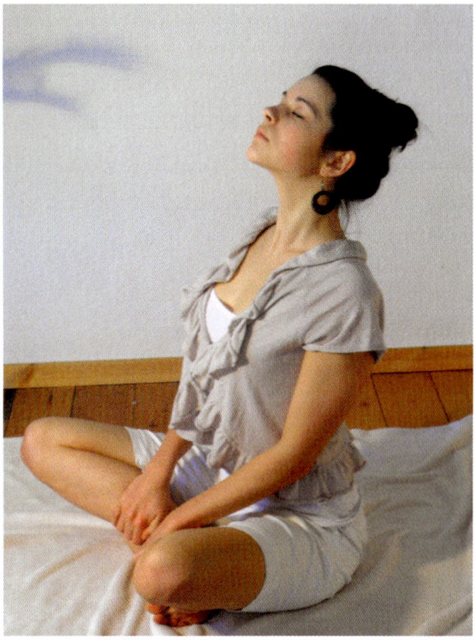

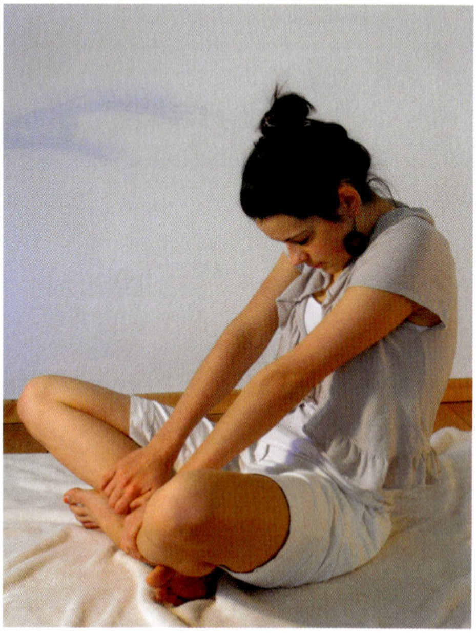

Zeit: etwa 1 – 2 Minuten

Geistige Ausrichtung: Einatmen: Ich öffne mich der Welt.
Ausatmen: Ich ziehe mich ganz in mich zurück.

Variante auf dem Stuhl: Auf einem Stuhl setzen Sie sich bitte auf die vordere Kante, die Füße flach auf dem Boden. Die Hände liegen flach auf den Oberschenkeln. Üben Sie dann wie oben angegeben. Bitte lassen Sie die Hände an derselben Stelle liegen.

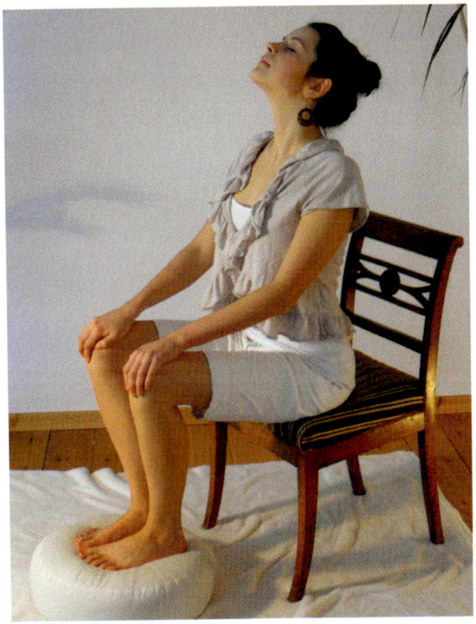

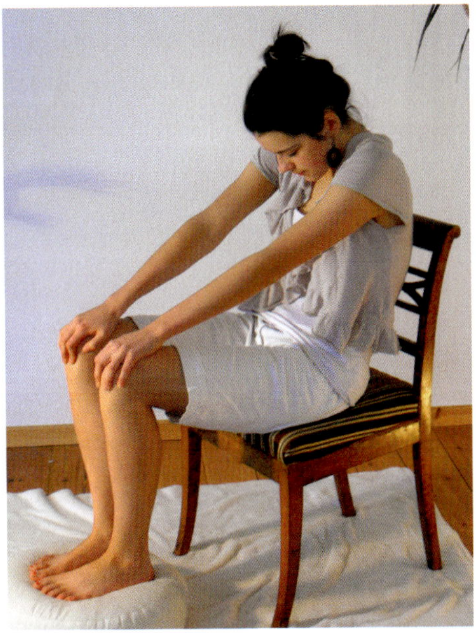

Wie Sie die Übung beenden: Atmen Sie tief ein und richten sich ganz gerade auf. Halten Sie einen Moment den Atem an, ziehen Sie das Kinn ein wenig ein und spüren Sie zu Ihrem Augenbrauenpunkt. Dann atmen Sie aus und lassen den Körper in seine normale Haltung sinken. Legen Sie die Hände auf die Knie, die Handflächen nach oben, Daumen und Zeigefingerspitzen aneinandergelegt. Spüren Sie einige Atemzüge lang nach.

„Die Waschmaschine"

Wirkung: Diese Übung lockert die Wirbelsäule, und zwar vor allem den mittleren Wirbelsäulenbereich. Spannungen in den Schultern können abnehmen. Außerdem öffnet sie Ihr Herzzentrum.

Ausführung: Setzen Sie sich bitte in die Einfache Haltung. Heben Sie Ihre Ellenbogen, bis Sie mit den Händen Ihre Schultern greifen können. Die Daumen sind hinten, die Finger vorn. Ziehen Sie die Ellenbogen, so weit es angenehm ist, nach hinten, spüren Sie das Kreuz, das aus Ihren Armen und Ihrem Rumpf gebildet wird. Der Mittelpunkt dieses Kreuzes ist Ihr Herzzentrum. Drehen Sie nun dieses Kreuz beim Einatmen nach links und beim Ausatmen nach rechts.

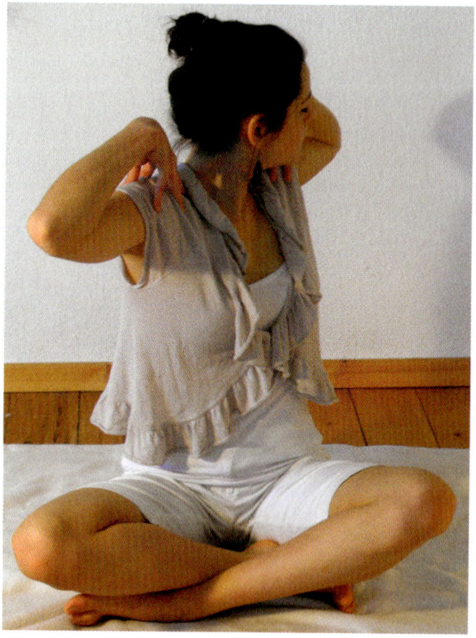

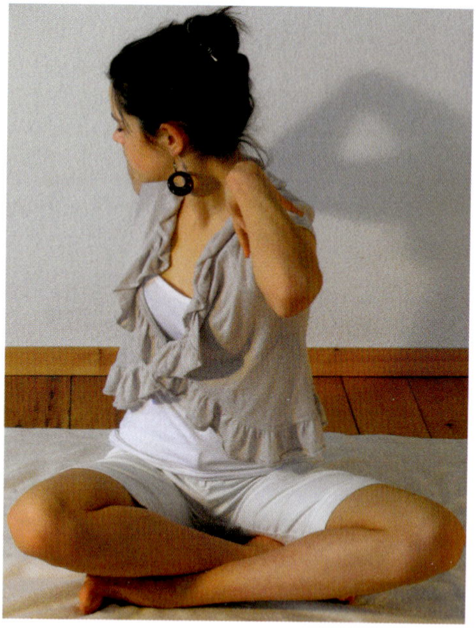

Wiederholen Sie diese Bewegung im Rhythmus Ihrer Atmung.

Zeit: etwa 1 – 2 Minuten

Geistige Ausrichtung: Ich schwinge um meine Mitte, ich spüre mein Zentrum.

Variante auf dem Stuhl: Setzen Sie sich bitte auf die vordere Kante, die Füße flach auf dem Boden. Die weitere Ausführung ist wie oben.

Wie Sie die Übung beenden: Halten Sie in der Mitte zwischen den beiden Bewegungsrichtungen an, heben Sie die Ellenbogen so hoch wie möglich. Atmen Sie tief ein, halten Sie den Atem einen Moment an und spüren Sie zu Ihrem Augenbrauenpunkt. Atmen Sie dann aus. Beschreiben Sie beim Ausatmen mit Ihren Händen und Armen einen weiten Kreis nach außen. Legen Sie dann die Hände auf die Oberschenkel und spüren Sie kurz nach.

„Aura-Klärer"

Wirkung: Diese Übung öffnet Ihre Lungen, sodass Ihre Atmung vertieft wird. Sie aktiviert die feinstofflichen Energiebahnen, die von den Fingerspitzen durch die Arme in den Herzraum verlaufen. Sie entlastet Ihren Herzmuskel und entspannt. Und sie klärt die Atmosphäre direkt um Ihren Körper, die sogenannte Aura.

Ausführung: Bitte setzen Sie sich in den Schneidersitz, in die Einfache Haltung. Heben Sie die Arme um 60 Grad nach oben, die Ellenbogen sind, wenn möglich, gestreckt. Die Handgelenke sind abgeknickt und die Finger sind eingerollt. Die Daumen werden senkrecht nach oben gestreckt. Atmen Sie lang und tief ein und aus.

Zeit: etwa 1 – 2 Minuten

Geistige Ausrichtung: Ich ziehe die Energie des Himmels durch meine Arme in mein Herz.

Variante auf dem Stuhl: Setzen Sie sich bitte auf die vordere Kante, die Füße flach auf dem Boden. Die weitere Ausführung ist wie oben.

Wie Sie die Übung beenden: Bitte atmen Sie tief ein, halten Sie den Atem kurz an und strecken noch einmal die Arme kräftig durch. Beim Ausatmen lassen Sie die Arme in einem weiten Kreis nach unten sinken. Legen Sie die Hände auf die Knie, die Handflächen nach oben. Spüren Sie kurz nach.

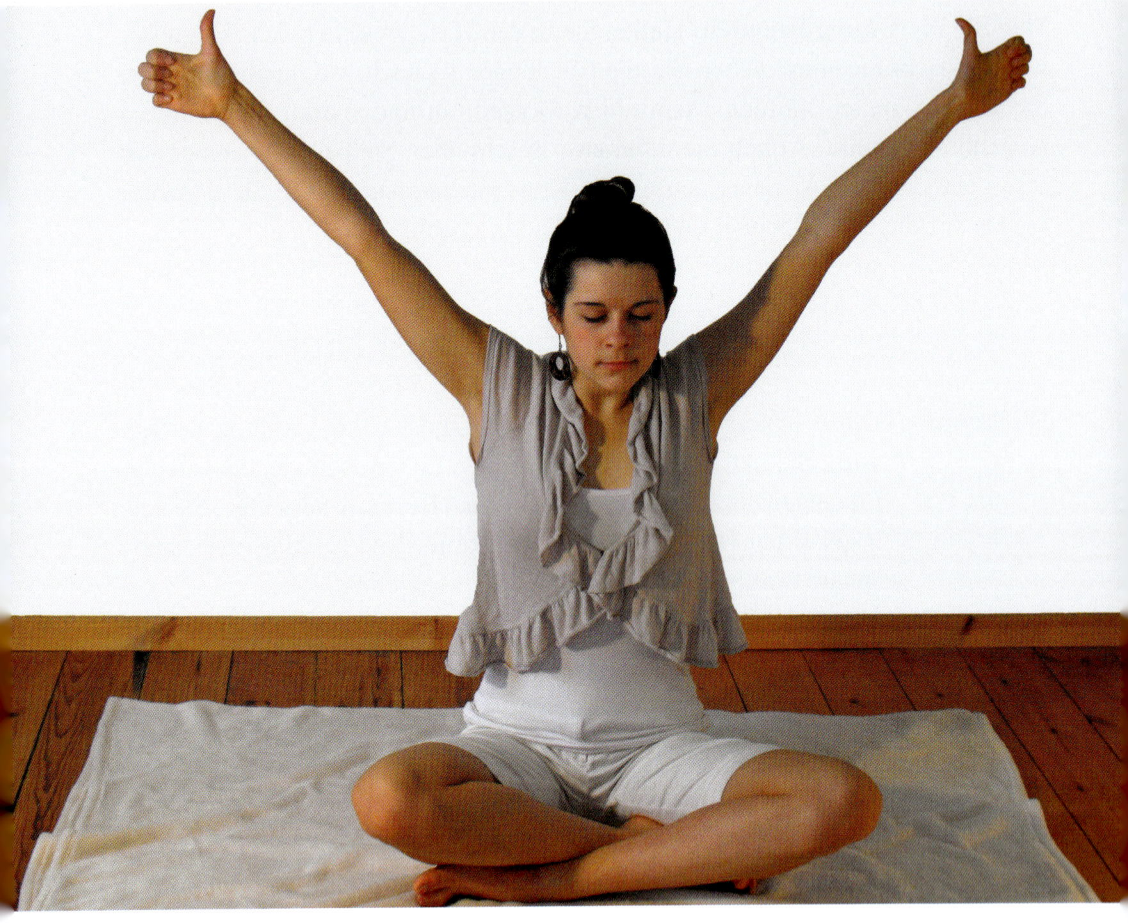

„Katze und Kuh"

Wirkung: Diese Aufwärmübung lockert und entspannt Ihre gesamte Wirbelsäule. Sie kann die Muskulatur neben den Wirbeln stärken. Sie vertieft Ihre Atmung und beruhigt.

Ausführung: Bitte kommen Sie auf alle Viere, also auf Hände und Knie. Die Knie sind ein wenig auseinandergestellt, die Hände unterhalb der Schultern, die Fingerspitzen zeigen nach vorn. Nun strecken Sie mit dem Einatmen Ihren Kopf und Ihren Po nach oben, die Wirbelsäule biegt sich dabei nach unten durch. Dies ist die sogenannte „Kuhposition". Beim Ausatmen biegt sich die Wirbelsäule nach oben, der Kopf neigt sich zwischen die Arme. Dies ist die sogenannte „Katzenposition".

Bewegen Sie sich im Rhythmus Ihrer Atmung.

Zeit: etwa 1 – 2 Minuten

Geistige Ausrichtung: Einatmen: Ich öffne mich dem Licht.
Ausatmen: Ich komme zurück zu mir.

Variante auf dem Stuhl: Bitte stellen Sie sich vor den Stuhl. Neigen Sie sich nach vorn, halten Sie sich an der Sitzfläche fest (eine Hand an der linken, eine Hand an der rechten Kante). Die weitere Ausführung ist wie oben.

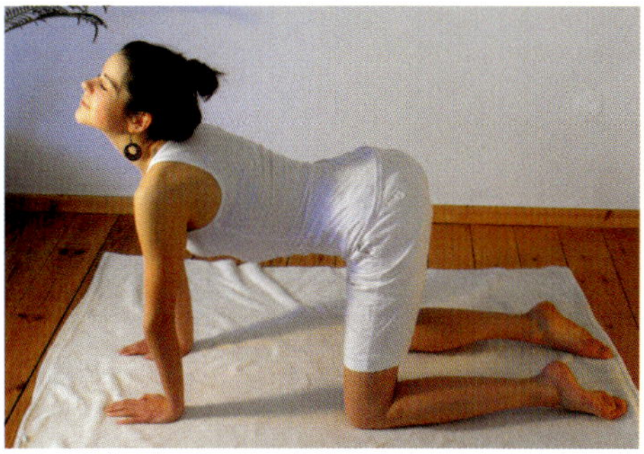

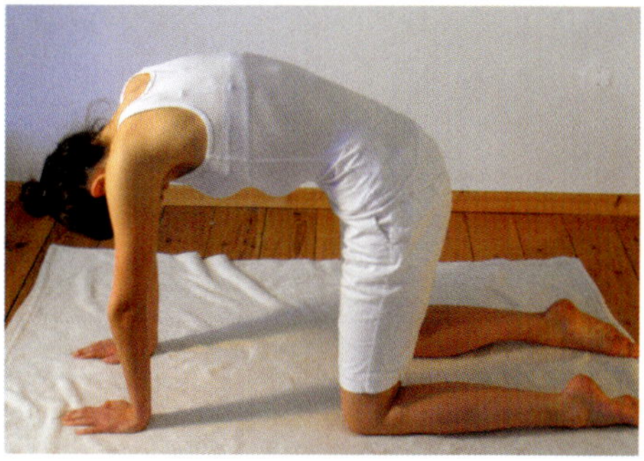

Wie Sie die Übung beenden: Bitte halten Sie den Rücken gerade. Heben Sie Ihren Kopf einatmend so weit, dass er die Wirbelsäule verlängert. Halten Sie einen Moment den Atem an. Atmen Sie dann tief aus. Richten Sie sich langsam auf.

„Babyposition“

Wirkung: Diese Übung entspannt Ihre Wirbelsäule und vertieft Ihre Atmung. Sie beruhigt und baut Stress ab.

Ausführung: Bitte kommen Sie auf Hände und Knie. Nun senken Sie Ihren Po auf die Fersen oder so tief es geht, damit sich die Wirbelsäule entspannt. Wenn nötig, ein Kissen unter die Fußrücken oder zwischen Füße und Po legen. Lassen Sie die Arme entspannt am Körper entlang nach hinten sinken und legen Sie die Stirn auf den Boden.

Atmen Sie lang und tief.

Zeit: etwa 1 – 2 Minuten

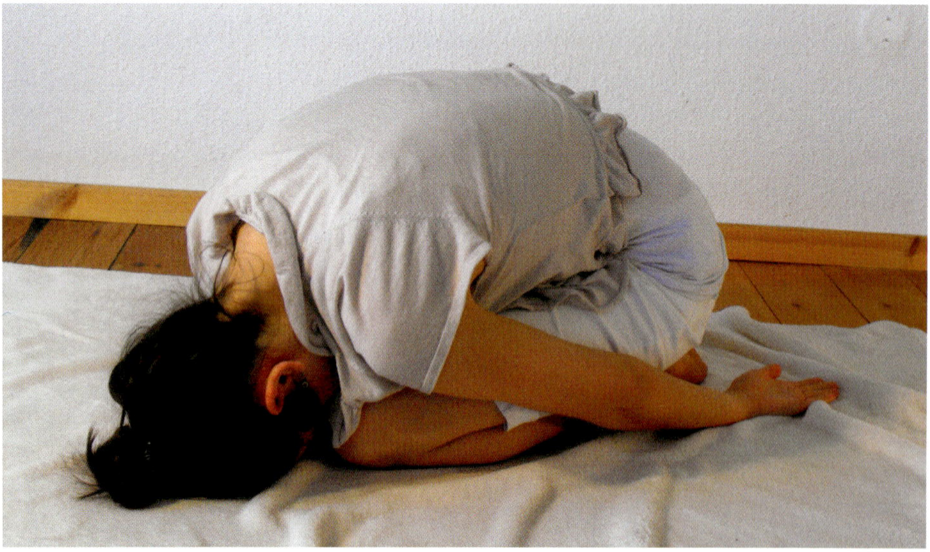

Geistige Ausrichtung: Ich atme zur Erde.

Variante auf dem Stuhl: Setzen Sie sich bitte mit gespreizten Beinen auf den Stuhl, die Blickrichtung zur Lehne. Legen Sie beide Hände übereinander auf die obere Kante der Lehne, die Ellenbogen zur Seite. Legen Sie Ihre Stirn auf die Hände. Atmen Sie lang und tief.

Wie Sie die Übung beenden: Atmen Sie tief ein. Beim Ausatmen langsam den Kopf heben, den Rücken dabei rund machen. Richten Sie sich auf, atmen Sie noch einmal tief ein und aus, wenn Sie gerade sitzen. Spüren Sie einige Atemzüge lang nach.

„Das Dreieck"

Wirkung: Dies ist eine sogenannte Umkehrhaltung. Sie belebt Ihren Kopf, macht den Geist klar und balanciert den ganzen Körper. Nach yogischer Tradition soll diese Übung auf Dauer alle möglichen Formen von Süchten mindern. **Achtung:** Bei hohem Blutdruck oder Herz-Kreislauf-Problemen bitte erst nach Rücksprache mit Ihrem Arzt ausführen.

Ausführung: Für diese Übung benötigen Sie unbedingt eine rutschfeste Unterlage! Bitte kommen Sie auf alle Viere, also auf Hände und Knie. Heben Sie nun den Po so hoch, dass Arme und Beine gestreckt sind. Balancieren Sie Ihr Gewicht so, dass Arme und Beine es gleichmäßig tragen. Versuchen Sie, die Füße flach auf den Boden zu stellen.

Atmen Sie lang und tief ein und aus.

Zeit: etwa 1 Minute

Geistige Ausrichtung: Ich atme in mein Gleichgewicht.

Variante auf dem Stuhl: Stellen Sie den Stuhl mit der Lehne an eine Wand. Stellen Sie sich vor den Stuhl, etwa einen halben Meter entfernt, die Beine etwa schulterbreit auseinander. Neigen Sie sich nach vorn, drücken Sie die Hände gegen die vordere Stuhlkante. Auch die Hände sind etwa schulterbreit auseinander. Halten Sie den Kopf zwischen den Armen. Balancieren Sie Ihr Gewicht. Atmen Sie lang und tief.

Wie Sie die Übung beenden: Atmen Sie tief ein. Kommen Sie mit dem Ausatmen auf alle Viere. Beenden Sie die Übung mit einigen Atemzügen in der „Babyposition“ (vorhergehende Übung). Auf dem Stuhl kommen Sie mit dem Einatmen langsam hoch. Setzen Sie sich für einige Atemzüge auf den Stuhl in die „Babyposition“ (vorhergehende Übung).

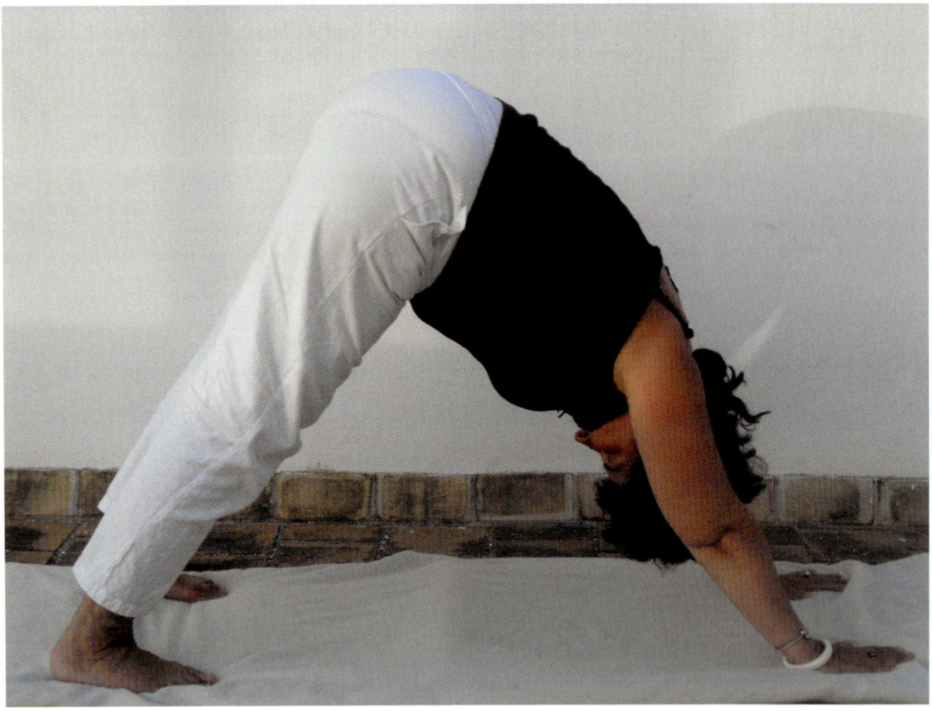

„Die Beckenschaukel"

Wirkung: Diese Übung aktiviert die Wirbelsäule. Sie entspannt den Unterleib und belebt das zweite Chakra, den Bereich von Sexualität, Beziehung und Kreativität. Vorsichtig üben bei Lendenwirbelsäulenproblemen!

Ausführung: Legen Sie sich bitte auf den Rücken. Stellen Sie die Beine auf, und zwar so, dass die Füße in der Nähe des Pos stehen. Halten Sie Ihre Fußknöchel fest, wenn möglich, sonst legen Sie die Hände flach auf den Boden. Atmen Sie nun ein und heben Sie den Po so hoch wie möglich. Beim Ausatmen lassen Sie den Rücken langsam rund werden und Wirbel für Wirbel heruntersinken.

Bewegen Sie sich im Rhythmus Ihres Atems.

Zeit: etwa 1 – 2 Minuten

Geistige Ausrichtung: Ich öffne mich den Energien des Kosmos.

Variante auf dem Stuhl: Setzen Sie sich mit gespreizten Beinen auf den Stuhl, die Lehne ist hinter Ihnen. Greifen Sie hinter sich, halten Sie sich an der Unterkante der Stuhllehne oder am hinteren Rand der Sitzfläche fest. Beim Einatmen

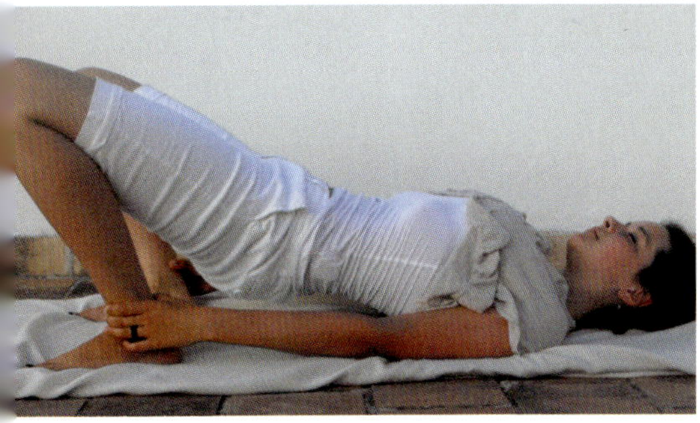

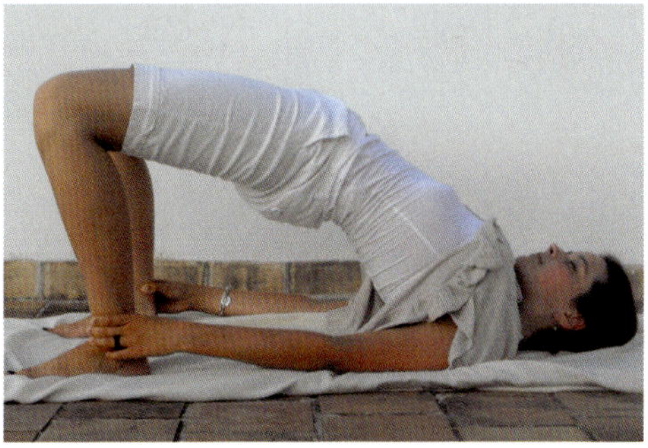

heben Sie nun den Po hoch und schieben ihn nach vorne. Beim Ausatmen kommen Sie mit gerundetem Rücken wieder in die Ausgangshaltung.

Wie Sie die Übung beenden: Heben Sie mit einem letzten Einatmen den Po noch einmal ganz nach oben. Dann mit dem Ausatmen die Wirbelsäule Wirbel für Wirbel entspannen. Spüren Sie ein wenig nach.

„Maha Mudra“

Wirkung: Diese Übung wird das „große Siegel“ genannt. Sie entspannt und belebt gleichzeitig Ihren Geist. Sie vertieft die Atmung und dehnt Ihre Wirbelsäule.

Ausführung: Bitte setzen Sie sich mit ausgestreckten Beinen hin. Ziehen Sie einen Fuß an die Innenseite des anderen Oberschenkels. Greifen Sie nun mit der Hand über dem ausgestreckten Bein zu den Zehen, dem Fußknöchel oder Schienbein des ausgestreckten Beines. Legen Sie die andere Hand auf die erste. Halten Sie Ihren Rücken gerade, das Kinn im 90-Grad-Winkel zum Brustbein. Atmen Sie lang und tief.

Wechseln Sie dann bitte die Seite.

Zeit: jeweils 1 – 2 Minuten

Geistige Ausrichtung: Ich atme durch meinen Rücken ein bis in die Mitte meines Kopfes. Ich schicke beim Ausatmen den Atem vom Kopf zu den Füßen.

Variante auf dem Stuhl: Setzen Sie sich auf den Stuhl. Winkeln Sie ein Knie etwas mehr an, heben Sie das Bein an und ziehen Sie den Unterschenkel des angewinkelten Beines so hoch, dass er auf dem Knie des anderen Beines ruht.

Halten Sie das Schienbein des oben liegenden Beines mit beiden Händen fest. Neigen Sie den Oberkörper ein wenig vor. Atmen Sie lang und tief. Dann die Seite wechseln.

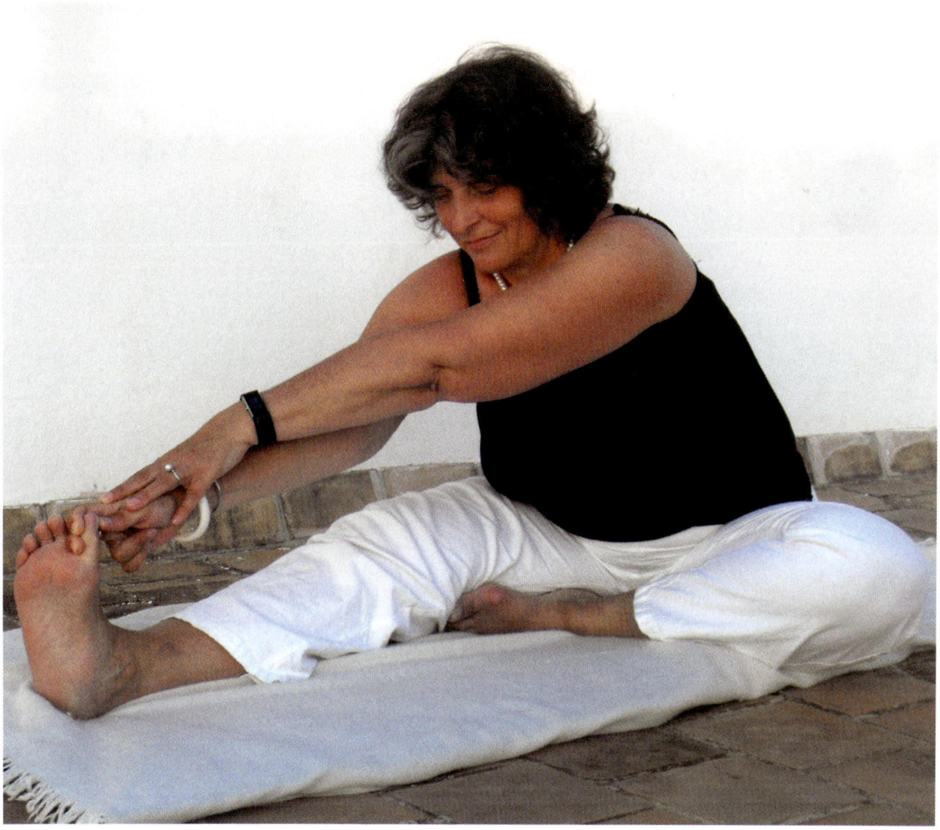

Wie Sie die Übung beenden: Atmen Sie tief ein, strecken Sie sich noch einmal ganz hoch. Dehnen Sie sich in die Spannung mit angehaltenem Atem. Dann atmen Sie aus und entspannen sich.

„Der Atem des Lebens“

Wirkung: Diese Übung aktiviert Ihre Thymusdrüse und damit Ihre Lebendigkeit. Sie löst Verspannungen und Verklebungen in der Zwischenrippenmuskulatur und verbessert dadurch Ihre Atmung. Sie aktiviert den feinstofflichen Bereich um Sie herum und schenkt Ihnen dadurch mehr Energie.

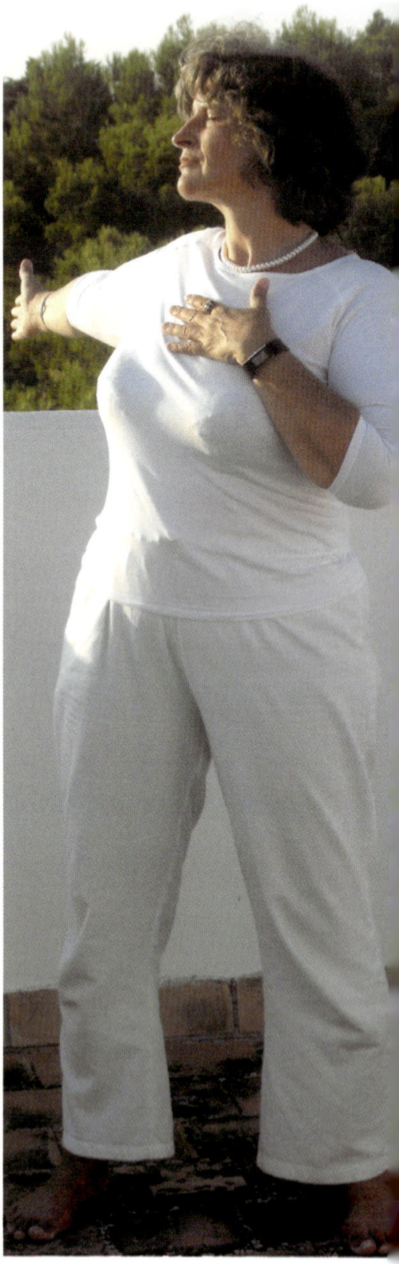

Ausführung: Bitte kommen Sie in den Stand. Nehmen Sie die Beine etwas mehr als schulterbreit auseinander. Atmen Sie nun ein und klopfen Sie dabei mit einer Handfläche leicht auf die Mitte Ihres Brustbeins. Der andere Arm wird gleichzeitig nach außen geschwungen, so weit, wie es möglich ist. Mit dem Ausatmen ziehen Sie diesen Arm ein und klopfen mit der Handfläche erneut leicht auf die Mitte Ihres Brustbeins. Gleichzeitig schwingt nun der andere Arm nach außen. Bewegen Sie Ihre Arme weiter im Rhythmus Ihres Atems.

Zeit: 2 Minuten

Geistige Ausrichtung: Ich schwinge im Rhythmus des Lebens.

Variante auf dem Stuhl: Setzen Sie sich mit aufrechter Wirbelsäule auf den Stuhl. Heben Sie beide Arme parallel zum Boden auf Schulterhöhe an. Atmen Sie nun ein, klopfen Sie mit der Handfläche einer Hand leicht auf die Brustmitte und schwingen Sie mit dem anderen Arm nach außen, so weit es geht. Dann dasselbe zur anderen Seite. Fahren Sie fort im Rhythmus Ihres Atems.

Wie Sie die Übung beenden: Atmen Sie in der Mitte tief ein, die Arme bleiben ausgebreitet. Halten Sie so den Atem einen Moment an und spüren Sie in den Raum, den Sie mit den Armen beschrieben haben. Atmen Sie dann aus und lassen Sie die Arme sinken.

Atemmeditationen

Atemmeditationen heißen im Yoga „Pranayama". Das bedeutet, Sie führen den Atem, der sonst wie von selbst fließt, bewusst durch bestimmte Kanäle. Auf diese Weise können Sie über Ihren Atem das Prana, die Lebensenergie, in Ihrem Körper erhöhen.

Power oder Ruhe? Atmen nur durch ein Nasenloch

Wirkung: Diese Übung nutzt die unterschiedlichen Wirkungen der Nasenatmung: Die Atmung nur durch das rechte Nasenloch belebt und aktiviert, die Atmung nur durch das linke Nasenloch beruhigt und entspannt. Bei Ängsten oder Unruhe können Sie also versuchen, nur durch das linke Nasenloch zu atmen. Und wenn Sie einmal mehr Energie brauchen, atmen Sie nur durch das rechte Nasenloch.

Ausführung: Bitte setzen Sie sich in den Schneidersitz, in die Einfache Haltung. Verschließen Sie nun bitte mit dem Daumen das linke Nasenloch, wenn Sie den belebenden Atem aktivieren wollen. Die übrigen Finger zeigen nach oben wie eine Antenne. Atmen Sie durch das rechte Nasenloch lang und tief ein und aus.

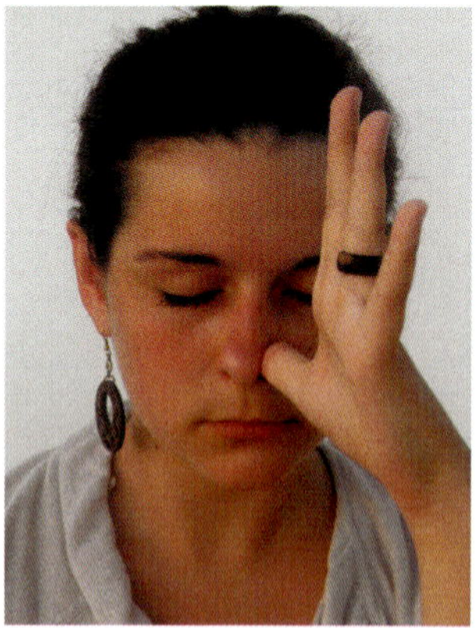

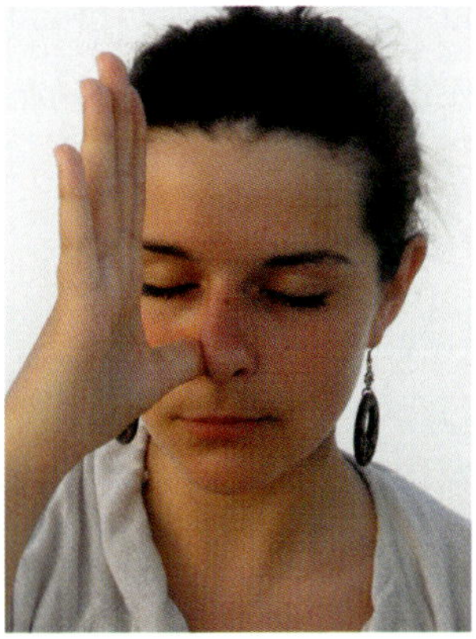

Variante: Wenn Sie den beruhigenden Atem aktivieren wollen, verschließen Sie mit dem Daumen das rechte Nasenloch. Atmen Sie durch das linke Nasenloch tief ein und aus.

Zeit: jeweils 1 – 2 Minuten

Variante auf dem Stuhl: Bitte setzen Sie sich mit aufrechtem Rücken auf Ihren Stuhl. Die weitere Ausführung ist wie oben.

Geistige Ausrichtung: Rechtsseitige Atmung: Mein Atem belebt und erfrischt mich.
Linksseitige Atmung: Mein Atem beruhigt und entspannt mich.

Wie Sie die Übung beenden: Bitte atmen Sie tief ein, beim Ausatmen die Hand sinken lassen, ein paar Mal bewusst durch beide Nasenlöcher atmen.

Vom Stress zur Ruhe: Wechselseitige Nasenlochatmung

Wirkung: Diese Übung lässt Sie zwischen den beiden Nasenlöchern hin und her atmen. Das ist anders als biologisch vorgesehen, denn normalerweise atmen wir der yogischen Wissenschaft zufolge immer nur durch ein führendes Nasenloch, das andere Nasenloch atmet nur „mit“. Alle zweieinhalb Stunden wechselt die führende Seite – wenn wir einen entspannten Lebensrhythmus haben. Bei Stress jedoch findet dieser Wechsel nicht statt. Mit diesem Pranayama ist es also möglich, dem Körper den eigentlich vorgesehenen, harmonischen Wechsel zu signalisieren – und so Stress abzubauen. Gleichzeitig werden die beiden Gehirnhälften gleichmäßig mit Sauerstoff versorgt. Dies balanciert und beruhigt. Diese Übung ist sehr wirkungsvoll und wird traditionell bei Schlafstörungen empfohlen.

Ausführung: Setzen Sie sich in den Schneidersitz, in die Einfache Haltung. Legen Sie die linke Hand auf Ihr linkes Knie. Machen Sie aus Ihrer rechten Hand eine Faust und lassen Daumen und kleinen Finger herausschauen. Verschließen Sie mit dem Daumen das rechte Nasenloch. Atmen Sie durch das linke Nasenloch tief ein. Dann verschließen Sie mit dem kleinen Finger das linke Nasenloch, öffnen das rechte Nasenloch und atmen aus. Atmen Sie durch das geöffnete rechte Nasenloch wieder ein und verschließen es dann wieder mit dem Daumen. Atmen Sie durch das linke Nasenloch wieder aus, nachdem Sie den kleinen Finger gelöst haben. Atmen Sie nun durch das linke Nasenloch ein, verschließen es wieder mit dem kleinen Finger und atmen rechts aus.

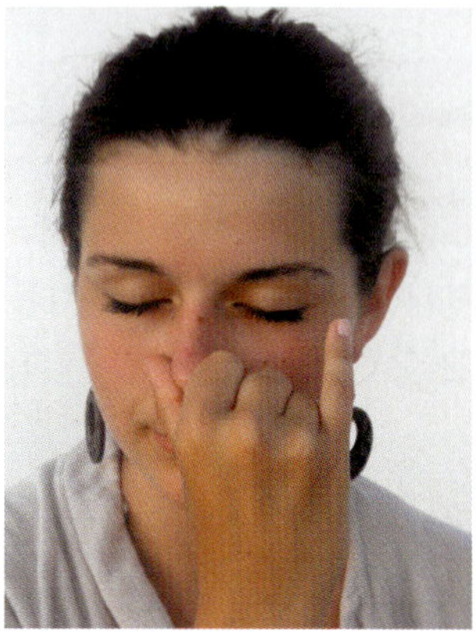

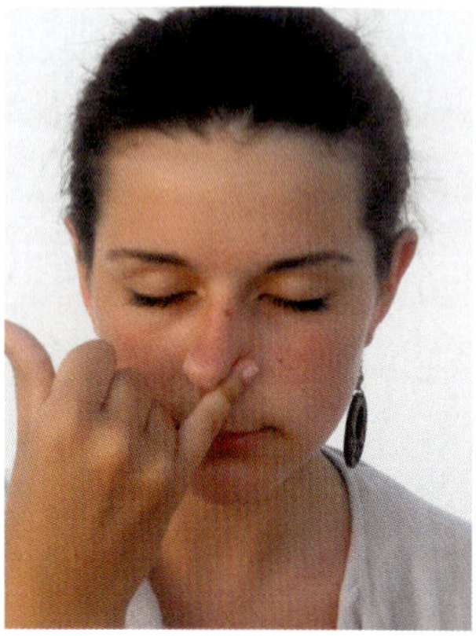

Fahren Sie in dieser Abfolge fort: immer je ein Nasenloch nach dem Einatmen verschließen und durch das andere Nasenloch ausatmen. Dort dann auch wieder einatmen. Atmen Sie dabei lang und tief.

Zeit: jeweils 2 Minuten

Geistige Ausrichtung: Ich tauche tief ein in die Welt meines Atems. Nichts zählt außer meiner Atmung, mein Atem fließt ruhig und entspannt.

Variante auf dem Stuhl: Bitte setzen Sie sich mit aufrechtem Rücken auf Ihren Stuhl. Die weitere Ausführung ist wie oben.

Wie Sie die Übung beenden: Bitte atmen Sie tief auf der Seite ein, auf der Sie gerade angekommen sind. Dann atmen Sie aus und lassen die Hand langsam sinken. Spüren Sie ein paar Atemzüge lang nach.

Schmerzen aus dem Körper atmen

Wirkung: Diese Atemmeditation nutzt die Kräfte einer langen, tiefen Atmung, um Schmerzen aus dem Körper heraus- und in die Weite hineinzuatmen. Sie entspannt und beruhigt.

Ausführung: Bitte setzen Sie sich in den Schneidersitz. Legen Sie beide Hände auf Ihren Bauch, sodass sich die Fingerspitzen berühren. Atmen Sie tief ein. Atmen Sie weiter tief ein und legen Sie nun die Hände auf Ihren Herzraum.

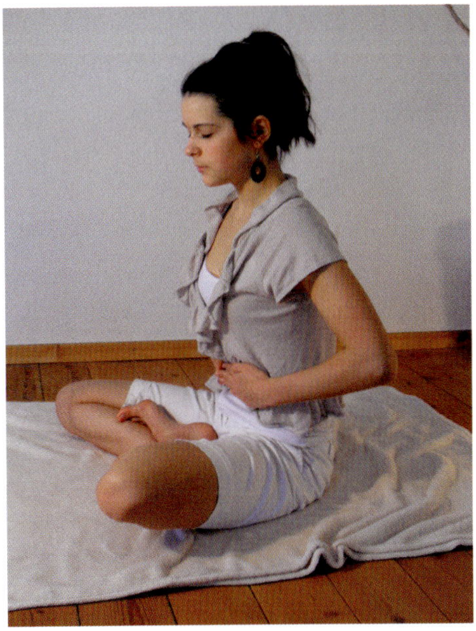

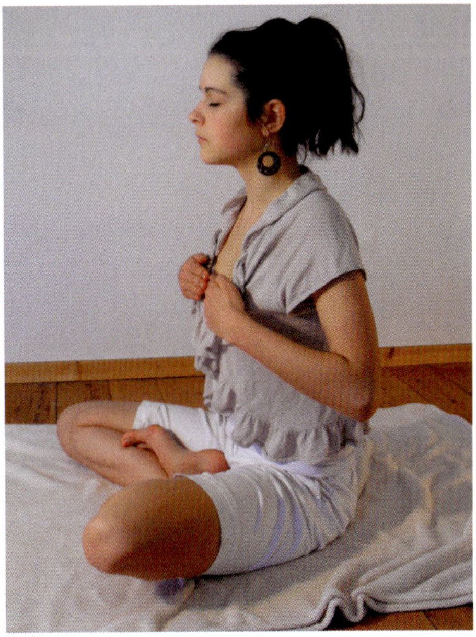

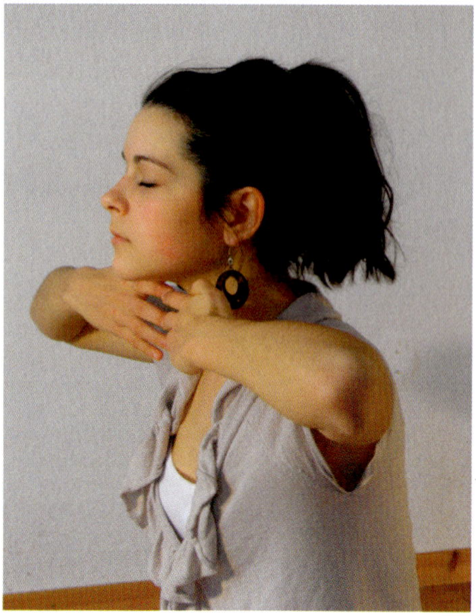

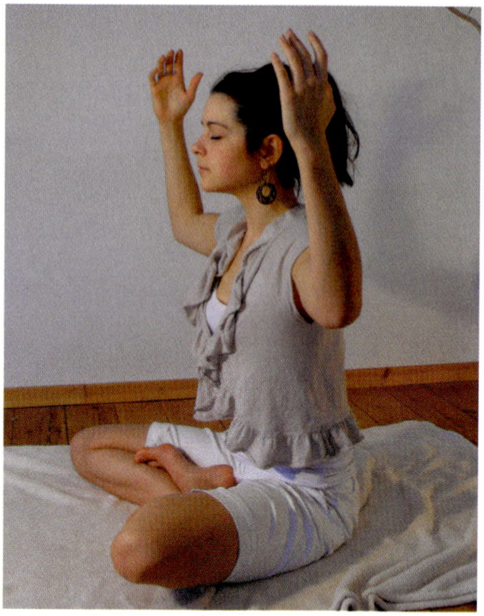

Atmen Sie nun noch ein wenig tiefer ein und legen Sie die Hände nebeneinander vor Ihre Kehle. Zum Schluss atmen Sie bitte tief aus und öffnen die Arme weit. Die Oberarme sollten dabei seitlich zur Seite zeigen, die Unterarme nach oben.

Wiederholen Sie diese Folge immer wieder, bei jedem Atemzug.

Zeit: 2 – 3 Minuten

Geistige Ausrichtung: Ich gebe meine Schmerzen ins Universum ab. Ich werde frei und ruhig.

Variante auf dem Stuhl: Bitte setzen Sie sich mit aufrechtem Rücken auf den Stuhl. Folgen Sie dann den Anweisungen oben.

Wie Sie die Übung beenden: Atmen Sie tief ein und legen Sie die Hände auf Ihre Knie, die Handflächen offen und nach oben. Atmen Sie aus und dann noch einmal ein und aus.

Sitali Pranayama

Wirkung: Diese Atemmeditation kühlt und entgiftet. Sie ist hilfreich bei Fieber und zur Aktivierung des Immunsystems.

Ausführung: Bitte setzen Sie sich in den Schneidersitz, in die Einfache Haltung. Beide Hände ruhen auf den Knien. Sie formen nun mit Ihrer Zunge ein „U“ und strecken die so geformte Zunge zwischen die Lippen. Wenn Sie die Zunge nicht so rollen können – manchen Menschen ist dies aus genetischen Gründen nicht möglich –, dann spitzen Sie einfach die Lippen. Atmen Sie nun tief durch Ihre Zunge oder durch die gespitzten Lippen ein und durch die Nase aus. Atmen Sie lang und tief.

Zeit: etwa 2 Minuten oder 26 Atemzüge

Geistige Ausrichtung: Ich kühle und reinige meinen Körper.

Variante auf dem Stuhl: Bitte setzen Sie sich mit aufrechtem Rücken auf den Stuhl. Die weitere Ausführung ist wie oben.

Wie Sie die Übung beenden: Atmen Sie tief ein und ziehen Sie bitte die Zunge in den Mund. Befeuchten Sie die Zunge mit angehaltenem Atem und schlucken Sie einmal fest herunter. Dann atmen Sie aus. Spüren Sie ein paar Atemzüge lang nach.

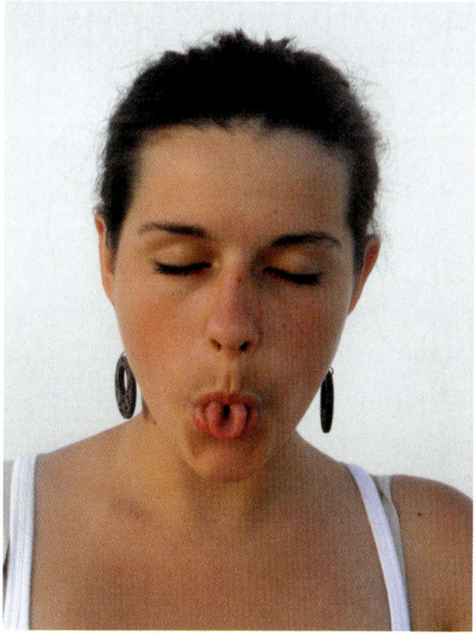

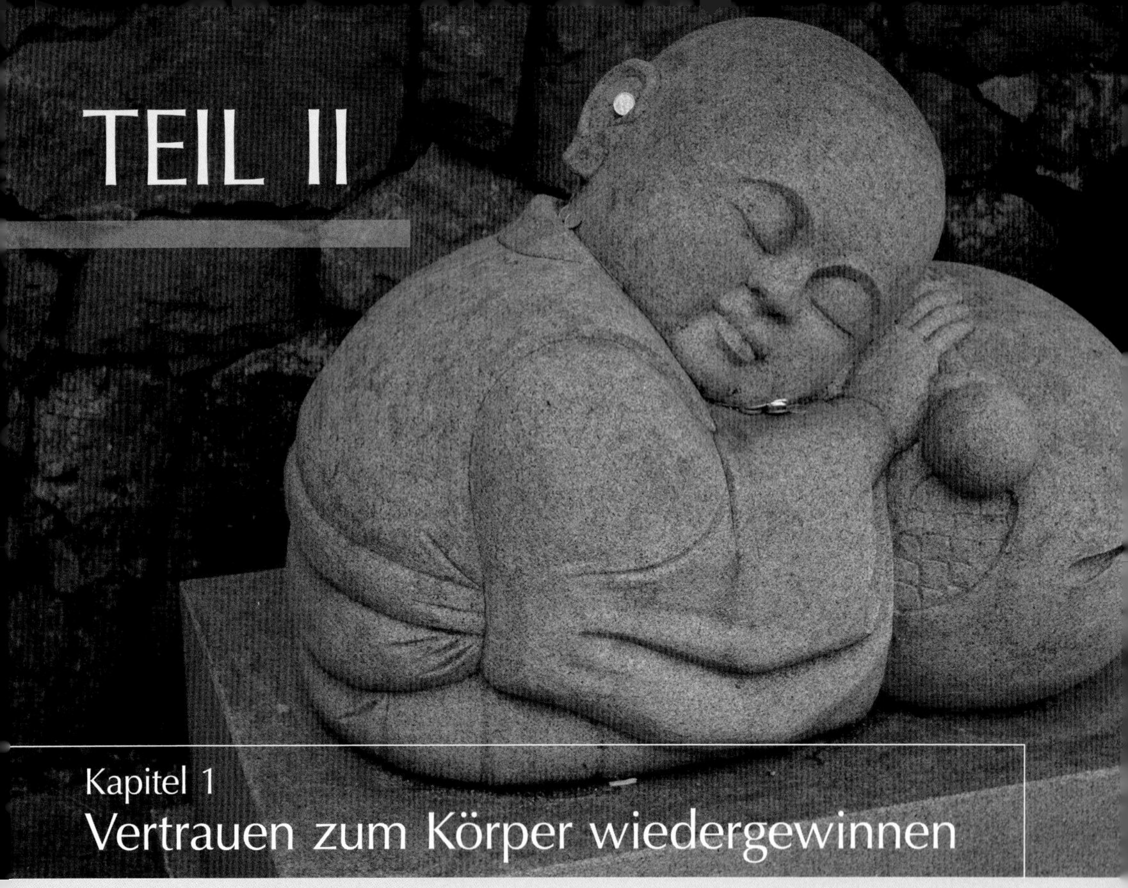

TEIL II

Kapitel 1
Vertrauen zum Körper wiedergewinnen

Was für ein Körpergefühl hatte Buddha wohl? Wie mag es sich angefühlt haben, Stunden um Stunden in Meditation versunken unter einem Baum zu sitzen? War es warm? War es kalt? Wurden seine Beine steif? Taten sie ihm weh?

Unser Körpergefühl ist etwas Seltsames. Wir sprechen von einem „guten Körpergefühl", wenn sich unser Körper eigentlich gar nicht bemerkbar macht. Weder positiv noch negativ. Er funktioniert, und das reicht. Wenn er sich bemerkbar macht, dann ärgern wir uns oft über ihn – wenn wir zugenommen haben, beispielsweise, oder wenn wir zu träge sind. Wenn wir einen Kater haben oder Kopfschmerzen. Wenn wir merken, dass wir älter werden. Oder wenn wir nicht dem Körperbild entsprechen, das die Gesellschaft uns vorgibt. Glücklicherweise haben wir dann meistens das Gefühl, dass wir etwas tun können. Wir können eine Diät machen. Oder Sport. Sauna. Uns einer Gruppe anschließen. Oder uns ausruhen und uns auskurieren. Irgendwann, so wissen wir, werden wir wieder mit unserem Körper im Einklang sein. Und der Gedanke an den Körper wird wieder in den Hintergrund treten.

Bei einer Krebserkrankung ist dies ganz anders. Die Tatsache, dass Sie meist gar nicht gemerkt haben, wie eine lebensbedrohliche Erkrankung in Ihrem Körper entstand, ist zutiefst verunsichernd. Hinzu kommt, dass Sie bei Krebs – anders als bei den meisten anderen Erkrankungen – nicht die Gewissheit haben: Ich unterziehe mich einer Behandlung und dann bin ich wieder gesund. Bei Krebs ist ungewiss, ob die Therapien, die Sie durchlaufen, Sie wirklich wieder ganz gesund machen. Und Sie wissen auch nicht, was im Inneren Ihres Körpers wirklich vor sich geht – ob der Krebs ganz verschwunden ist oder ob er zurückkehrt.

Außerdem kann es sein, dass Sie mit körperlichen Beeinträchtigungen leben lernen müssen. Mit fehlenden Körperteilen etwa, zum Beispiel einer amputierten Brust. Mit Plastiken, die diese verlorenen Körperteile ersetzen sollen. Mit einem künstlichen Darmausgang. Mit einem Stimmverstärker. Mit einer Perücke. Und zusätzlich mit hormonellen Veränderungen, die plötzlich in die Wechseljahre versetzen. Obwohl Sie biologisch noch gar nicht so weit wären.

All dies beeinträchtigt Ihr gutes Körpergefühl. Und Sie sind in einem Dilemma: Einerseits ist derzeit nichts so wichtig wie Ihr Körper – wie Sie mit ihm umgehen, wie Sie ihn pflegen, wie Sie auf seine Signale achten. Andererseits würden Sie ihn am liebsten einfach wieder vergessen, diesen Körper. Und nur leben, unbefangen, ungezwungen, wie früher. Nicht ewig nach innen lauschen, lauern, aufpassen.

Es braucht Zeit, um wieder mit sich eins zu werden. Wirklich wieder gern im Körper zu sein, mit Freude, mit Lust. Denn jede Kontrolluntersuchung lässt Sie wieder spüren, wie unsicher Ihre Beziehung zu Ihrem Körper geworden ist. Aber jedes gute Ergebnis kann Ihnen Mut machen, dass es wieder gut werden wird mit Ihnen und Ihrem Körper.

Beim Yoga können Sie die Erfahrung machen, dass Ihr körperlicher Zustand nichts Statisches ist. Sondern sich verändern kann. Dass Ihr Körper wieder dehnbarer wird, dass er nach und nach Bewegungen machen kann, die anfangs gar nicht möglich waren. Selbst wenn es anfangs nicht so leicht ist.

Viel wichtiger aber ist, dass Sie auch mit einem beeinträchtigten, kranken Körper positive und energetische Erfahrungen machen können. Dass dieser Körper Sie nach innen führen kann, beispielsweise. In eine Innenwelt, in der Sie Ihrem inneren Körper begegnen. Einem energetischen Körper. Und genauso einem feinstofflichen Körper, der um Sie herum ist. Und der sich anfühlt wie ein vibrierendes Feld voller Schwingung, Prickeln und strömendem Fließen. Ganz lebendig ist dieser Körper, auch jetzt, in diesem Moment.

Es gibt keine Erfahrung des Lebens, die nicht über den Körper führt. Leben *ist* Körper. Jeder Atemzug ist körperlich fühlbar, jeder Gefühlsausdruck findet seine Entsprechung in einer Körperreaktion, jeder bewusste Gedanke zieht eine Reaktionskette im Körper nach sich. Deshalb gibt es auch keine Erfahrung der Unendlichkeit, die nicht körperlich wäre, wenn sie auch über den Körper hinausführt. Der Gegensatz Geist – Körper, den es in vielen spirituellen Traditionen gibt, ist im Yoga aufgehoben. Yoga ist ein Weg über den Körper. Ein Weg der tiefen Annahme des Körpers. Der Dankbarkeit für den Körper. Denn ohne unseren Körper könnten wir die Erfahrung von Spiritualität, von Tiefe, von Heilung nicht machen. Bis hin zum letzten Moment, in dem wir den Körper im Tod zurücklassen, um wieder ganz Geist, ganz Seele zu werden.

Wir brauchen den Körper, um unseren inneren Körper fühlen zu können. Wir brauchen ihn, um zu spüren, dass wir mehr sind als unser Körper. Wir brauchen ihn als unseren Tempel. Und wir dürfen uns ihm zuwenden, dürfen lernen, wie er zu uns spricht, können zu ihm sprechen, ihn kennenlernen, ganz neu. Lernen, dass er uns antwortet. Und dass wir, in aller Ohnmacht und Hilflosigkeit, die manchmal da ist, ihm trotzdem vertrauen können. Nicht mit einer Gewissheit der Gesundheit. Denn diese Selbstverständlichkeit ist eine Illusion. In Wirklichkeit sind wir immer, zu jedem Zeitpunkt, sehr verletzlich, auch körperlich. Können uns jederzeit den Knöchel verstauchen, das Handgelenk verletzen, vom Fahrrad stürzen, vom Pferd fallen, einen Schlaganfall erleiden, die Wirbelsäule verletzen. Diese Verletzlichkeit, die Teil unserer Existenz ist, wollen wir nur nicht wahrhaben, verdrängen sie lieber. Vertrauen könnte jetzt bedeuten, diesen Ihren Körper zu entdecken, als das sensible Instrument, das er ist und das Ihre innerste Sensibilität spiegelt.

Auf diese Weise können Sie sich Ihrem Körper neu zuwenden. Und das können Sie immer tun, egal in welcher Verfassung Ihr Körper ist. Erstaunlicherweise spiegelt sich dies oft auch im Äußeren wider. Ein Mensch, der körperlich geschwächt oder schwer krank ist, kann dennoch eine wunderbare, lichtvolle Ausstrahlung haben. Umgekehrt kann ein Mensch mit einem wunderbar gewachsenen, sportlich gestählten und gesunden Körper wirken wie eine bloße, wenn auch schöne Hülle.

Mit der folgenden Übungssequenz können Sie in Kontakt mit Ihrem inneren Körper kommen. Und dort Ihre Lebendigkeit fühlen. Aber auch Ihren physischen Körper spüren. Und über ihn hinaus in die Wirklichkeit Ihrer Seele gelangen. Die anschließende Imagination führt Sie in den Raum Ihres Herzens, wo Sie Ihrem Seelenkörper begegnen können. Und in der abschließenden Meditation können Sie Ihrem Körper für all dies danken.

Übungsreihe für einen guten Kontakt zum Körper

1. Übung: Zwischen Himmel und Erde

Wirkung: Diese Übung löst Spannungen in Schultern und Fingern und dem Zwerchfell, vergrößert Ihre Atemkapazität und bringt Energie ins Herzzentrum.

Ausführung: Bitte setzen Sie sich in den Schneidersitz, in die Einfache Haltung. Strecken Sie die Arme schräg nach oben zum Himmel. Strecken Sie bitte die Ellenbogen durch und spreizen Sie die Finger. Atmen Sie bitte lang und tief durch die Nase ein und aus. Lenken Sie den Atem in Ihr Herzzentrum.

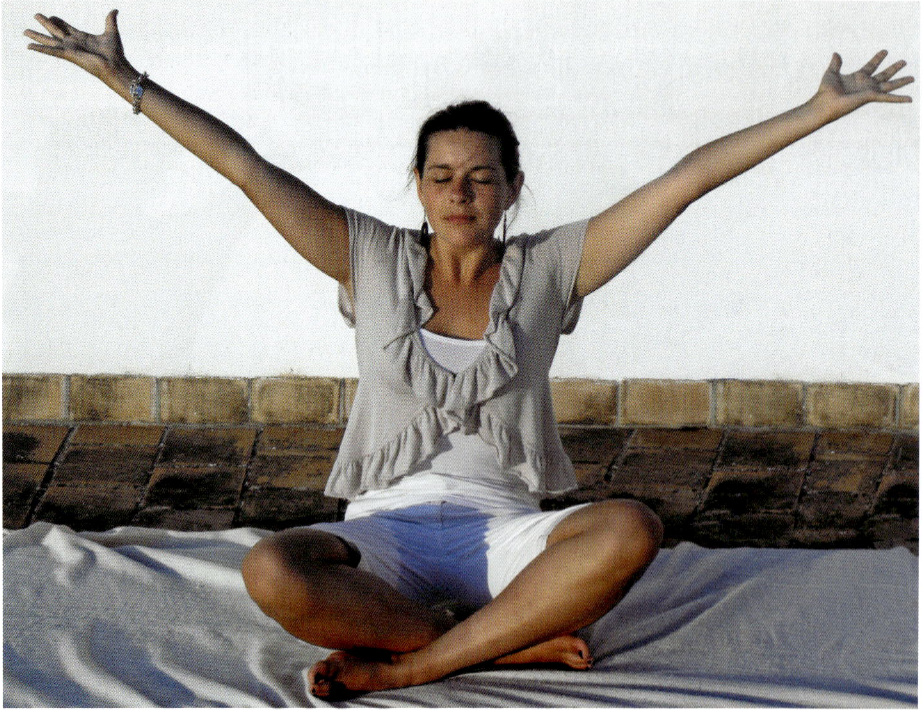

Zeit: 1 – 2 Minuten

Geistige Ausrichtung: Ich öffne mich dem Himmel. Durch meinen Atem strömt Kraft in mein Herz.

Variation auf dem Stuhl: Setzen Sie sich bitte mit aufrechter Wirbelsäule auf einen Stuhl. Dann folgen Sie den Anleitungen oben.

Wie Sie die Übung beenden: Atmen Sie zum Schluss tief ein und strecken noch einmal die Arme und die Wirbelsäule ganz hoch. Halten Sie den Atem kurz an und spreizen Sie die Finger weiter. Dann atmen Sie tief aus und beschreiben mit Ihren Armen einen großen Kreis nach unten, bis die Hände auf den Oberschenkeln oder Knien zur Ruhe kommen. Spüren Sie kurz nach. Entspannen Sie dann die Position.

2. Übung: Den Atemkanal öffnen

Wirkung: Neben der in Übung 1 beschriebenen Wirkung löst diese Übung emotionale Spannungen, indem Ihr Zwerchfell über die Mundatmung aktiviert wird.

Ausführung: Wie Übung 1, nur dass Sie bitte die Zunge weit aus dem Mund strecken. Atmen Sie durch den Mund tief und kraftvoll ein und aus, machen Sie zwischen Ein- und Ausatmen wenig Pausen.

Zeit: 1 – 2 Minuten

Geistige Ausrichtung: Ich entgifte meinen Körper. Ich öffne meinen Atemkanal bis tief in meinen Bauch.

Variation auf dem Stuhl: Sitzen Sie mit aufrechter Wirbelsäule. Folgen Sie dann den Anleitungen oben.

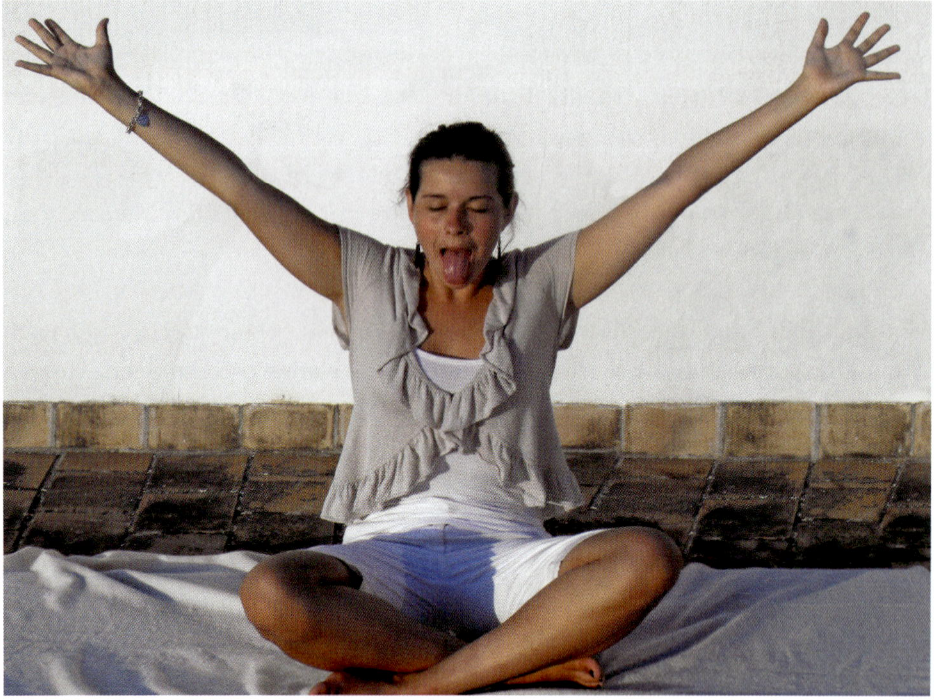

Wie Sie die Übung beenden: Atmen Sie tief durch die Nase ein, ziehen Sie die Zunge dabei in den Mund zurück. Halten Sie den Atem einen kurzen Moment an. Führen Sie dann Ihre Arme mit dem Ausatmen in einem Bogen nach unten. Entspannen Sie die Position, spüren Sie nach.

3. Übung: Sich dem Himmel entgegenstrecken

Wirkung: Diese Übung lenkt lichtvolle Energie in den Körper, sie beruhigt und ermöglicht Kontakt mit Ihrem Inneren.

Ausführung: Sitzen Sie im Schneidersitz oder strecken Sie die Beine gerade nach vorne aus. Heben Sie die Arme senkrecht nach oben, legen Sie die Handflächen aneinander. Atmen Sie lang und tief. Richten Sie Ihre Achtsamkeit auf den Augenbrauenpunkt.

Zeit: 1 – 2 Minuten

Geistige Ausrichtung: Ich gebe mich hin, ich lasse geschehen.

Variation auf dem Stuhl: Setzen Sie sich mit aufrechter Wirbelsäule auf einen Stuhl. Folgen Sie dann den obigen Anleitungen.

Wie Sie die Übung beenden: Bitte atmen Sie noch einmal tief ein, halten den Atem an und strecken sich nach oben. Halten Sie die Konzentration am Augenbrauenpunkt. Atmen Sie dann aus und beschreiben Sie mit den Händen einen großen Kreis nach unten, bis Ihre Hände auf den Oberschenkeln oder Knien zur Ruhe kommen. Spüren Sie einige Atemzüge lang nach. Entspannen Sie dann die Position.

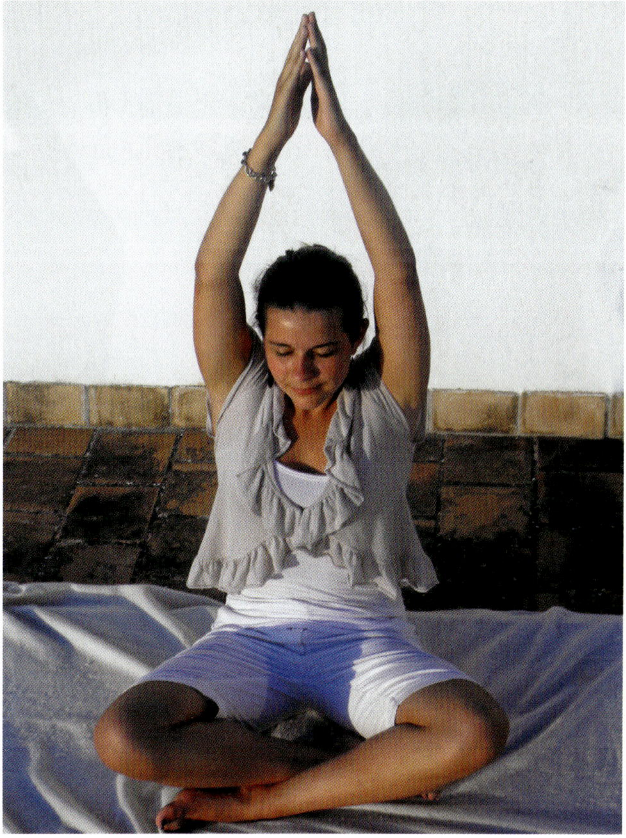

4. Übung: Aura-Reinigung

Wirkung: Diese Übung reinigt und energetisiert die feinstofflichen Körper um und durch Ihren physischen Körper, die durch Giftstoffe oder negative Einflüsse geschwächt sein können.

Ausführung: Setzen Sie sich in den Schneidersitz, in die Einfache Haltung. Sie können auch mit ausgestreckten Beinen sitzen. Strecken Sie Ihre Arme zur Seite, formen Sie Fäuste aus den Händen, indem Sie die Daumenspitzen an die Mulden der kleinen Finger legen und die übrigen Finger darum schließen. Kreisen Sie nun die Arme rückwärts, in kleinen Kreisen. Heben und senken Sie dabei die Arme.

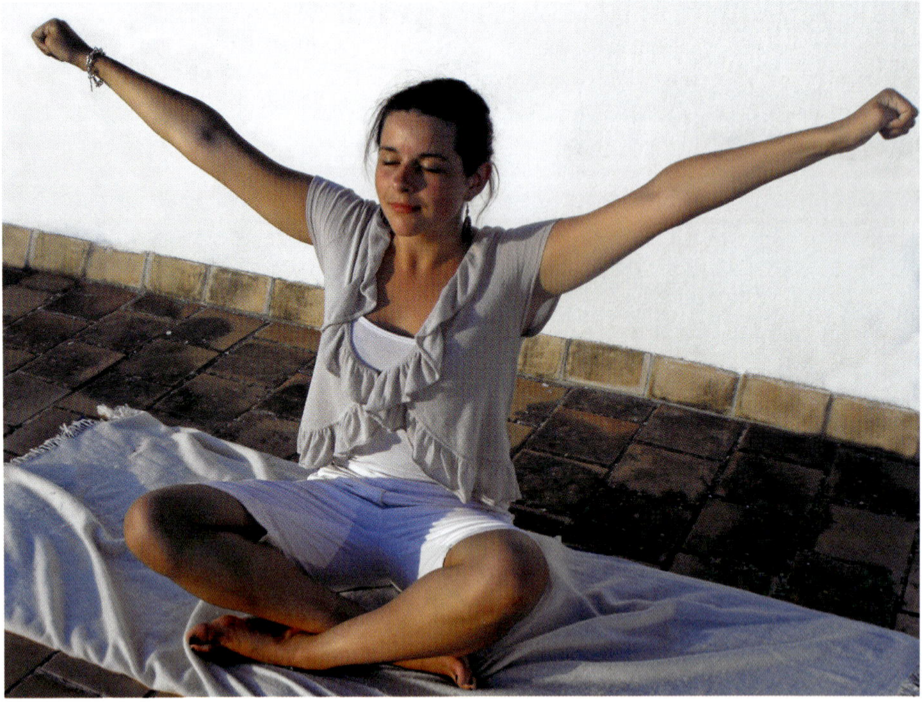

Zeit: 1 – 2 Minuten

Geistige Ausrichtung: Ich reinige mich, ich lasse alles Negative gehen.

Variation auf dem Stuhl: Setzen Sie sich mit aufrechter Wirbelsäule auf einen Stuhl. Folgen Sie dann den obigen Anleitungen.

Wie Sie die Übung beenden: Bitte atmen Sie tief ein, strecken die Arme mit den Fäusten weit aus, halten den Atem einen Moment lang an und lassen dann mit dem Ausatmen langsam die Arme sinken. Öffnen Sie bitte langsam die Finger, legen Sie die Hände mit nach oben zeigenden Handflächen auf die Oberschenkel oder Knie und spüren Sie ein wenig nach.

5. Übung: Die Armwippe

Wirkung: Diese Übung entspannt und beruhigt, sie zentriert und öffnet das Herzzentrum.

Ausführung: Bitte setzen Sie sich in den Schneidersitz, in die Einfache Haltung. Sie können diese Übung auch im Stand ausführen, wenn Ihnen dies angenehmer ist. Heben Sie beide Arme zur Seite. Heben Sie nun einen Arm langsam auf 60 Grad hoch, während der andere Arm langsam auf 60 Grad absinkt. Die Hand des nach unten zeigenden Arms zeigt zum Himmel, die andere Hand zeigt zur Erde. Dann heben Sie bitte langsam den nach unten zeigenden Arm nach oben und senken gleichzeitig den anderen Arm ab. Wechseln Sie dabei auch die Handrichtung, sodass wieder die Hand des nach unten zeigenden Armes nach oben zum Himmel zeigt und die andere Hand zur Erde. Bewegen Sie die Arme langsam im Rhythmus Ihres Atems, atmen Sie dabei lang und tief ein und aus.

Zeit: 1 – 2 Minuten

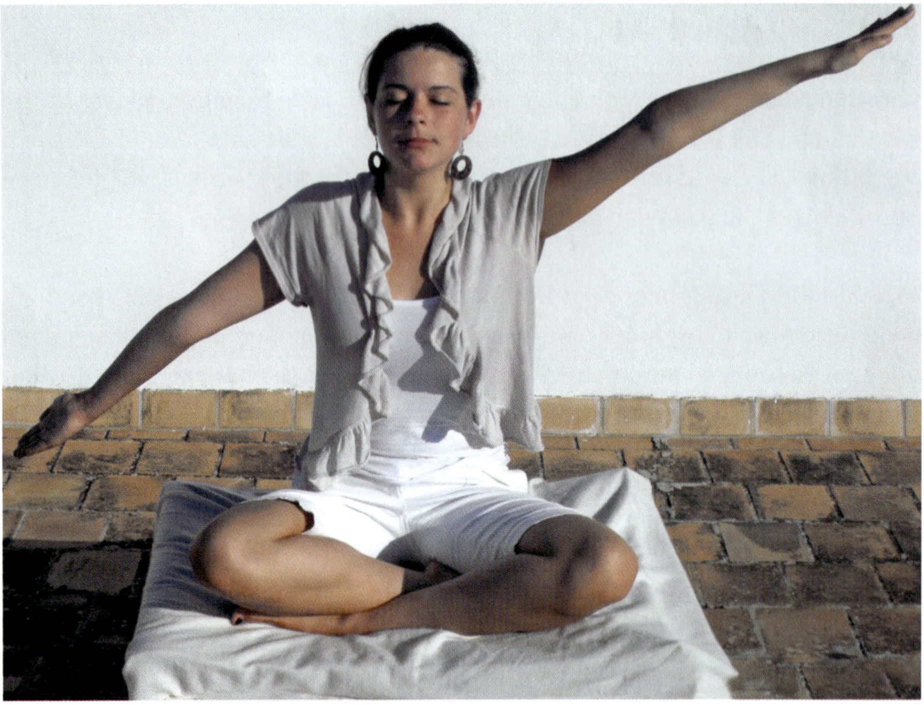

Geistige Ausrichtung: Ich balanciere mich, ich fühle mich ganz leicht und klar.

Variation auf dem Stuhl: Bitte setzen Sie sich mit aufrechter Wirbelsäule auf einen Stuhl. Folgen Sie dann den obigen Anleitungen.

Wie Sie die Übung beenden: Bitte atmen Sie tief ein und halten die Arme zur Seite, parallel zum Boden. Halten Sie den Atem kurz an, konzentrieren Sie sich auf den Augenbrauenpunkt und senken Sie dann mit dem Ausatmen die Arme ab. Spüren Sie einen Moment nach.

6. Übung: Lichtmeditation

Wirkung: Diese Übung lenkt lichtvolle Energien in alle Zellen.

Ausführung: Bitte setzen Sie sich in den Schneidersitz. Winkeln Sie Ihre Arme an, sodass die Ellenbogen an den Rippenbögen liegen und die Unterarme schräg nach oben zeigen. Knicken Sie bitte die Hände ab, sodass die Handflächen nach oben zeigen. Atmen Sie nun tief ein und aus.

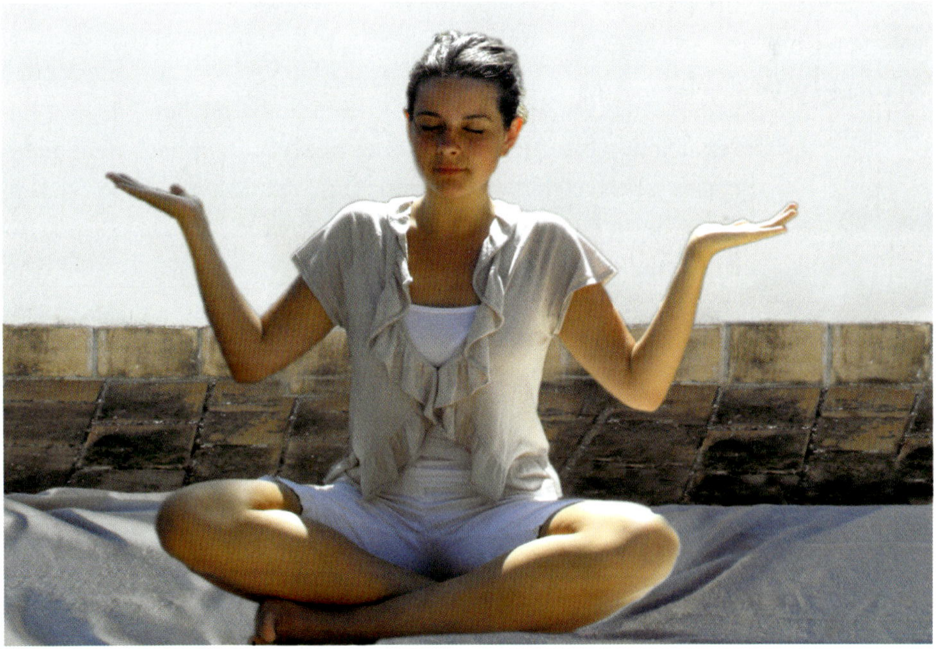

Zeit: 1 - 3 Minuten

Geistige Ausrichtung: Einatmen: Ich atme Licht in meinen Körper ein.
Ausatmen: Ich strahle Licht in alle Zellen.

Variation auf dem Stuhl: Bitte setzen Sie sich mit aufrechter Wirbelsäule auf einen Stuhl. Dann folgen Sie bitte den Anleitungen oben.

Wie Sie die Übung beenden: Atmen Sie noch einmal tief ein und halten dann den Atem an. Lassen Sie die Atemenergie, das Prana, Ihren ganzen Körper füllen. Atmen Sie dann langsam aus und spüren nach.

7. Übung: Den Körper lebendig werden lassen

Wirkung: Diese Übung weckt Ihren Körper auf, sie energetisiert und belebt.

Ausführung: Setzen Sie sich bitte mit ausgestreckten Beinen auf den Boden oder auf ein Kissen. Massieren, kneten und streichen Sie jetzt mit Ihren Händen Ihre Beine und Ihre Füße, ein Bein nach dem anderen, einen Fuß nach dem anderen. Tun Sie alles, was Ihnen guttut. Stellen Sie sich vor, Sie erschaffen im Kneten Ihre Beine neu. Atmen Sie dabei lang und tief.

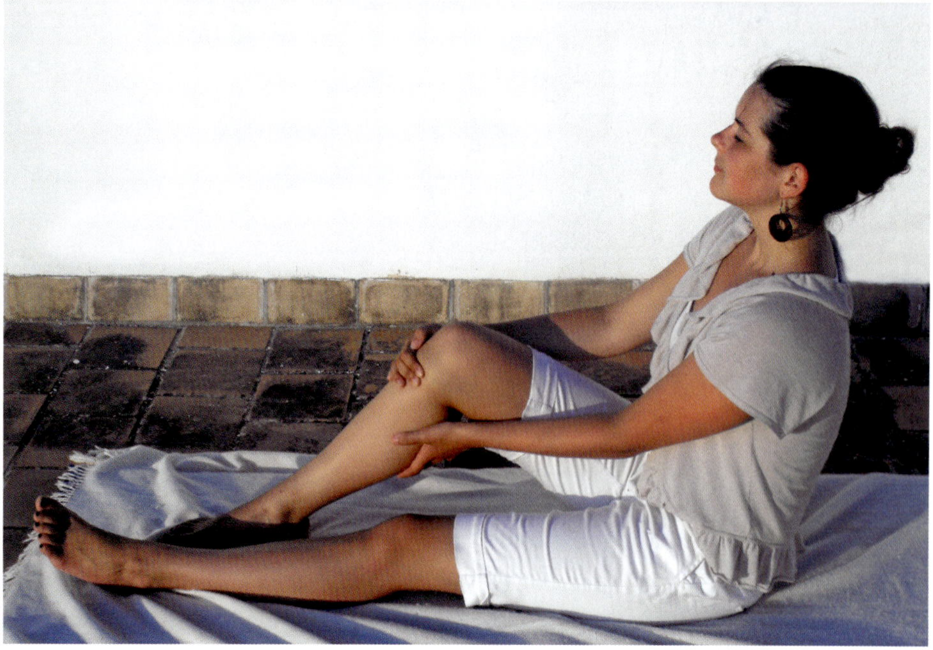

Zeit: 2 – 3 Minuten

Geistige Ausrichtung: Ich forme meinen Körper mit meinen Händen.

Variation auf dem Stuhl: Sitzen Sie bitte auf dem Stuhl. Schlagen Sie ein Bein über das andere, berühren, streichen, massieren oder kneten Sie Bein und Fuß, vorne und hinten, oben und unten. Wechseln Sie dann das Bein. Atmen Sie dabei lang und tief.

Wie Sie die Übung beenden: Atmen Sie zum Schluss noch einmal tief ein und aus. Spüren Sie Beine und Füße.

8. Übung: Die Lebendigkeit feiern

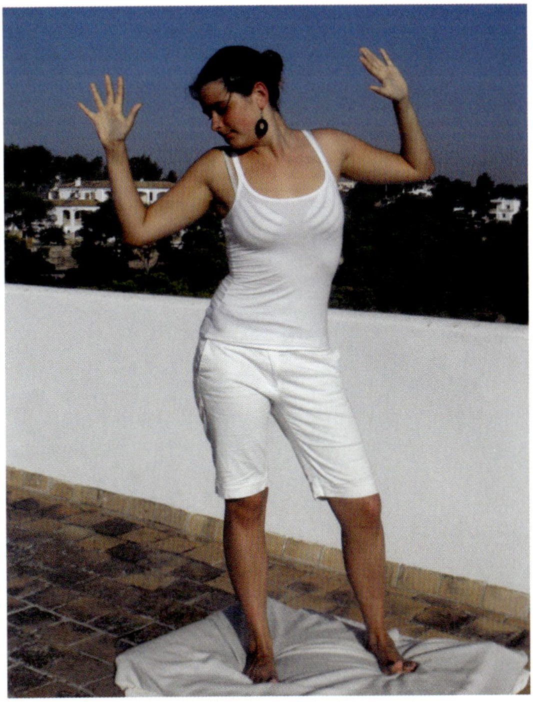

Wirkung: Diese Übung verstärkt Ihr Gefühl der Lebendigkeit und lockert Ihren Körper.

Ausführung: Kommen Sie in den Stand. Stehen Sie, beginnen Sie dann, Ihre Beine zart zu vibrieren. Lassen Sie daraus eine Bewegung entstehen. Beginnen Sie bei den Füßen, lassen Sie die Bewegung nach und nach den ganzen Körper ergreifen. Schütteln und bewegen Sie sich dann sanft, wie Ihr Körper selbst es will.

Zeit: 2 – 3 Minuten

Geistige Ausrichtung: Ich lasse los, ich lasse mich frei.

Variation auf dem Stuhl: Diese Übung kann auch auf einem Stuhl durchgeführt werden. Folgen Sie den Anweisungen oben, aber bleiben Sie dabei sitzen.

Wie Sie die Übung beenden: Bleiben Sie stehen, atmen Sie tief ein und aus. Spüren Sie nach, lassen Sie die Energie fließen.

9. Übung : Ong Namo-Meditation

Wirkung: Diese Übung kann Ihr Bewusstsein für das eigene Selbst neu ausrichten, sie zentriert und „ankert" Sie im Hier und Jetzt.

Ausführung: Bitte setzen Sie sich in den Schneidersitz, in die Einfache Haltung. Legen Sie Ihre Handflächen aneinander, spreizen Sie die Daumen ab. Legen Sie die Daumenspitzen mit leichtem Druck rechts und links neben Ihre Nasenwurzel. Chanten oder sprechen Sie das Adi Mantra (Einatmen: ONG NAMO, Ausatmen: GURU DEV NAMO).

Zeit: 2 – 3 Minuten

Geistige Ausrichtung: Ich bin lebendig, ich spüre meine Schöpfungskraft.

Variation auf dem Stuhl: Führen Sie die Meditation wie oben beschrieben im Sitzen auf einem Stuhl aus.

Wie Sie die Übung beenden: Bitte atmen Sie zum Abschluss tief ein, halten den Atem noch einmal kurz an und zentrieren sich am Punkt zwischen den Augenbrauen. Dann ausatmen und langsam die Hände sinken lassen. Spüren Sie bitte mindestens eine Minute lang nach.

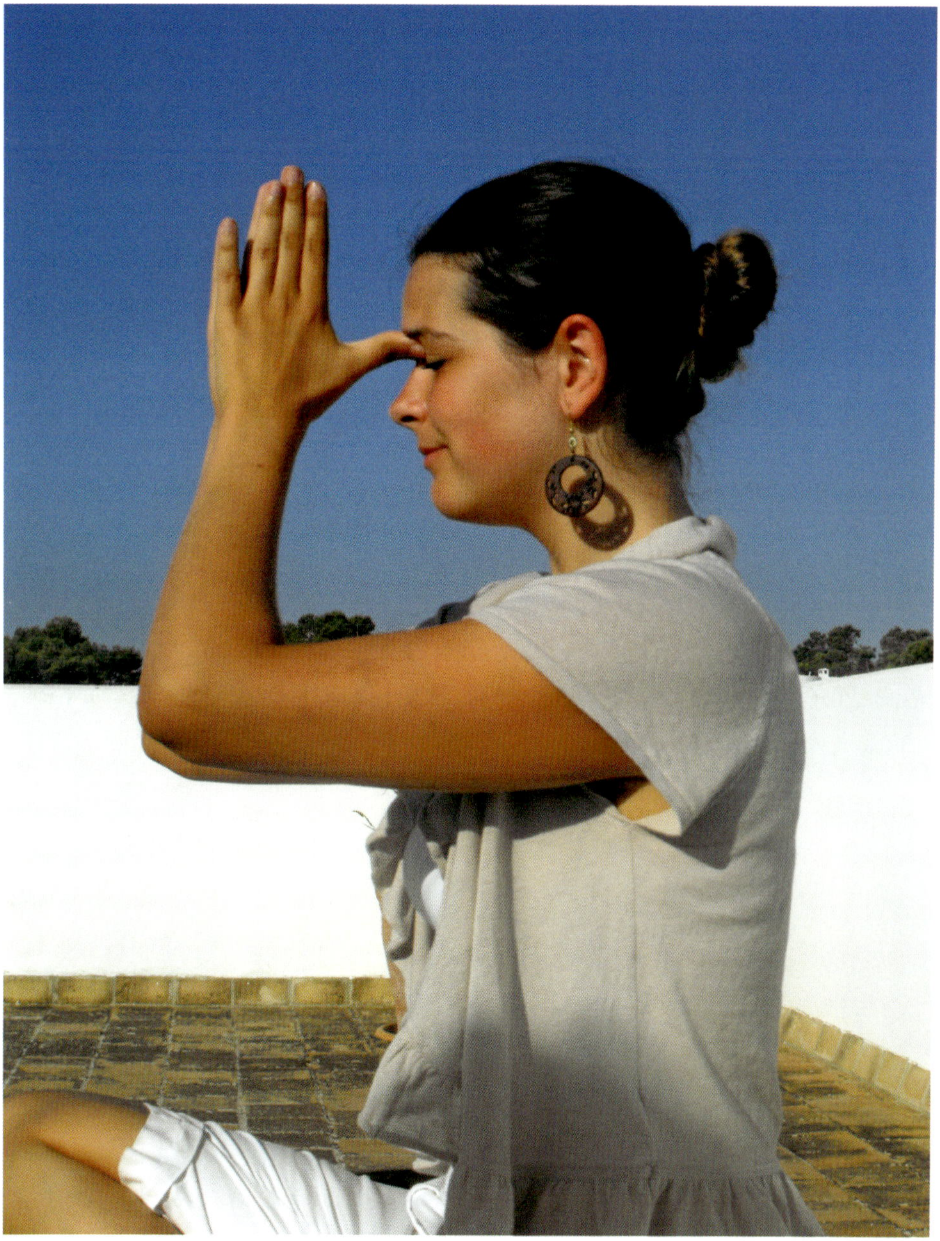

Der Raum des Herzens

Bitte legen Sie sich nun zur Entspannung auf den Rücken oder auf die Seite. Polstern Sie Ihre Lage mit Kissen gut aus, sodass Sie wirklich gemütlich liegen. Decken Sie sich gut zu. Schließen Sie dann bitte die Augen.

Lassen Sie alle Energien aus den Übungen durch sich hindurchfließen. Öffnen Sie Ihren Körper für das Fließen dieser Energien. (Pause)

Spüren Sie, wie Ihr Atem Sie bewegt, ganz sanft, ein und aus. Spüren Sie dieses große, langsame Pulsieren des Atems. (Pause)

Nehmen Sie dann auch den Raum um sich herum wahr. Spüren Sie, dass dieser Raum eine Einladung enthält, sich auszudehnen. Erlauben Sie sich, sich auszudehnen, in diesen Raum hinein. (Pause)

Auch in Ihrem Inneren ist ein solcher Raum, weit und einladend. Mit dem nächsten Atemzug betreten Sie diesen inneren Raum. Spüren Sie diesen inneren Raum. Es ist der Raum Ihres Herzens. (Pause)

Betreten Sie nun Ihren Herzensraum. Vielleicht ist er ganz offen. Vielleicht ist er verschlossen. Oder verwundet. Und vielleicht braucht dieser Herzensraum etwas Heilendes. Erleben Sie diesen Raum mit allem Mitgefühl. (Pause)

Spüren Sie dann mehr, als dass Sie sehen, dass irgendwo in diesem Raum ein großer Spiegel steht. Er ist so groß wie Sie selbst. Sie treten davor, und er ist ganz dunkel. Und dann taucht aus der Tiefe des Spiegels eine Gestalt auf, Ihr Spiegelbild. Es ist wunderschön und scheint wie von innen zu leuchten. Die Gestalt im Spiegel, Ihre

Lichtgestalt, hebt die Hände und legt die Fingerspitzen von innen an den Spiegel. Und Sie legen Ihre Fingerspitzen von außen darauf. Sie spüren, wie eine seltsame, lichtvolle Energie Sie ergreift, wie ein leises Kribbeln. Es erfasst Ihren ganzen Körper, nach und nach. Und die Gestalt im Spiegel beginnt zu lächeln, ganz freundlich. Und Sie spüren, wie Ihr Körper beginnt, sich ganz lebendig zu fühlen. (Pause)

Und dann danken Sie der Gestalt, die langsam wieder verblasst.

Sie bedanken sich bei Ihrem Herzensraum und kehren mit einem tiefen Atemzug in Ihren physischen Körper zurück. (Pause)

Spüren Sie Ihren Körper, hier auf der Erde, atmen Sie tief ein und aus.

Machen Sie dann die auf Seite 81 beschriebenen Aufwachschritte.

Kommen Sie dann wieder in die Einfache Haltung und spüren Sie nach.

Meditation zur Dankbarkeit an den Körper

Wirkung: Diese Meditation kann Ihrem Körper signalisieren, dass er wertgeschätzt und geliebt wird. Dies kann eine tiefgreifende Wirkung auf Ihre gesamte Befindlichkeit haben.

Haltung: Bitte legen Sie sich auf den Rücken. Heben Sie nun, immer abwechselnd, eine Hand zum Mund und geben einen Kuss in Ihre Handfläche. Legen Sie dann die so geküsste Hand auf eine Stelle Ihres Körpers, die diesen Gruß, diese Geste der Liebe, brauchen könnte. Das kann eine schmerzende Stelle sein, aber auch eine Stelle, die Sie vernachlässigt oder abgelehnt haben.

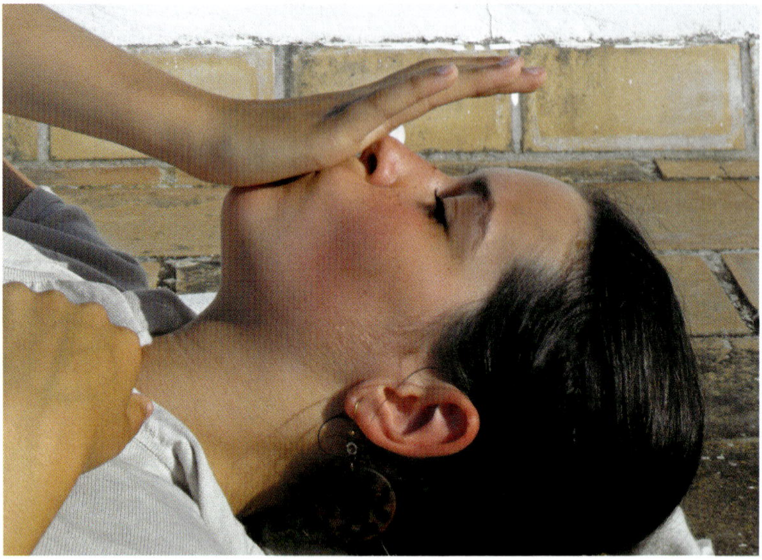

Zeit: etwa 3 Minuten

Geistige Ausrichtung: Ich danke meinem Körper.

Zum Abschluss: Atmen Sie tief ein und legen Sie die Hände neben den Körper. Spüren Sie in Ihren Körper hinein.

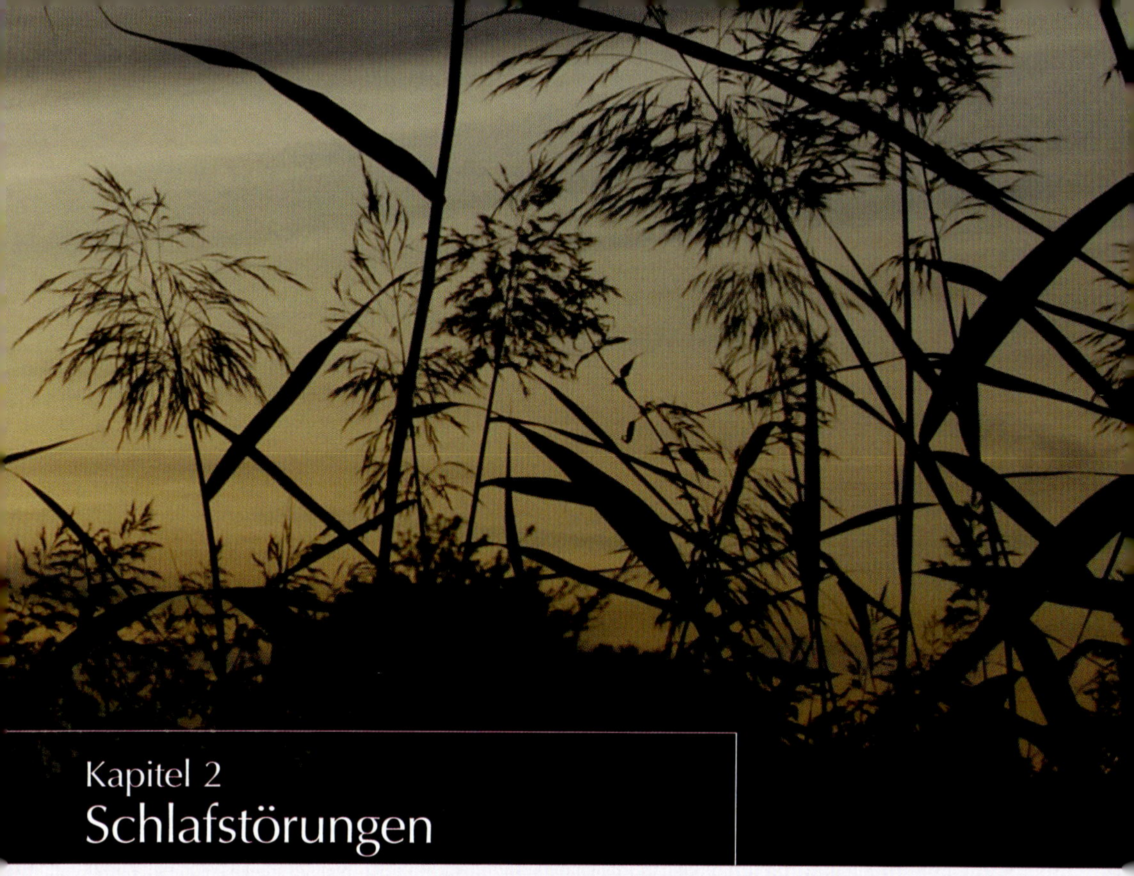

Kapitel 2

Schlafstörungen

Ob die Gräser auch darauf warten, dass es endlich wieder Tag wird? Ob sie hochschrecken, gerade wenn sie eingenickt sind, schlechte Träume haben oder zitternd aufwachen?

Gut zu schlafen ist so wichtig – um neue Kraft zu tanken und sich zu regenerieren. Nur im Tiefschlaf produzieren wir die heilsamen Gehirnwellen, die uns ein Gefühl geben, morgens wieder frisch zu sein. Umso belastender ist es, wenn der gute Schlaf ausbleibt. Wir fühlen uns dann den ganzen Tag lang wie zerschlagen, oftmals brauchen wir aufputschende Getränke wie Kaffee oder Tee. Abends benötigen wir dann eine Schlaftablette, um wieder zur Ruhe zu kommen – und ein Teufelskreis beginnt.

Menschen benötigen unterschiedliche Mengen Schlaf, um sich erholt und frisch zu fühlen. Manchen reichen schon vier Stunden aus, wenn sie tagsüber einmal oder zweimal ein längeres Nickerchen machen können. Andere haben nach sieben oder acht Stunden immer noch das Gefühl, nicht genug geschlafen zu haben, sondern brauchen ein, zwei Stunden mehr.

Gerade bei Krankheiten oder belastenden Lebensereignissen wäre es so wichtig, im Schlaf aufzutanken. Und gerade dann bleibt oft der gute Schlaf aus. Sei es, dass man gar nicht erst einschläft, sondern sich unruhig im Bett hin und her wälzt. Sei es, dass man vor Müdigkeit zwar einschläft, aber nach einer Stunde wieder hellwach ist und nicht mehr zur Ruhe findet. Sei es, dass die Gedanken rasen und an Ruhe überhaupt nicht zu denken ist. Oder dass man erst morgens bleischwer in eine Art ohnmächtigen Schlaf sinkt – kurz bevor der Wecker klingelt.

Gerade wenn wir zur Ruhe kommen und uns nichts mehr ablenkt, kann es sein, dass belastende Gefühle plötzlich aus der Tiefe unserer Seele aufsteigen. Ängste, Zukunftssorgen, auch der Schrecken der Diagnose und Therapie sind in unserem Körper, in Muskulatur und Geist gespeichert. Tagsüber gelingt es uns meist, diese zu überspielen oder sie gar nicht zu fühlen. Wenn wir uns aber entspannen und einschlafen wollen, melden sie sich – und wir können nicht mehr loslassen.

Schlafstörungen haben oft mit innerer Unruhe zu tun. Der Schlaf heißt nicht umsonst „der kleine Tod". Wir müssen Vertrauen haben, um uns in Morpheus' Arme sinken zu lassen – Vertrauen zum Leben und seinem Rhythmus, Vertrauen zu uns selbst. Aber wie kann man dieses Vertrauen wiederfinden, wenn es durch die traumatischen Erlebnisse rund um die Erkrankung verschwunden ist?

Um dies zu können, brauchen wir einen Ort des Friedens. Einen Ort des Rückzugs – irgendwo, wo uns niemand etwas tun kann. An den wir uns erinnern können, wo wir sicher sind. Wo könnte dieser Ort, wo könnte diese Sicherheit sein?

Im Yoga können wir erfahren, dass dieser Ort immer da ist, immer auf uns wartet. In unserem Herzen, in unserer Seele. Gerade wenn alles so ungewiss scheint, gerade wenn wir mit Tod und Sterben konfrontiert sind. Gerade dann.

Jetzt, in diesem Moment, bin ich. Lebendig, atmend. Da. In meinem Inneren ist – jetzt – Frieden. Mein Herz schlägt, ich atme ein und aus. Ein und aus. Mein Atem ist Leben. Ich bin. Ich bin.

Wir können dazu eine Hand auf unser Herz legen. Und in die Hand hineinatmen. Wir können uns innerlich die Worte sagen, die unsere Seele hören muss, um sich zu beruhigen. Wir können auch spüren, um uns herum, dass es eine Präsenz gibt, die immer da ist und die uns liebt. Egal ob wir sie höchstes Bewusstsein nennen oder unseren Schutzengel oder Gott. Wenn wir mit ihr in Kontakt kommen, dann können wir uns beruhigen. Dann können wir loslassen.

Das ist die Wahrheit des Augenblicks. In der Stille der Nacht, während wir wach sind, wartet diese Gewissheit. Die Tür ist dann am weitesten geöffnet. Einladend. Das Geheimnis ist: Jeder muss in solch einer Situation seinen eigenen Weg finden. Aber für alle ist dieser Weg da. Niemand ist allein. Wir sind verbunden. Mit der Erde, mit dem Himmel, mit der Unendlichkeit in uns und um uns herum. Und mit der Liebe für uns.

Wenn wir diese Tür durchschreiten, können wir aufatmen. Wir können uns entspannen. Wir müssen nicht mehr aufpassen, dass uns nichts geschieht. Wir können vertrauen. Wir können einschlafen. Und durchschlafen.

Die folgende Übungsreihe bringt Sie in Verbindung mit dieser inneren Wahrheit. Sie kann zu jeder Tageszeit praktiziert werden. Bitte üben Sie vorher die Atemübung der wechselseitigen Nasenlochatmung aus den Aufwärmübungen. Die darauf folgenden Meditationen lösen Stress und öffnen das Herzzentrum, sodass der innere Frieden erfahrbar werden kann. Die Fantasiereise bringt Sie zu dem Ort der Ruhe und des Friedens in Ihrem Inneren. Und lässt Sie dort ausruhen.

Übungsreihe für einen erholsamen Schlaf

1. Übung: Maha Mudra

Wirkung: Diese Übung entspannt die Wirbelsäule und vertieft Ihren Atem.

Ausführung: Bitte setzen Sie sich mit ausgestreckten Beinen hin. Greifen Sie mit beiden Händen Ihre Zehen (oder Ihre Schienbeine). Richten Sie den Körper auf, atmen Sie dabei ein. Neigen Sie sich den Beinen zu, indem Sie die Ellenbogen entspannen und den Körper senken. Atmen Sie dabei aus.

Heben und senken Sie Ihren Körper im Atemrhythmus.

Zeit: 1 – 2 Minuten

Geistige Ausrichtung: Mein Atem hebt und senkt mich. Ich spüre die Weite in mir.

Variation auf dem Stuhl: Setzen Sie sich mit gerader Wirbelsäule auf den Stuhl. Strecken Sie die Beine gerade nach vorn aus, legen Sie ein dickes Kissen unter die Füße. Strecken Sie die Arme nach vorn aus, parallel zum Boden. Atmen Sie ein, richten Sie sich gerade auf. Atmen Sie aus, neigen Sie sich mit aufrechter Wirbelsäule nach vorn. Halten Sie die Arme dabei immer parallel zum Boden.

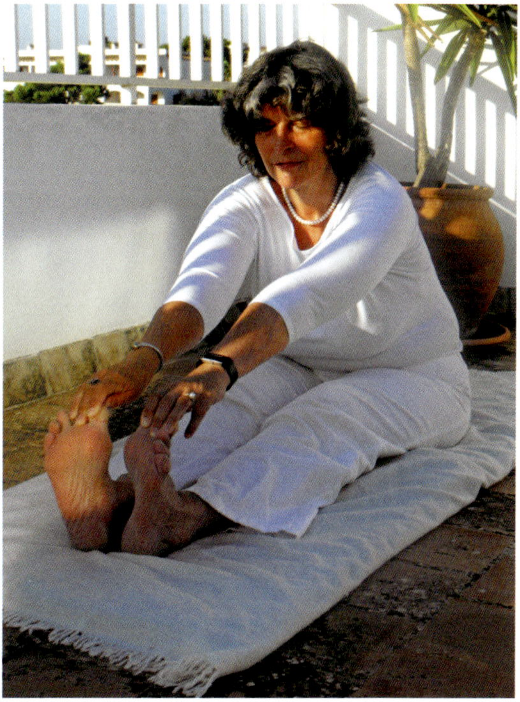

Wie Sie die Übung beenden: Atmen Sie zum Schluss noch einmal tief ein und richten sich auf. Die Hände bleiben, wo sie sind. Ihr Kinn bildet einen 90-Grad-Winkel mit dem Brustbein. Halten Sie den Atem einen Moment an und zentrieren Sie sich am Augenbrauenpunkt zwischen den Augenbrauen. Atmen Sie dann aus, geben Sie in Ihrem Körper nach und richten Sie sich mit dem nächsten Einatmen auf. Spüren Sie einen Moment nach.

2. Übung: Zehen strecken

Wirkung: Diese Übung regt den Lebensnerv an, einen feinstofflichen Nerv, der auf der Rückseite Ihrer Beine verläuft. Sie vitalisiert die Füße, die sich bei Schlafstörungen oft kalt und unbelebt anfühlen.

Ausführung: Liegen Sie auf dem Rücken. Ziehen Sie abwechselnd Ihre Zehen zu sich und strecken den anderen Fuß nach vorn.

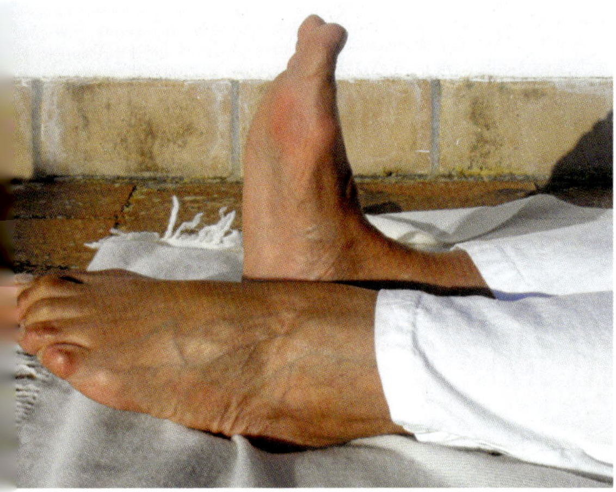

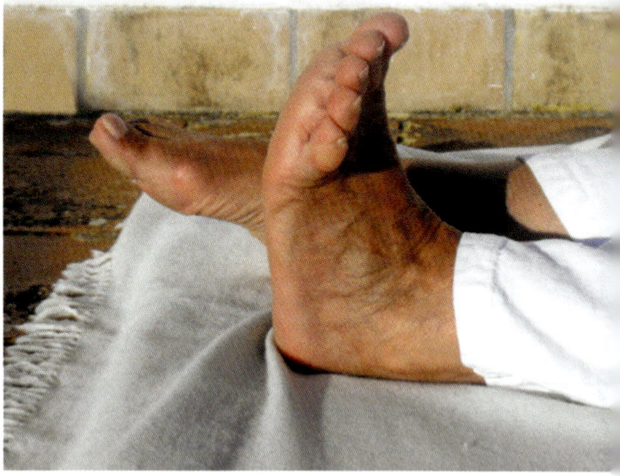

Bewegen Sie die Füße im Rhythmus Ihres Atems.

Zeit: 1 – 2 Minuten

Geistige Ausrichtung: Meine Füße sind ganz lebendig. Ich bin verbunden mit dem Quell des Lebens in mir.

Variation auf dem Stuhl: Sitzen Sie entspannt auf dem Stuhl, an die Lehne gelehnt. Strecken Sie die Beine aus und legen Sie die Füße auf ein dickes Kissen. Halten Sie sich gut auf beiden Seiten Ihres Stuhlsitzes fest. Bewegen Sie die Zehen wie oben angegeben.

Wie Sie die Übung beenden: Atmen Sie zum Schluss noch einmal tief ein und ziehen Sie die Zehen beider Füße in Richtung Körper an. Dann ausatmen und beide Füße strecken. Entspannen Sie die Füße mit dem nächsten Atemzug. Spüren Sie einige Atemzüge lang nach.

3. Übung: Knie halten und senken

Wirkung: Diese Übung aktiviert Ihren Beckenraum und löst Spannungen im Becken. Sie entspannt ebenso den unteren Rücken und löst Spannungen in den Knien.

Ausführung: Bitte legen Sie sich auf den Rücken. Ziehen Sie nun einatmend ein Bein fest an, sodass das Knie sich der Brust nähert, und legen es ausatmend wieder ab. Wechseln Sie dann zum anderen Bein.

Bewegen Sie die Beine abwechselnd im Rhythmus Ihres Atems.

Zeit: 1 – 2 Minuten

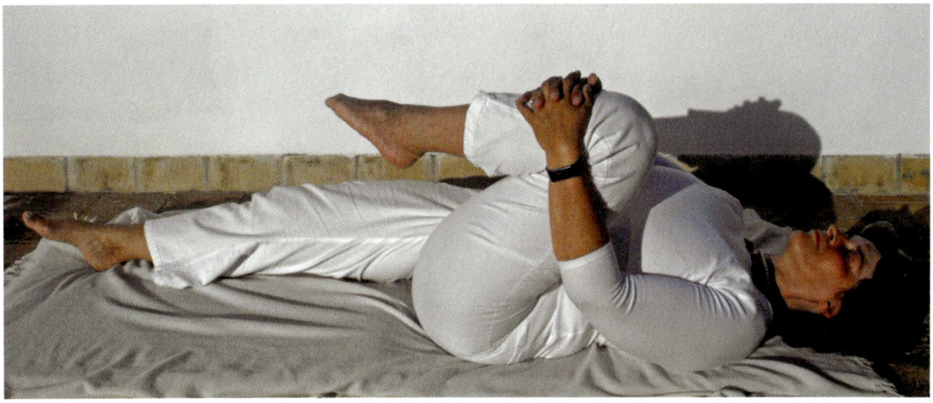

Geistige Ausrichtung: Ich löse alle Spannung auf.

Variation auf dem Stuhl: Sitzen Sie nahe der Stuhlkante, strecken Sie die Beine. Legen Sie ein dickes Kissen unter Ihre Füße. Halten Sie sich rechts und links gut am Stuhlsitz fest. Ziehen Sie abwechselnd ein Knie an und strecken Sie das Bein wieder aus. Atmen Sie dabei tief ein und aus.

Wie Sie die Übung beenden: Atmen Sie tief ein und ziehen Sie beide Knie an. Auf dem Stuhl strecken Sie beide Beine bewusst von sich weg. Dann sanft ausatmen und die Beine entspannen. Spüren Sie einige Atemzüge lang nach.

4. Übung: Schulterschaukel

Wirkung: Diese Übung entspannt den Kopf und die Schultern, vertieft die Atmung.

Ausführung: Bleiben Sie auf dem Rücken liegen. Ziehen Sie nun bitte abwechselnd eine Schulter in Richtung Ihrer Ohren: beim Einatmen eine Schulter hochziehen, beim Ausatmen die andere Schulter hochziehen.

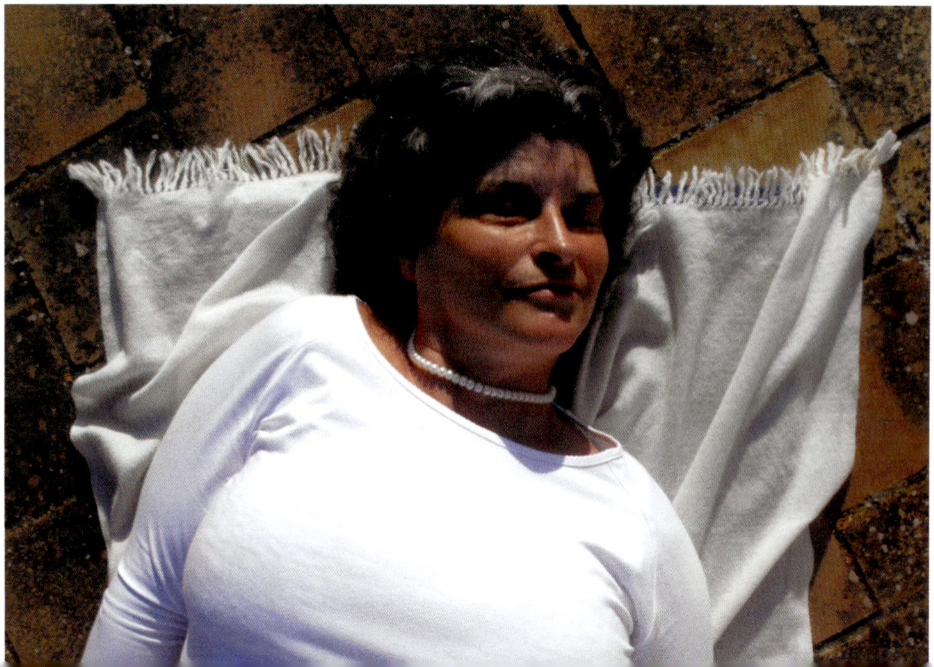

Bewegen Sie die Schultern im Rhythmus Ihres Atems, langsam oder kraftvoll-dynamisch.

Zeit: 1 – 2 Minuten

Geistige Ausrichtung: Ich löse alle Spannung auf.

Variation auf dem Stuhl: Sitzen Sie bitte aufrecht, die Hände locker auf den Oberschenkeln. Ziehen Sie die Schultern hoch wie oben angegeben. Die Hände bitte während der Schulterbewegungen unbewegt liegen lassen.

Wie Sie die Übung beenden: Ziehen Sie beim Einatmen beide Schultern gleichzeitig in Richtung Ihrer Ohren, so hoch es geht. Dann langsam mit dem Ausatmen sinken lassen. Spüren Sie einige Atemzüge lang nach.

5. Übung: Knie anziehen, Kopf kreisen

Wirkung: Diese Übung lenkt die frische Energie in den Kopf, entspannt den Nacken.

Ausführung: Bleiben Sie bitte in der Rückenlage. Ziehen Sie beide Knie an, halten Sie die Knie gut mit den Händen fest. Heben Sie langsam Ihren Kopf, beginnen Sie den Kopf in kleinen Kreisen zu drehen, ganz langsam. Wenn Sie Widerstände spüren, an dieser Stelle nachgeben! Nach einer Minute die Richtung wechseln.

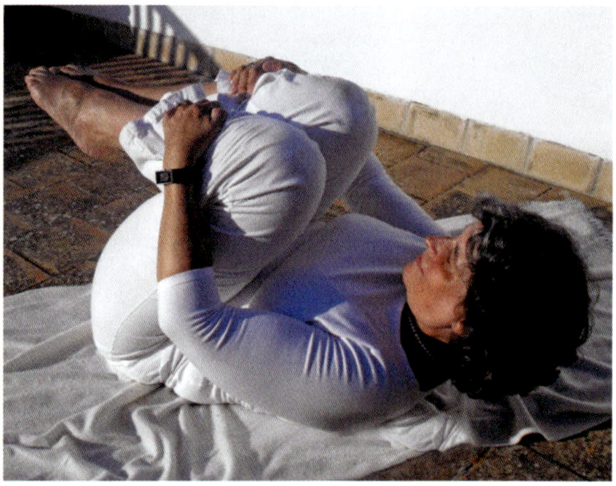

Zeit: je 1 Minute pro Richtung

Geistige Ausrichtung: Mein Kopf ist wie ein großer Planet. Er bewegt sich langsam auf seiner Umlaufbahn durch das Universum.

Variation auf dem Stuhl: Sitzen Sie aufrecht. Ziehen Sie ein Knie an und halten es mit den Armen fest. Der andere Fuß steht auf dem Boden. Kreisen Sie nun den Kopf in eine Richtung, sehr langsam. Nach einer Minute wechseln Sie bitte zum anderen Bein und kreisen den Kopf in die Gegenrichtung.

Wie Sie die Übung beenden: Halten Sie die Knie fest. Strecken Sie den Kopf von sich weg. Dann machen Sie den Rücken rund und lassen die Schultern und den Kopf langsam sinken. Spüren Sie einen Moment nach.

6. Übung: Kobra (Variation)

Wirkung: Diese Übung löst Spannungen im Nacken auf. Sie erzeugt Energie im mittleren Bauchraum und vertieft die Atmung.

Ausführung: Bitte drehen Sie sich in die Bauchlage. Heben Sie den Kopf und den Oberkörper, stützen Sie sich auf den Unterarmen auf. Lassen Sie den Kopf die Verlängerung Ihrer Wirbelsäule sein. Halten Sie bitte die Augen geschlossen, atmen Sie lang und tief.

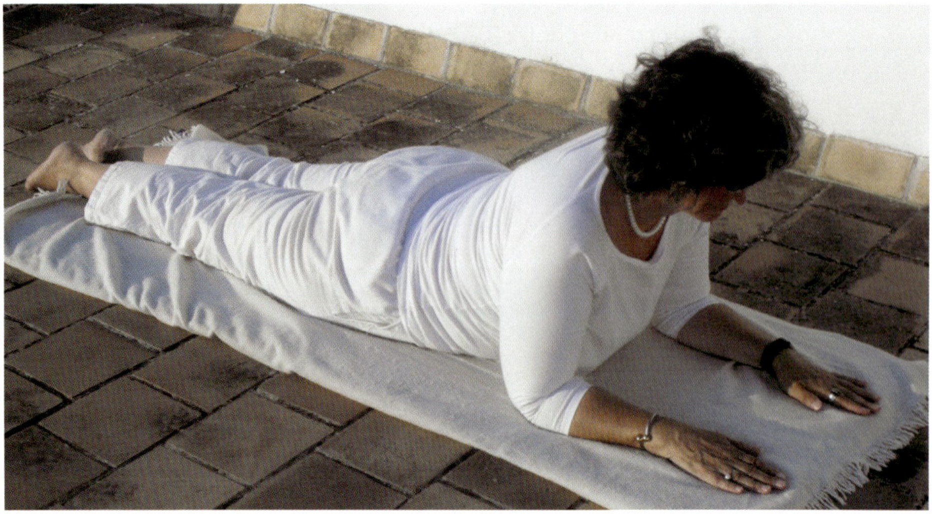

Zeit: 1 – 2 Minuten

Geistige Ausrichtung: Mein Atem geht ruhig und tief. Ich bin kräftig und entspannt.

Variation auf dem Stuhl: Bitte setzen Sie sich umgekehrt auf den Stuhl, sodass Sie mit gegrätschten Beinen sitzen und die Stuhllehne vor Ihnen ist. Legen Sie Ihre Unterarme übereinander auf den oberen Rand der Lehne. Schieben Sie bitte den Kopf und den Nacken ein wenig nach oben. Halten Sie die Augen geschlossen und atmen Sie lang und tief.

Wie Sie die Übung beenden: Bitte atmen Sie einmal tief ein und heben den Oberkörper so hoch wie möglich. Atmen Sie aus und lassen Sie den Oberkörper ganz nach unten sinken. Drehen Sie den Kopf zur Seite, legen Sie den Kopf am Boden ab. Die Arme lassen Sie am Körper entlang nach unten sinken, die Handflächen zeigen nach oben. Auf dem Stuhl bitte den Kopf auf die Arme sinken lassen. Entspannen Sie sich, lassen Sie los.

7. Übung: Katzenstreckung

Wirkung: Diese Übung entspannt und belebt. Sie verteilt die Energie über Ihren ganzen Körper.

Ausführung: Kommen Sie erneut in die Rückenlage. Strecken Sie die Arme weit zur Seite aus. Ziehen Sie ein Knie an, setzen Sie den Fuß auf das Knie des anderen Beines und lassen Sie das angewinkelte Knie über das andere Bein sinken. Der Unterkörper dreht sich mit, der Oberkörper bleibt am Boden. Halten Sie die Position einige Atemzüge lang. Dann wechseln Sie bitte das Bein, lassen Sie die Arme ausgebreitet. Halten Sie auch diese Position einige Atemzüge lang.

Zeit: jede Seite einmal wiederholen

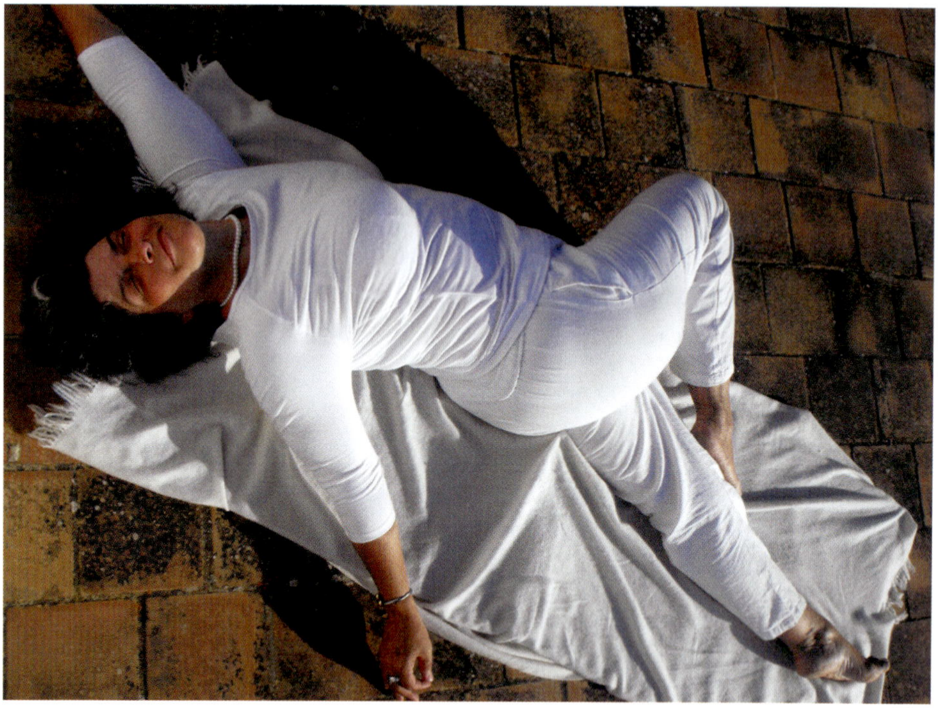

Geistige Ausrichtung: Ich strecke mich wohlig wie eine Katze.

Variation auf dem Stuhl: Setzen Sie sich auf den Stuhl, strecken Sie die Beine aus, stützen Sie die Fersen fest in den Boden. Wenn es Ihre Balance erlaubt, heben Sie nun einen Fuß, legen Sie ihn über das andere Knie. Ansonsten lassen Sie beide Beine ausgestreckt. Breiten Sie nun die Arme weit aus. Drehen Sie Ihren Kopf zu einer Seite, drehen Sie Ihren Unterkörper leicht in die Gegenrichtung. Halten Sie die Position einige Atemzüge lang, dann lassen Sie die Arme sinken und wechseln das Bein. Heben Sie erneut die Arme und drehen Sie den Kopf in die Gegenrichtung zur ersten Richtung, drehen Sie den Unterkörper leicht in die andere Richtung. Atmen Sie lang und tief.

Wie Sie die Übung beenden: Halten Sie beide Knie fest und rollen Sie auf der Wirbelsäule ein paar Mal vor und zurück. Auf dem Stuhl Arme und Beine mit dem Einatmen strecken und dann mit dem Ausatmen entspannen.

8. Übung: Maha Mudra

Wirkung: Diese Übung „versiegelt“ die Energie der Übungen im Körper.

Ausführung: Sitzen Sie wie in Übung 1 mit ausgestreckten Beinen, halten Sie mit den Fingern die Fußzehen oder die Schienbeine fest. Ziehen Sie sich so hoch, wie Sie können. Das Kinn bildet einen 90-Grad-Winkel mit dem Brustbein. Atmen Sie tief ein und aus.

Zeit: 1 – 2 Minuten

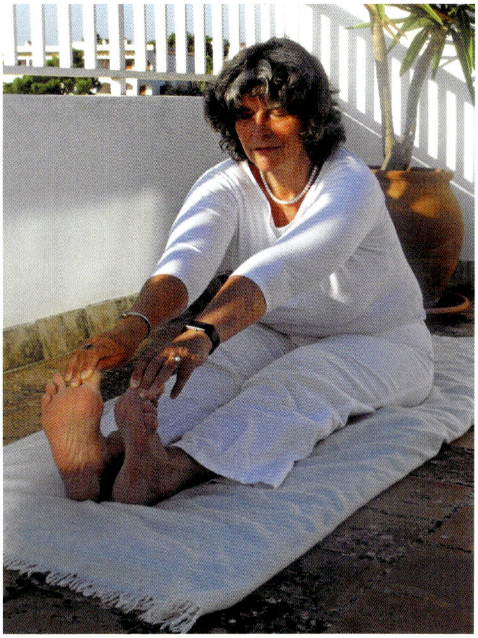

Geistige Ausrichtung: Ich hole die Ruhe der Erde mit dem Einatmen nach oben bis in den Kopf. Ich schicke den Atem mit dem Ausatmen zur Erde zurück.

Variation auf dem Stuhl: Setzen Sie sich mit gerader Wirbelsäule auf den Stuhl. Strecken Sie die Beine gerade nach vorn aus, legen Sie ein dickes Kissen unter die Füße. Strecken Sie die Arme nach vorn aus, parallel zum Boden. Atmen Sie ein und aus, lang und tief.

Wie Sie die Übung beenden: Richten Sie sich noch einmal bewusst mit dem Einatmen auf. Halten Sie den Atem einen Moment an, zentrieren Sie sich am Augenbrauenpunkt, entspannen Sie den angehaltenen Atem. Atmen Sie dann aus, lösen Sie die Arme. Setzen Sie sich bequem hin, spüren Sie einige Atemzüge lang nach.

Der Ort der Sicherheit und Ruhe

Bitte legen Sie sich zur Entspannung auf den Rücken oder auf die Seite. Polstern Sie Ihre Lage mit Kissen gut aus, sodass Sie wirklich gemütlich liegen. Decken Sie sich gut zu. Schließen Sie dann bitte die Augen.

Spüren Sie unter sich die Erde. Nehmen Sie wahr, dass die Erde Sie jetzt einlädt, sich ihr anzuvertrauen. Und dass Sie sich der Erde entgegensinken lassen, mit jedem Atemzug ein wenig mehr, wie in ein weiches Kissen. Und dass Sie alles loslassen können, was Sie belastet – die Erde nimmt es auf. (Pause)

Spüren Sie dann auch, wie Ihr Atem Sie bewegt, ganz sanft, ein und aus. Wie er Ihre Grenzen erweitert und Sie dann wieder zurückträgt, zu Ihrer Mitte. (Pause)

Stellen Sie sich dann eine Landschaft vor, eine Landschaft, in der Sie sich ganz geborgen fühlen können. Vielleicht waren Sie schon einmal dort, vielleicht entsteht diese Landschaft jetzt ganz neu. Nehmen Sie die Landschaft mit allen Sinnen wahr. Das Licht. Die Wärme oder Kühle. Den Geruch. Die Bäume und Pflanzen. Das Wasser oder die Berge. (Pause)

Spüren Sie, wie sicher, wie geborgen Sie sich hier fühlen können. Und dass diese Landschaft etwas von Ihnen zum Ausdruck bringt, eine Sehnsucht, ein stilles Wissen. Irgendwo in dieser Landschaft finden Sie dann einen ganz besonderen Ort, einen Ort des Friedens und der Ruhe. Einen Ort, so geheim, dass niemand ihn kennt, außer Ihnen selbst. Es ist Ihr ganz persönlicher Rückzugsort. (Pause)

Er kann hoch auf einem Berg liegen. Oder direkt am Meer. Oder in einer Höhle.

An diesem Ort kommen Sie ganz zur Ruhe. Die Kraft, die Sanftheit, die Ruhe dieses Ortes fließen ganz in Sie hinein. Hier sind Sie ganz sicher. Hier sind Sie ganz zu Hause. Hier sind Sie ganz geborgen. Hier finden Sie Kraft für Ihren Weg. Hier bekommen Sie die Antworten, die Sie suchen. (Pause)

Bleiben Sie an diesem Ort, solange Sie möchten. Genießen Sie seine Energie, stellen Sie Ihre Fragen, lauschen Sie auf die Antworten. Es kann sein, dass sie in Form von Symbolen kommen. Und auch, wenn Sie sie im Moment nicht verstehen, nehmen Sie sie einfach wahr. (Pause)

Und dann kommen Sie langsam zurück. Machen Sie die auf Seite 81 beschriebenen Aufwachschritte.

Danken Sie dann Ihrem Inneren für das, was es Ihnen gezeigt hat.

Meditation für sofortige Stressreduktion, zur Schlafbahnung

Diese Meditation löst Spannungen auf und entspannt über die Betonung des Ausatmens.

Haltung: Bitte setzen Sie sich mit aufrechter Wirbelsäule in die Einfache Haltung oder auf einen Stuhl. Nehmen Sie die Ellenbogen auf Rippenhöhe, die aneinandergelegten Hände liegen auf Brusthöhe, sodass die Daumen nach oben zeigen und die kleinen Finger nach unten.

Handhaltung: Legen Sie die Hände so aneinander, dass sich nur die Fingerspitzen und die Handkanten der kleinen Finger berühren. Die unteren Daumenglieder formen einen kleinen Spalt, die Daumenspitzen berühren sich.

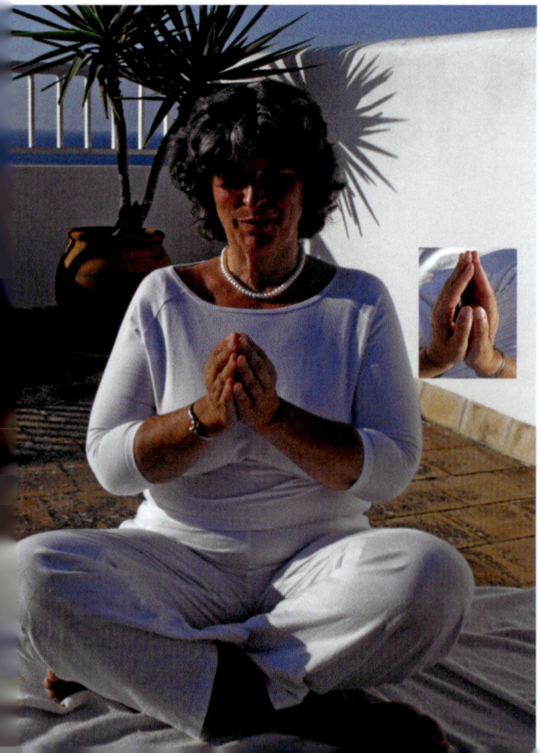

Augen: Die Augen sind ganz oder fast ganz geschlossen.

Atmung: Atmen Sie bitte durch die Nase tief ein und aus, 5-mal.

Dann bitte tief einatmen und mit gespitzten Lippen durch den Mund tief ausatmen, sodass die Atemluft den Spalt zwischen den Daumen erreicht und in die Höhlung der Hände eintritt. In dieser Atemform fortfahren.

Zeit: etwa 3 Minuten

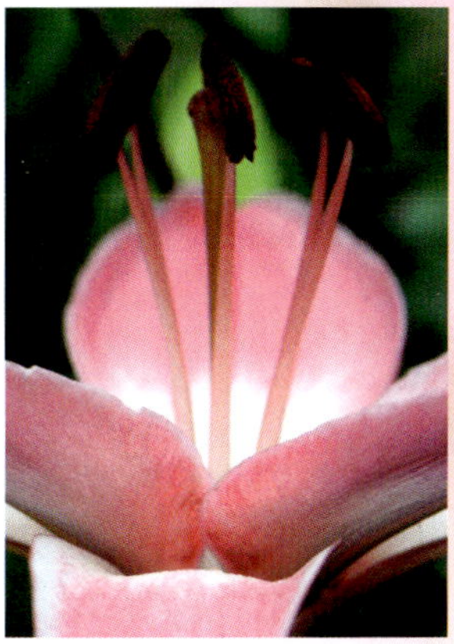

Tipp aus der yogischen Notfallapotheke:

Wenn Sie nicht schlafen können oder plötzlich aufwachen, können Sie

- **zwei** Minuten durch das linke Nasenloch atmen oder
- **eine** Hand auf Ihr Herzzentrum legen, in die Handfläche atmen, bis Sie Wärme spüren.

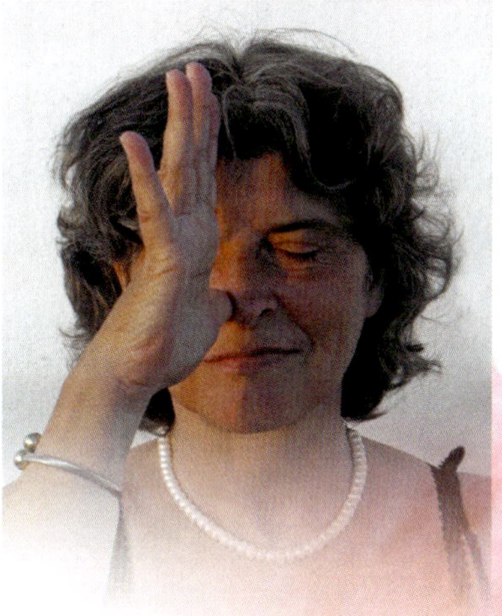

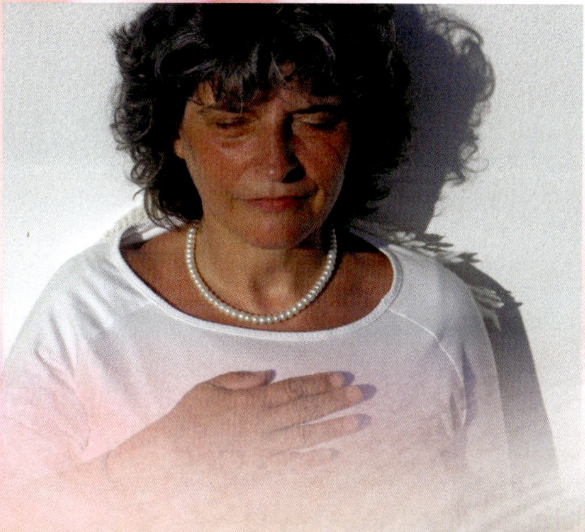

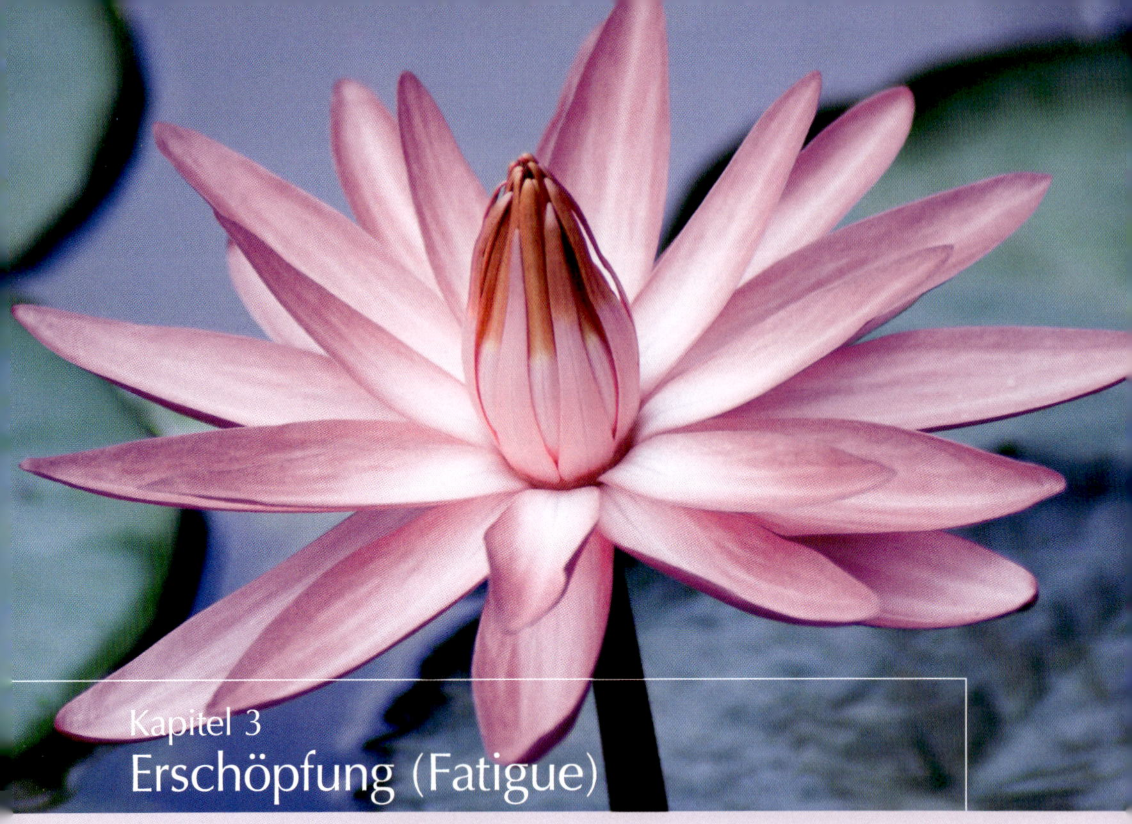

Kapitel 3
Erschöpfung (Fatigue)

Erschöpft zu sein – und zwar schon bei geringsten Anstrengungen – ist eine der schwerwiegendsten Nebenwirkungen Ihrer Krebserkrankung. Manchmal reicht es schon, sich morgens die Zähne zu putzen – und Sie fühlen sich so ausgelaugt wie nach einem achtstündigen Arbeitstag. Manchmal ist ein Gang zum Supermarkt nicht möglich, weil Sie sich gar nicht vorstellen können, irgendetwas zu tragen, nicht einmal eine Milchtüte. Und manchmal schalten Sie den Computer an – und dann fehlt die Konzentration, die Buchstaben taumeln, Worte zu finden ist schon zu anstrengend. Selbst ein Anruf bei Freunden kostet zu viel Energie.

Nichts gibt Ihnen stärker das Gefühl, wirklich „krank“ zu sein, als diese unendliche Erschöpfung. Sie kann monatelang anhalten und wird selbst durch langes Schlafen nicht vermindert. Sie verhindert, dass Sie wieder zurück an Ihren Arbeitsplatz kommen können, selbst wenn der Körper gut heilt. Und sie macht mutlos, sie deprimiert. Natürlich können einem die Ärzte erklären, dass es sich hier oft um eine Form von Anämie handelt, die so müde macht. Dass die roten Blutkörperchen fehlen, weil zuerst der Krebs und dann die Chemotherapie oder die Bestrahlungen sie aufgezehrt haben. Dass die vielen Medikamente den Stoffwechsel regelrecht vergiftet haben. Und dass es ziemlich lange dauert, ehe der Körper all dies wieder überwunden hat. Aber das nützt wenig. Erklärungen nützen sowieso wenig.

Denn Sie fühlen sich so ausgelaugt, so müde, so entsetzlich kraftlos. Es ist, als ob all Ihre Lebenskraft vergangen wäre. Und genau dies ist auch passiert. Durch den Krebs, durch die Behandlungen. Sie sind buchstäblich nicht mehr mit Ihrer Lebensenergie verbunden. Im Yoga nennt man diese Lebensenergie Prana. Man braucht Prana, um zu wachsen, um Freude am Leben zu haben, um sich überhaupt lebendig zu fühlen. Glücklicherweise gibt es im Yoga zahlreiche Übungen, die Prana aufbauen. Viele davon sind mit dem Atem verbunden, dessen Kraft im Yoga ebenfalls Prana heißt und der Sie auf ganz unspektakuläre Weise wieder in Verbundenheit mit Ihrem Körper bringen kann. Und mit der Energie in Ihren Zellen. Denn die ist bei Fatigue ganz niedrig.

Sie können selbst etwas dazu tun, dass ihre Körperzellen wieder mehr Energie bekommen. Interessanterweise reagieren nämlich die Kraftwerke in Ihren Körperzellen auf alle möglichen Arten von Einflüssen: Sie reagieren auf Licht und auf Klänge, sie reagieren auf die Art unserer Ernährung und auf die Qualität unseres Atmens. Deshalb sollten Sie jetzt ganz besonders darauf achten, mit wem oder was Sie sich umgeben. Was Sie hören, zum Beispiel – welche Sprache, welche Musik, welche Sendungen. Reine, klare Musik wie Entspannungsmusik ohne Synthesizer oder Musik etwa von Bach oder Mozart können Sie aufbauen. Sportsendungen im Fernsehen mit ihrer unterschwelligen Aggression und heftigen Geräuschen können Sie weiter entkräften. Achten Sie auch darauf, wie Sie sprechen, auch zu sich selbst. Wenn Sie Lust haben, singen Sie. Ein Lied, das Ihnen gefällt, oder ein Mantra. Hilfreich ist auch einfaches Atmen: spüren, wie der Atem die Bauchdecke hebt und wieder freigibt. Seufzen, tiefes Loslassen. Oder eine möglichst natürliche Umgebung: in Ihrem Garten liegen. Oder am Meer. Und möglichst im Halbschatten, nicht in der prallen Sonne.

Alles, was unmittelbare, positive sinnliche Erfahrungen beinhaltet, kann hilfreich sein, um Prana zu wecken – und das können durchaus alltägliche Dinge sein, die Sie nur nicht „einfach so" machen, sondern bewusst tun. Duschen zum Beispiel, wenn Sie wirklich bewusst das Wasser auf der Haut spüren. Und sich dabei vorstellen, dass mit dem Wasser alles Belastende einfach weggespült wird. Gehen, langsam, Schritt für Schritt, am besten draußen, wo viel Sauerstoff ist, der die Zellkraftwerke Ihres Körpers aktiviert. Gutes, ausgesuchtes Essen, mit Ruhe gegessen – und ohne Problemgespräche. Denn Sie essen alles mit – auch die Umstände, unter denen die Nahrungsmittel geerntet oder zubereitet wurden. Grund genug also, sorgfältig darauf zu achten, welche Nahrungsmittel für Sie wirklich „Lebensmittel" sind.

Vielleicht wird durch diese Beispiele schon deutlich, dass Sie durch die Fatigue auch etwas lernen können: nämlich sich selbst und Ihrer Umwelt ganz neu zu begegnen. Denn das, was bisher selbstverständlich war, geht so nicht mehr, jedenfalls im Moment nicht. Das ist eine enorm große Herausforderung. Denn es bedeutet: Loslassen des alten Bildes, der alten Identität. Das sagt sich so leicht, ist aber enorm schwer. Denn dieses Selbstbild hat Sie ja bisher getragen. Andererseits ist eine solche Herausforderung aber auch eine große Chance. Denn wenn all das, was Sie bisher waren, so nicht mehr vorhanden ist und so nicht mehr gilt, dann können Sie versuchen herauszufinden, wer Sie jetzt wirklich sind. Und dabei vielleicht etwas finden, mit dem Sie gar nicht gerechnet haben.

Fatigue kann Sie beispielsweise lehren, nichts Überflüssiges mehr zu tun. Nicht Ja zu sagen, wenn Sie Nein meinen, zum Beispiel. Nicht länger zu glauben, Sie müssten alles allein schaffen. Sich auf das wirklich Wesentliche zu konzentrieren. Zu bitten und zu empfangen beispielsweise – dass jemand Ihnen etwas holt, dass jemand Ihnen hilft. Ein Lächeln zu erwidern, über das Sie sonst hinweggegangen wären – weil Sie sich selbst und andere so selbstverständlich genommen haben. Kleine Dinge zu bemerken, die Ihnen sonst so schnell entgehen – einen Sonnenstrahl, eine Melodie, bunte Blumen oder Schneeflocken, das Zwitschern der Vögel, den Geschmack frischer Brötchen oder einer Tasse Kaffee.

Fatigue kann so zum Lehrmeister werden für eine ganz neue Form von Achtsamkeit. Achtsam zu sein, mit sich selbst und mit der Welt, ist zudem eine der wichtigsten spirituellen Qualitäten, die Sie entwickeln können. Denn wie oft gehen Sie unachtsam durch Ihr Leben? An wie vielen Dingen sind Sie achtlos vorübergegangen, immer wieder? Haben nicht gemerkt, wie Sie atmen? Wie sich Ihr Körper bewegt? Wie intensiv Körper und Gefühle miteinander verbunden sind? Wie sehr Ihr Körper sich verändern kann, wie er lernt, was er von Ihnen zum Ausdruck bringt? Wie intensiv Ihre Sinne Ihnen etwas über die Welt erzählen können? Und wie stark Ihre Gefühle auf alles reagieren? All dies ist Leben, Ihr Leben, Ihre Lebensenergie, Prana.

Diese Achtsamkeit ist verbunden mit Empfindsamkeit – und mit innerer Langsamkeit. Denn wenn Sie wie sonst durchs Leben hetzen oder immer mehr leisten, dann können Sie nicht achtsam sein. Weder mit sich selbst noch mit anderen. Ihr Kontakt zu sich selbst und zu anderen bleibt deshalb oberflächlich. Und Sie fühlen sich oft irgendwie leer und unzufrieden. Achtsamkeit, Empfindsamkeit und Langsamkeit können Sie dagegen wieder mit sich selbst verbinden, Ihnen Tiefe schenken – in Begegnungen, im Erleben, im Finden Ihrer Wahrheit. Das kann das Geschenk sein, das die Fatigue Ihnen nahebringt.

Überall in Ihrem Körper gibt es übrigens Speicher für Lebensenergie – unter dem Brustbein etwa, in den Achselhöhlen oder im Rücken unter den Rippenbögen, die Sie spürend aktivieren können. Langsam. Zum Beispiel mit den folgenden Übungen. Sie können merken, dass es einen Pranastrom gibt, der durch Sie hindurchfließt. Manchmal abwärts, manchmal aufwärts, was sich sehr unterschiedlich anfühlt. Und der Sie ausdehnen kann, bis Ihr Körper ganz weit wird und die Körpergrenzen sich zu öffnen scheinen. Manchmal reicht es schon, dazu einfach nur die Augen zu schließen. Nach innen zu spüren, atmend. Und ein Wandel geschieht. Wenn Sie dann die Augen wieder aufmachen, sind Sie nicht mehr der- oder dieselbe. Sie spüren. Sie sind. Sie leben.

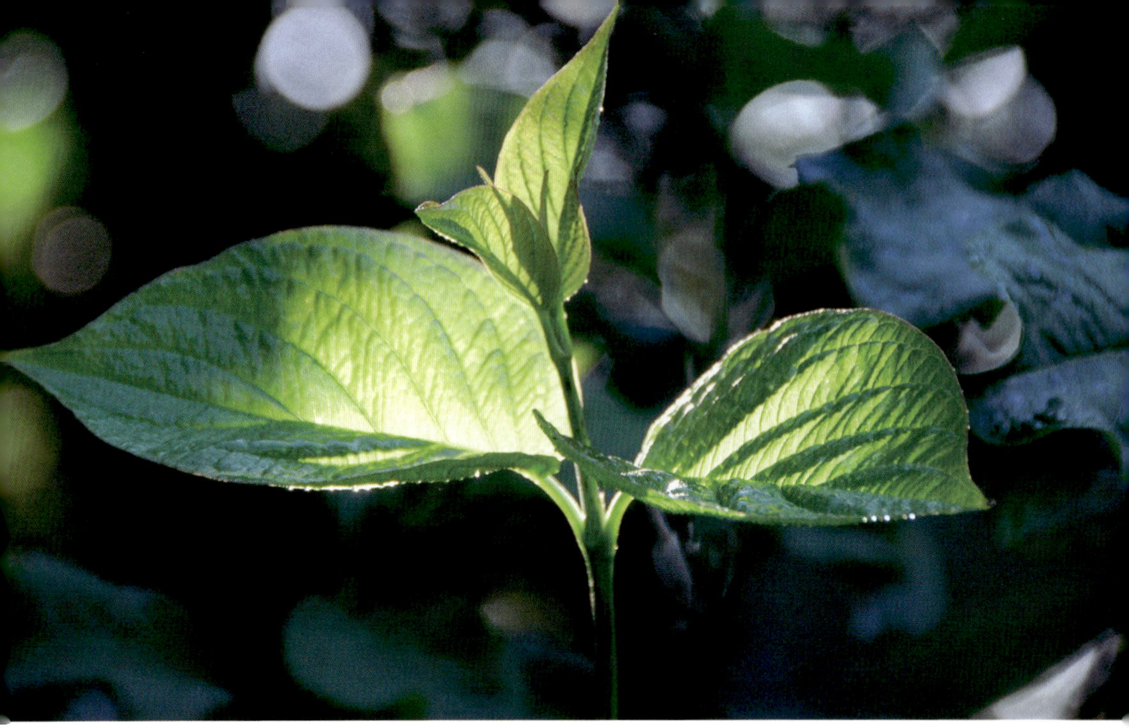

Übungsreihe bei Erschöpfung (Fatigue)

1. Übung: „Scheiben putzen"

Wirkung: Diese Übung schärft Ihr Sehvermögen, klärt Ihren Geist und erhöht Ihre Energie.

Ausführung: Setzen Sie sich bitte in die Einfache Haltung, richten Sie die Wirbelsäule auf. Halten Sie bitte die Arme so, dass die Hände vor dem Gesicht sind, die Handflächen zeigen nach außen. Kreisen Sie nun die Hände vor den Augen, die Kreise bewegen sich dabei nach außen. Die Augen sind anfangs geschlossen und öffnen sich ganz langsam. Bestimmen Sie selbst das Tempo des Kreisens: Es kann sehr, sehr langsam sein, wobei Sie tief ein- und ausatmen. Sie können aber auch rhythmisch und schnell atmen und die Hände kraftvoll kreisen lassen. Achten Sie darauf, wie Ihre Sehschärfe während der Übung zunimmt.

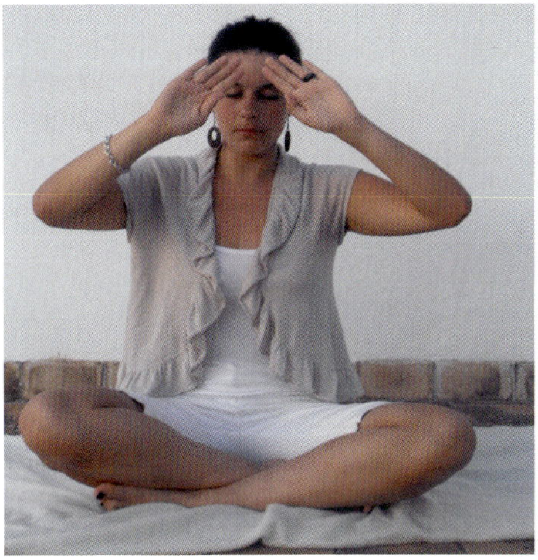

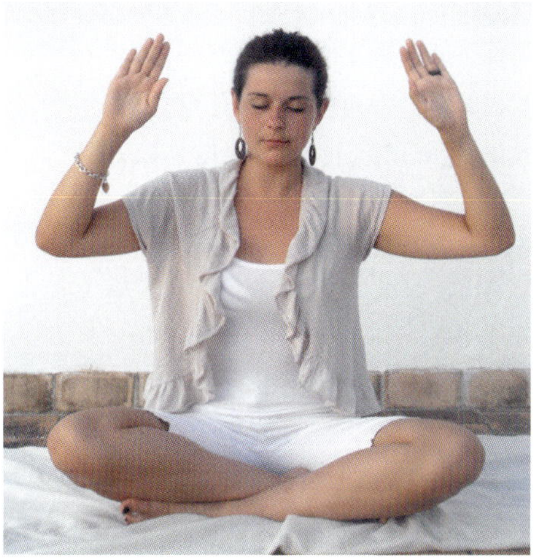

Zeit: 1 – 2 Minuten

Geistige Ausrichtung: Ich erkenne die Welt – und mich selbst.

Variation auf dem Stuhl: Setzen Sie sich mit aufrechter Wirbelsäule auf einen Stuhl. Folgen Sie dann den Anleitungen oben.

Wie Sie die Übung beenden: Atmen Sie tief ein, schließen Sie dabei die Augen. Halten Sie den Atem ein paar Sekunden lang an, halten Sie die Hände und Arme still und entspannen Sie Ihre Augen. Atmen Sie dann tief aus, lassen Sie die Arme sinken und öffnen Sie langsam die Augen. Spüren Sie nach.

2. Übung: Das innere Licht stärken

Wirkung: Diese Übung stärkt Ihre Intuition und erhöht die Energie am Augenbrauenpunkt.

Ausführung: Folgen Sie den Anleitungen in Übung 1, aber senken Sie dabei den Kopf, sodass Ihr Kinn das Brustbein berührt. Halten Sie die Augen geschlossen.

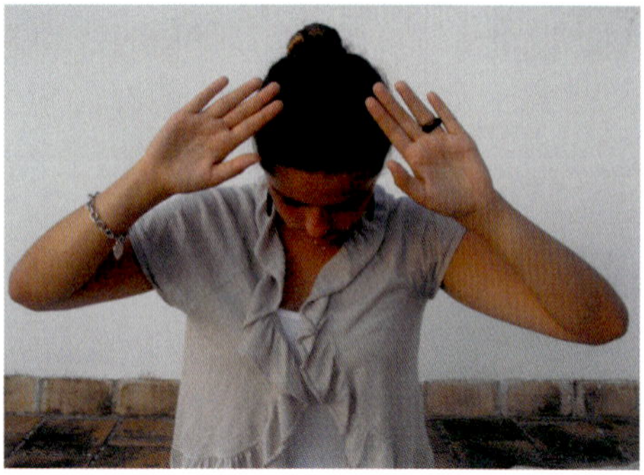

Zeit: 1 – 2 Minuten

Geistige Ausrichtung: Ich schaue nach innen, ich finde mich in mir.

Variation auf dem Stuhl: Wie Übung 1.

Wie Sie die Übung beenden:
Wie Übung 1.

3. Übung: Sufidrehungen

Wirkung: Diese Übung lockert die Wirbelsäule, lässt die Energie fließen.

Ausführung: Sitzen Sie bitte in der Einfachen Haltung. Halten Sie die Knie mit den Händen fest umspannt. Kreisen Sie nun den Oberkörper in einer schraubenden Bewegung über dem Becken, zunächst eine Minute lang im Uhrzeigersinn, dann eine Minute lang gegen den Uhrzeigersinn.

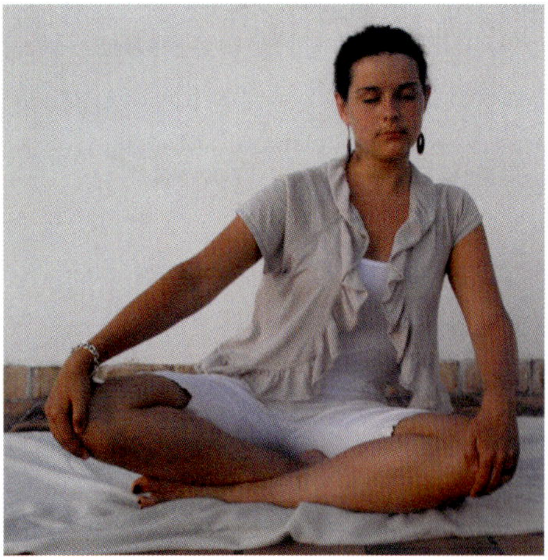

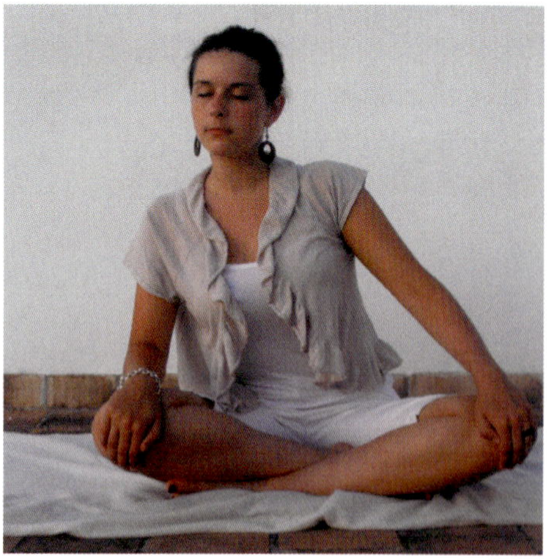

Zeit: insgesamt 2 Minuten

Geistige Ausrichtung: Ich bin Lebenskraft.

Variation auf dem Stuhl: Setzen Sie sich mit aufrechter Wirbelsäule auf den Stuhl. Halten Sie die Hände auf den Oberschenkeln. Folgen Sie dann den Anleitungen oben.

Wie Sie die Übung beenden: Atmen Sie tief ein, halten Sie den Atem kurz an und bleiben Sie aufrecht sitzen. Konzentrieren Sie sich auf Ihren Augenbrauenpunkt. Atmen Sie dann aus und spüren Sie kurz nach. Stellen Sie sich vor, dass sich die Energie weiter kreisend in Ihrem Körper bewegt.

4. Übung: Steuerrad

Wirkung: Diese Übung entspannt die Schultern. Sie aktiviert die Achselhöhlen, ein Zentrum für mehr Energie.

Ausführung: Sitzen Sie in der Einfachen Haltung, mit aufrechter Wirbelsäule. Machen Sie bitte Fäuste aus Ihren Händen, die Daumen innen. Halten Sie die Fäuste auf Brusthöhe. Kreisen Sie nun die Ellenbogen vorwärts, atmen Sie dabei lang und tief.

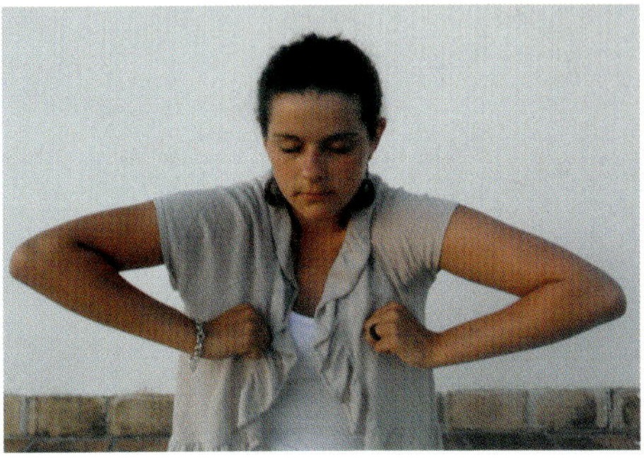

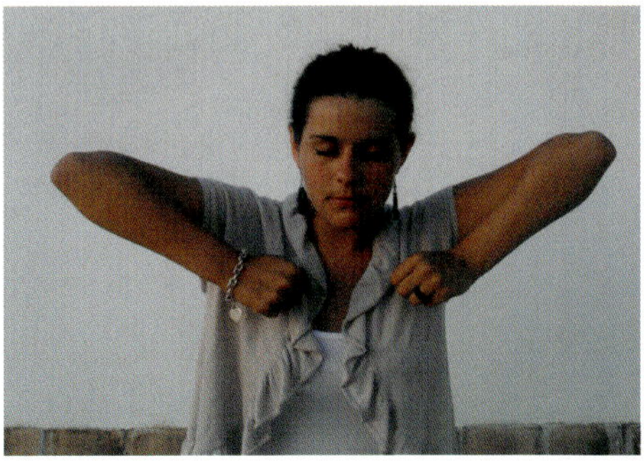

Zeit: 1 – 2 Minuten

Geistige Ausrichtung: Ich lasse los, was auf meinen Schultern lastet.

Variation auf dem Stuhl: Setzen Sie sich mit aufrechter Wirbelsäule auf einen Stuhl. Folgen Sie dann den Anleitungen oben.

Wie Sie die Übung beenden: Atmen Sie tief ein und heben Sie bitte die Ellenbogen an. Halten Sie den Atem kurz an und konzentrieren Sie sich am Augenbrauenpunkt. Atmen Sie dann aus, senken Sie die Ellenbogen und öffnen Sie langsam Ihre Fäuste. Legen Sie die Hände mit offenen Handflächen auf die Oberschenkel oder Knie. Spüren Sie nach, lassen Sie die Schultern weiter bewusst sinken.

5. Übung: Scheibenwischer

Wirkung: Diese Übung schärft den Blick für das Wesentliche und sie entspannt die Augen.

Ausführung: Sitzen Sie weiter in der Einfachen Haltung. Halten Sie die Hände so vor Ihr Gesicht, dass die Handflächen zum Gesicht zeigen. Bewegen Sie die Unterarme auseinander und überkreuzen Sie dann die Hände wieder vor dem Gesicht, immer abwechselnd einmal den einen, einmal den anderen Arm vorn. Atmen Sie dabei rhythmisch, halten Sie die Augen offen, entspannen Sie Ihre Augen.

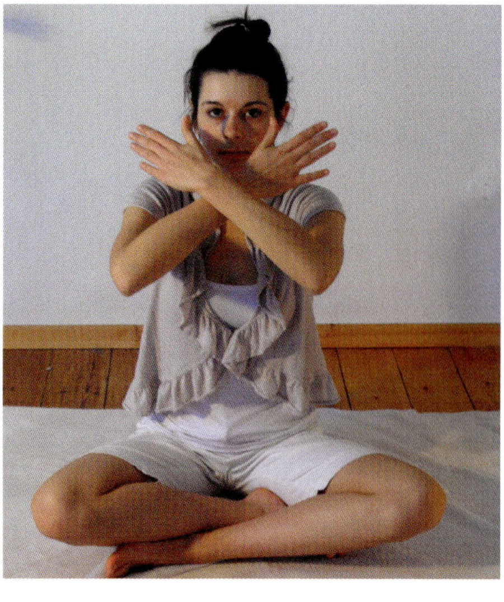

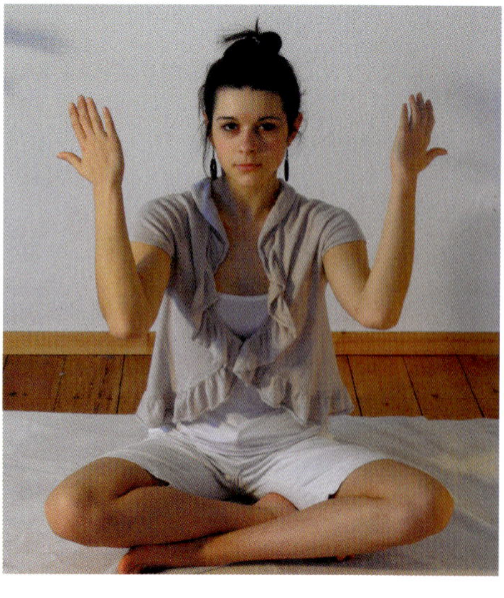

Zeit: 1 – 2 Minuten

Geistige Ausrichtung: Mein Blick wird weich, ich kläre mich.

Variation auf dem Stuhl: Setzen Sie sich mit aufrechter Wirbelsäule auf einen Stuhl. Folgen Sie dann den Anleitungen oben.

Wie Sie die Übung beenden: Kreuzen Sie bitte die Arme vor den Augen, schließen Sie dann die Augen, atmen Sie tief ein. Halten Sie bitte den Atem kurz an und atmen dann tief aus. Entspannen Sie Ihre Arme, legen Sie die Hände auf die Knie, die Handflächen nach oben, und spüren Sie kurz nach.

6. Übung: Energie tanken

Wirkung: Diese Übung lädt den gesamten Körper auf und wirkt emotional lösend.

Ausführung: Setzen Sie sich in die Einfache Haltung, die Hände liegen offen auf den Knien. Strecken Sie Ihre Zunge weit aus dem Mund und atmen Sie durch den offenen Mund tief ein und aus.

Zeit: 30 Sekunden bis 1 Minute

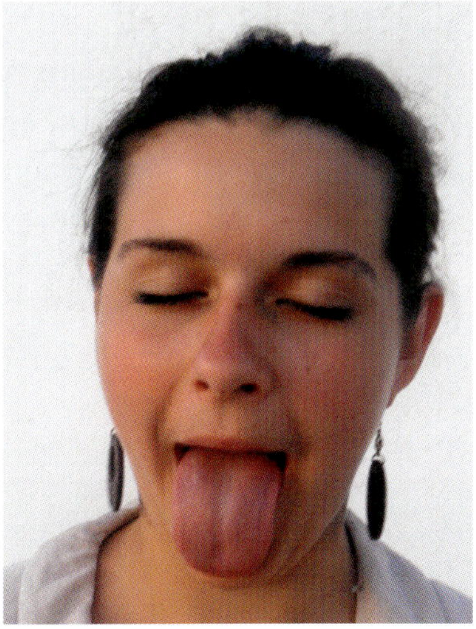

Geistige Ausrichtung: Ich reinige mich von allen seelischen und körperlichen Giftstoffen.

Variation auf dem Stuhl: Setzen Sie sich mit aufrechter Wirbelsäule auf einen Stuhl. Folgen Sie dann den Anleitungen oben.

Wie Sie die Übung beenden: Atmen Sie tief ein und ziehen Sie die Zunge in den Mund.

Befeuchten Sie mit angehaltenem Atem den Mundraum. Schlucken Sie kurz und atmen Sie dann tief aus. Trinken Sie ein wenig Wasser, damit der Mund nicht zu trocken wird.

7. Übung: Energie-Tankstelle

Wirkung: Diese Übung schenkt Ihrem gesamten Körper neue Energie.

Ausführung: Bitte stellen Sie sich aufrecht hin. Strecken Sie Ihre Arme leicht nach vorn, die Ellenbogen sollten gestreckt sein, die Handflächen offen. Schließen Sie bitte die Augen und stellen Sie sich vor, dass Sie durch Ihre Handflächen Licht atmen können. Atmen Sie lang und tief ein und aus.

Zeit: 1 – 2 Minuten

Geistige Ausrichtung: Ich tanke Licht.

Variation auf dem Stuhl: Setzen Sie sich mit aufrechter Wirbelsäule auf den Stuhl. Legen Sie die Handflächen offen auf Ihre Knie. Atmen Sie tief ein und aus.

Wie Sie die Übung beenden: Atmen Sie bitte tief ein und halten Sie dann den Atem kurz an. Konzentrieren Sie sich auf Ihre Handflächen. Atmen Sie dann tief aus und entspannen Sie die Haltung.

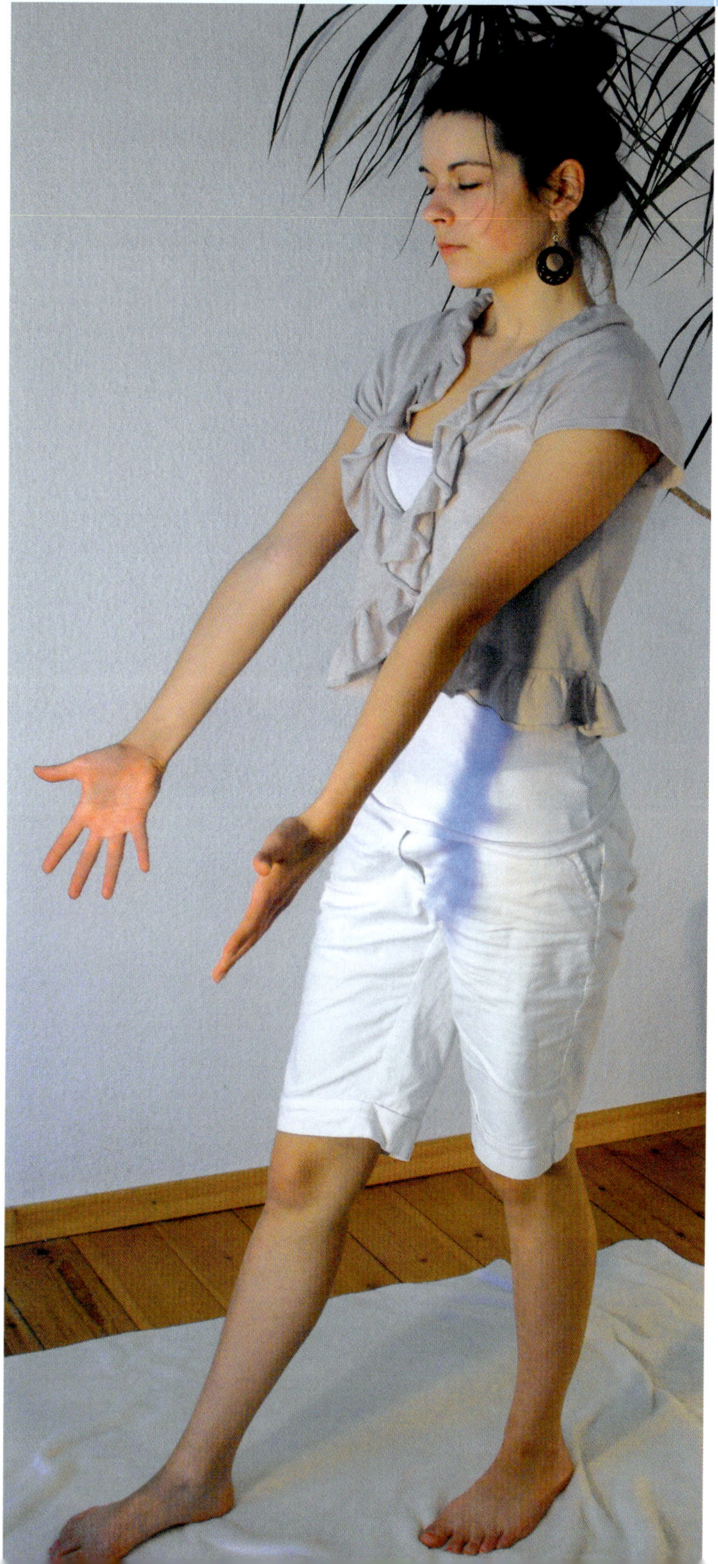

Licht für die Zellen

Bitte legen Sie sich zur Entspannung auf den Rücken oder auf die Seite. Polstern Sie Ihre Position mit Kissen gut aus, sodass Sie wirklich gemütlich liegen. Decken Sie sich gut zu, schließen Sie dann bitte die Augen.

Spüren Sie unter sich die Erde. Lassen Sie sich der Erde entgegensinken, wie in ein weiches Kissen, mit jedem Atemzug mehr. (Pause)

Spüren Sie dann auch, wie Ihr Atem Sie bewegt, ganz sanft, ein und aus. (Pause)

Stellen Sie sich dann vor, dass irgendwo in Ihrem Körper ein Lichtpunkt entsteht. Er ist winzig klein. Dann beginnt er, sich auszudehnen. Nach und nach bekommt er auch eine Farbe. Es ist ein Licht in einer Farbe, die ganz angenehm ist, ganz heilsam. Dieses Licht wird langsam intensiver und breitet sich aus.

Und nun spüren Sie, dass Sie dieses Licht irgendwohin senden können, wo es Ihnen guttut. Das kann der Ort des Krebses oder der Operation sein, es kann aber auch Ihr Körper in seiner Gesamtheit sein. Lassen Sie das heilsame Licht dorthin fließen, wo es Ihnen guttut. Lassen Sie diesen Körperteil oder den ganzen Körper in dem Licht baden, von dem Licht ganz durchflossen sein. (Pause)

Stellen Sie sich vor, dass das Licht alles auflösen, alles ausschwemmen, alles entspannen kann, was wehtut. Sie brauchen nichts dazu zu tun – nur geschehen lassen. Es ist heilsames Licht, alles löst sich darin auf: der Krebs, Ihre Erschöpfung, Ihre Ängste und Zweifel. Es bleibt nur noch Licht, nur noch Heilung, nur noch Liebe, nur noch Ja – Ja zu Ihrem Leben, Ja zu Ihrer Existenz.

Ruhen Sie in diesem Licht, solange Sie möchten. (Pause)

Und dann, langsam, kehren Sie zu Ihrem Bewusstsein zurück. Spüren Sie Ihren Atem. Atmen Sie bewusst ein und aus.

Machen Sie die auf Seite 81 beschriebenen Aufwachschritte.

Kehren Sie dann ganz erfrischt in die Wirklichkeit des jetzigen Augenblicks zurück.

Danken Sie Ihrem Körper und Ihrem Inneren für das Erlebte.

Meditation für mehr Energie

Diese Meditation vermindert Schmerzen und schenkt mehr Energie. Sie basiert auf einer yogischen Atemtechnik, bei der das Einatmen und das Ausatmen in mehrere Teile „gebrochen“ wird. Der Körper bekommt auf diese Weise eine erhöhte Sauerstoffmenge. Dies unterstützt die zellulären Kraftwerke und erhöht die Pranamenge im Körper. Die Handhaltung gleicht die Energien der beiden Körperhälften aus und bringt sie in einen harmonischen Zustand.

Anleitung: Sitzen Sie mit aufrechter Wirbelsäule. Nehmen Sie die Hände in die Gebetsposition vor die Brust. Legen Sie dazu die Handflächen aneinander, die Rückseiten der Daumen zeigen zum Brustbein. Schließen Sie bitte die Augen und entspannen Sie Ihre Augen. Atmen Sie in vier langsamen Atemstößen ein und in vier langsamen Atemstößen aus. Wiederholen Sie diese Atemform bei jedem Atemzug.

Zeit: 3 Minuten

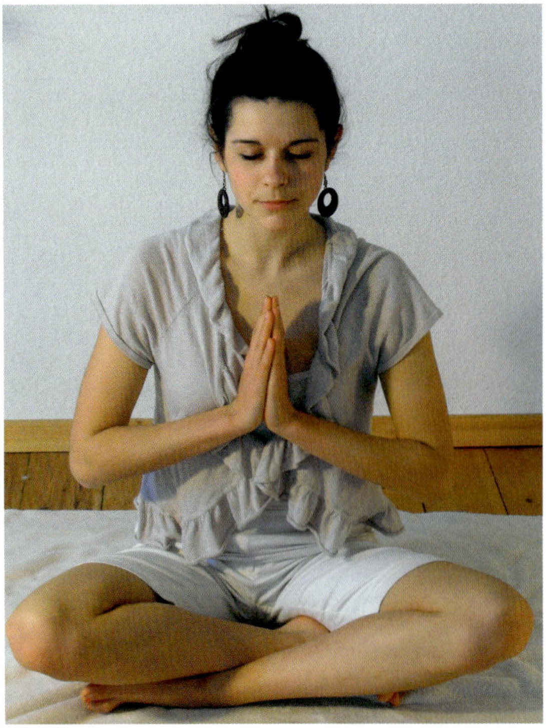

Wie Sie die Meditation beenden: Atmen Sie tief ein, halten Sie bitte den Atem kurz an und konzentrieren Sie sich auf den Augenbrauenpunkt. Atmen Sie dann tief aus und spüren Sie kurz nach.

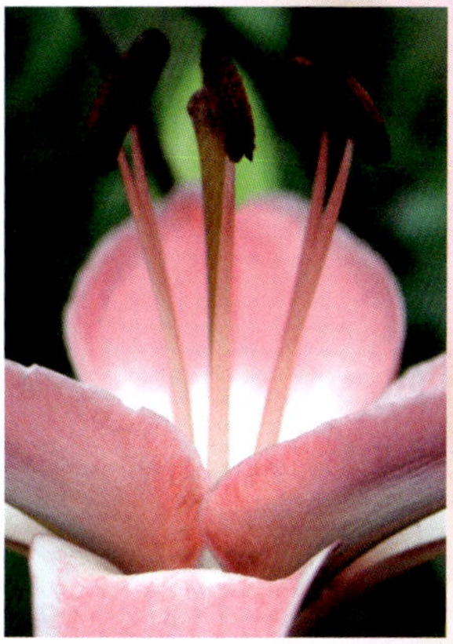

Tipp aus der yogischen Notfallapotheke:

Vitalitätsmeditation

Wenn Sie einmal besonders schnell mehr Energie brauchen, wirkt diese Meditation:

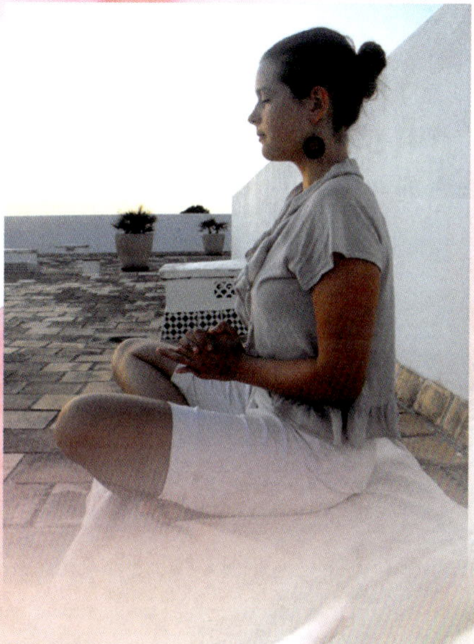

Setzen Sie sich mit aufrechter Wirbelsäule hin. Schließen Sie Ihre Augen und entspannen Sie die Augen. Verschränken Sie die Finger und überkreuzen Sie die Daumen. Schieben Sie dann die beiden Ringfinger aneinandergelegt aus den gefalteten Händen heraus, bis sie schräg nach oben zeigen.

Legen Sie die gefalteten Hände so vor Ihr Sonnengeflecht.

Singen Sie nun das Mantra ONG (Lebensenergie) auf einem Ton, mit einem angestoßenen, kurzen „O“ und einem langen, nasalisierten „NG“, sodass es in Ihrem Kopf vibriert.

OONNNNNNNNNNNNNNNNNNNNNNNNNNNNNNNNNNNNNG

Wiederholen Sie dieses Mantra auf diese Weise fünfmal.

Öffnen Sie dann Ihre Hände, legen Sie sie auf die Knie. Spüren Sie nach.

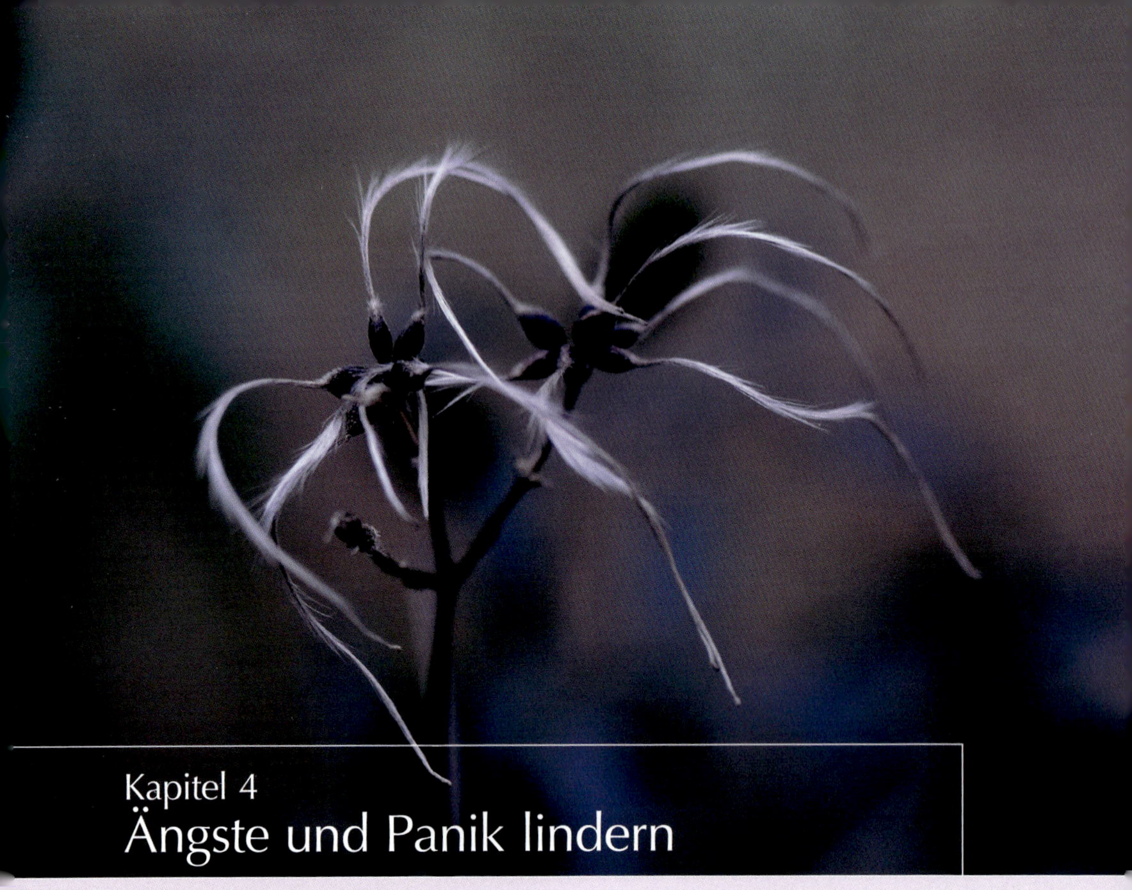

Kapitel 4
Ängste und Panik lindern

Ängste kennen wir alle, auch wenn wir nicht krank sind. Angst in unerwarteten Situationen – wenn etwa beim Fliegen das Flugzeug plötzlich in ein Luftloch stürzt. Oder wenn uns ein großer Hund unvermittelt anbellt. Angst vor Ungewohntem und Unvorhersehbarem – wenn wir beispielsweise eine Rede halten müssen oder eine Prüfung machen sollen. Angst um andere Menschen – wenn etwa das eigene Kind einen Unfall hat oder der Partner plötzlich erkrankt. Dann kennen wir alle dieses Gefühl, das uns plötzlich überfällt: Das Herz rast, der Boden scheint sich aufzutun oder zu schaukeln, und es gibt keinen Halt. Magen und Darm rebellieren, und unser normales Denkvermögen setzt vollständig aus. Genauso schnell aber kann die Angst auch wieder verschwunden sein. Wenn etwas geschieht, was uns beruhigt – wenn uns jemand eine wichtige Information gibt, eine entspannende Umarmung oder wenn die angstauslösende Situation vorbei ist – dann löst sich alles auf wie ein Spuk.

Bei einer Krebserkrankung ist die Angst ständig da. Und es ist eine existenzielle Angst, die sich nur schwer wieder auflösen lässt. Eine Angst, bei der es buchstäblich um unsere Existenz geht, um unser Leben. Eine Krebsdiagnose zu bekommen, vor allem, wenn die Prognose auch noch schlecht ist, bedeutet eine direkte Konfrontation mit Sterben und Tod. Und da wir dies in unserem Leben meist erfolgreich verdrängen, weil Sterben und Tod in unserem Leben keinen Platz haben, überfällt uns diese Konfrontation wie ein Hammerschlag. Und es überkommt uns Angst, schreckliche Angst, bis hin zur Panik. Sie suchen nach Hilfen, nach einem Ausweg, fühlen sich in Ihrem Körper wie ein Tier in einem Käfig, aus dem es kein Entrinnen gibt.

Was tun in solch einer Situation? Wer oder was kann bei dieser Angst helfen? Ärzte und Pflegekräfte sind meist ebenso hilflos wie ihre Patienten, können sich oft nur besser schützen, durch professionelle Distanz oder durch Sachlichkeit. Auch die Familienangehörigen sind überfordert, und oft hat man das Gefühl, man müsste sie noch aufbauen, statt dass sie einem helfen können. Hilfreich kann sich vielleicht der Kontakt zu anderen Betroffenen anfühlen, weil es ihnen genauso geht und weil man offen sprechen kann. Das tut gut, da fühlt man sich aufgehoben. Aber andererseits wollen Sie ja einen Weg heraus finden aus der Angst, wieder Boden unter die Füße bekommen, und da können Sie die ganzen Leidensgeschichten manchmal auch nicht mehr hören.

Was also kann wirklich helfen? Wie können Sie Ihrer existenziellen Angst begegnen? Wie sie auflösen?

Yogi Bhajan, der Meister des Kundalini Yoga, sagte einmal: „Dein mentaler Prozess kann nur von zwei Richtungen gesteuert werden – die eine ist Furcht, die andere ist Liebe." Was bedeutet dieser Satz? Er bedeutet, dass die einzige Hilfe, mit der wir unseren existenziellen Ängsten begegnen können, darin besteht, einen Weg in die Liebe zu finden. Denn Liebe ist der Gegenpol der Angst. Wir glauben immer, dass der Gegenpol der Liebe Hass ist. Aber das scheint nicht zu stimmen. Der Gegenpol der Liebe ist Angst. Angst verhindert Liebe, Angst verschließt vor Liebe. Deshalb sind Angst und Liebe nicht gleichzeitig möglich: Wo Angst ist, kann keine Liebe wachsen. Und umgekehrt: Wo Liebe ist, hört Angst auf. Allerdings geht es dabei nicht um die menschliche Liebe, die nur zu oft davon bestimmt ist, ob wir von jemandem das bekommen, was wir brauchen. Sondern hier ist die Rede von einer anderen Art von Liebe, man könnte vielleicht sagen, einem Feld der Liebe, die uns das Gefühl gibt, geliebt zu sein. Eine Liebe, die immer für uns da ist. Von der wir nie getrennt waren. Und in der wir Antworten finden können, die unser Verstand uns nie hätte geben können.

Erstaunlicherweise ist es wirklich die Angst, die uns davon abhält, diese Liebe zu fühlen. Denn in der Angst suchen wir verzweifelt nach einem Ausweg – wir grübeln, wir mobilisieren alle inneren Kräfte, die uns zur Verfügung stehen. Und binden sie gerade dadurch. Verhindern, dass die wirklichen Kräfte unseres Inneren – unsere Intuition und die Kraft und Weisheit unseres Herzens – uns leiten und schützen können. Was wir dazu brauchen, ist Entspannung. Loslassen. Meditation, Gebet, nach innen spüren. Das ist der einzige Weg aus der Furcht.

Manchmal ist diese Entspannung schwer. Wenn wir gerade Angst fühlen, ist es schwer, sich hinzusetzen, die Hand aufs Herz zu legen und sich nach innen zu entspannen. Deshalb kann es helfen, zunächst seinen Körper zu bewegen. Zu merken, dass er – jetzt und in diesem Moment – ganz lebendig ist. Denn Angst ist immer auch Angst vor etwas Zukünftigem, vor etwas, was geschehen w i r d. In Kontakt zu kommen mit dem, was i s t, verbannt die Angst.

Das Zweite ist, dass wir durch Bewegung wieder in einen natürlichen Atemrhythmus kommen können. Und ihn – beispielsweise durch Yoga – nach und nach verlangsamen. Eine verlangsamte Atmung nämlich ist unvereinbar mit Angst. Denn in der Angst atmen wir schnell und flach. Wenn es gelingt, das Atemtempo auf acht oder sogar vier Atemzüge pro Minute zu reduzieren, verschwindet die Angst. Und wir können beginnen, nach innen zu lauschen.

Deshalb ist die nun folgende Übungsreihe bewegungsorientiert. Und beschäftigt sich vor allem mit der Nierenregion, die in der yogischen Medizin mit dem Thema Angst verbunden wird. Deshalb ist es auch wichtig, während und nach dieser Übungsfolge viel frisches, klares Wasser zu trinken, um den Körper durchzuspülen und freizumachen für neue Erfahrungen. Die Imagination bringt

Sie in Kontakt mit dem Feld der Liebe, das Sie umgibt. Und die Meditation weckt Ihre Herzensenergie. Sie können dabei ein Gebet sprechen. Um Hilfe bitten. Und werden merken: Ihre Seele antwortet und wird ruhiger.

Übungsfolge gegen Ängste und Panik

1. Übung: Der Bogenschütze

Wirkung: Dies ist eine klassische Yogaübung für mehr Mut, einen klaren Geist und die Stärkung des Gefühls, etwas bewirken zu können.

Ausführung: Bitte kommen Sie in den Stand und grätschen Sie die Beine. Drehen Sie sich dann zu einer Seite und beugen Sie auf dieser Seite Ihr Knie so weit, dass Sie die Fußspitzen des darunter liegenden Fußes nicht mehr sehen können. Heben Sie den Arm über diesem Bein parallel zum Boden, ballen Sie Ihre Finger zur Faust, aus der nur der Daumen herausschaut. Dieser Daumen zeigt senkrecht nach oben. Den anderen Arm bitte so anwinkeln, dass Sie eine Faust machen und diese an Ihre Achselhöhle legen können. Das nicht gebeugte Bein bleibt möglichst gestreckt. Fixieren Sie mit Ihrem Blick den Daumen. Atmen Sie tief ein und aus. Nach der angegebenen Zeit wechseln Sie bitte die Richtung.

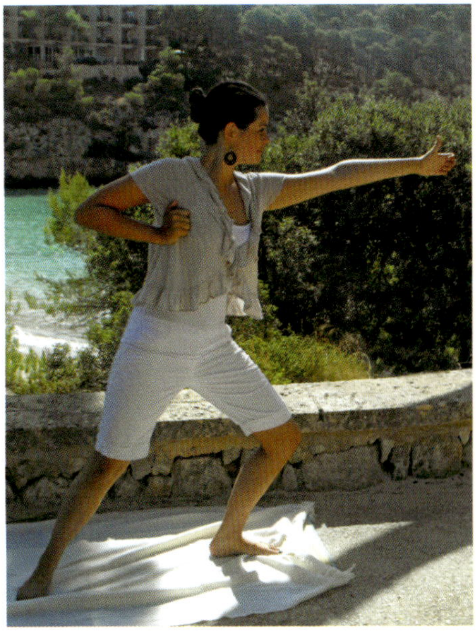

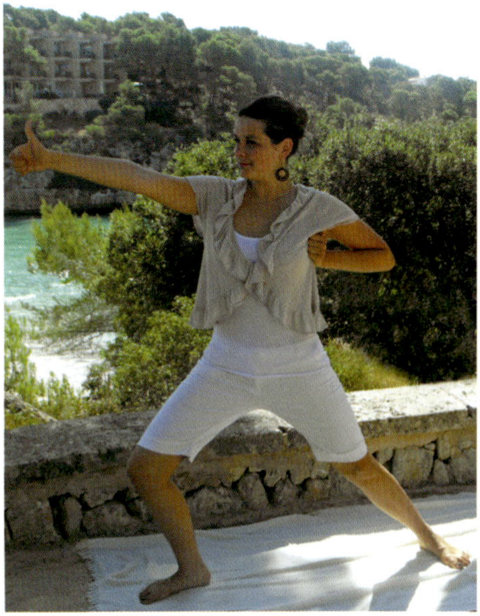

Zeit: jeweils 1 – 2 Minuten

Geistige Ausrichtung: Meine ganze Aufmerksamkeit gilt meinem Zielpunkt, dem Daumen. Ich bleibe am Punkt und lasse mich nicht ablenken.

Variation auf dem Stuhl: Wenn Sie nicht stehen können, setzen Sie sich mit gespreizten Beinen auf einen Stuhl, die Lehne ist hinten. Drehen Sie sich ein wenig zu einer Seite. Heben Sie dann den auf dieser Seite herunterhängenden Arm parallel zum Boden an und formen Sie eine Faust, aus der nur der Daumen herausschaut. Folgen Sie dann den Anleitungen oben.

Wie Sie die Übung beenden: Atmen Sie tief ein, schließen Sie bitte die Augen und sehen Sie sich selbst vor Ihrem inneren Auge mit angehaltenem Atem. Atmen Sie dann aus und senken Sie den Arm ab. Drehen Sie den Oberkörper zur Mitte. Spüren Sie in Ihren Nabelpunkt.

2. Übung: Für Mut und Entschlossenheit

Wirkung: Diese Übung soll nach yogischer Tradition Mut und Entschlossenheit sowie einen klaren Geist schenken. Körperlich stärkt sie den Beckenraum und das zweite Chakra, das Energiezentrum für Lebenskraft. Sie entspannt den unteren Rücken und die Schultern.

Ausführung: Bitte bleiben Sie im Stand. Nehmen Sie die Beine so weit wie möglich auseinander. Winkeln Sie dann die Arme an, sodass die Ellenbogen locker nach unten hängen und die Unterarme nach oben zeigen. Lassen Sie die Hände wie „Hundepfötchen" hängen. Kreisen Sie dann Ihr Becken, zunächst in einer Richtung, dann in der anderen.

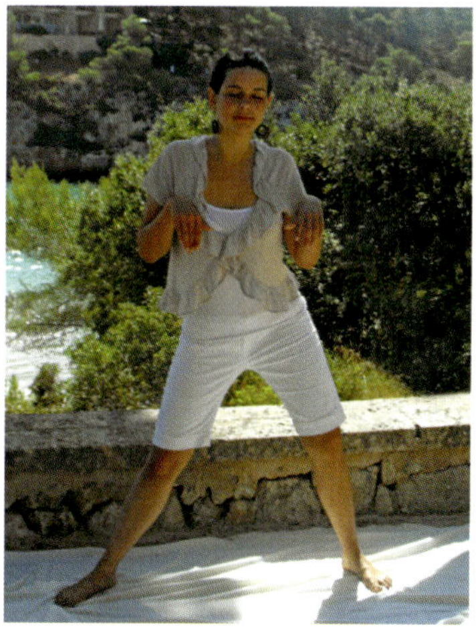

Zeit: jeweils 1 – 2 Minuten pro Richtung

Geistige Ausrichtung: Ich kreise und erschaffe meine Mitte.

Variation auf dem Stuhl: Wenn Sie nicht stehen können, setzen Sie sich mit gegrätschten Beinen auf einen Stuhl. Winkeln Sie dann die Arme an wie oben. Folgen Sie dann den weiteren Anleitungen oben.

Wie Sie die Übung beenden: Atmen Sie tief ein, halten Sie den Atem kurz an und atmen Sie tief aus. Entspannen Sie dann die Position.

3. Übung: Atemmeditation gegen Angst

Wirkung: Diese Atemübung vermindert in kurzer Zeit Angst und Panik durch eine Balance der beiden Nervensysteme (sympathisch und parasympathisch).

Ausführung: Bitte setzen Sie sich in den Schneidersitz, in die Einfache Haltung. Verschließen Sie nun mit dem Daumen der rechten Hand das rechte Nasenloch und atmen Sie durch das linke Nasenloch einmal tief ein und einmal tief aus. Dann verschließen Sie mit dem kleinen Finger der rechten Hand das linke Nasenloch und atmen durch das rechte Nasenloch einmal tief ein und einmal tief aus. Fahren Sie in dieser Abfolge fort. Versuchen Sie, wirklich tief zu atmen!

Zeit: ca. 2 Minuten

Geistige Ausrichtung: Ich zentriere mich, ich komme ins Gleichgewicht.

Variation auf dem Stuhl: Setzen Sie sich statt auf den Boden auf einen Stuhl. Folgen Sie dann den Anleitungen oben.

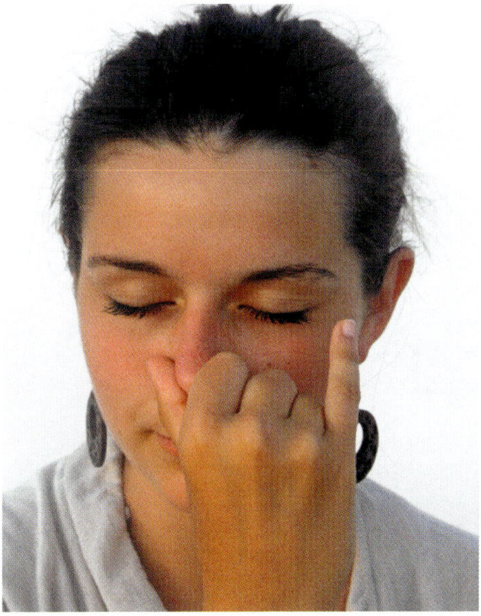 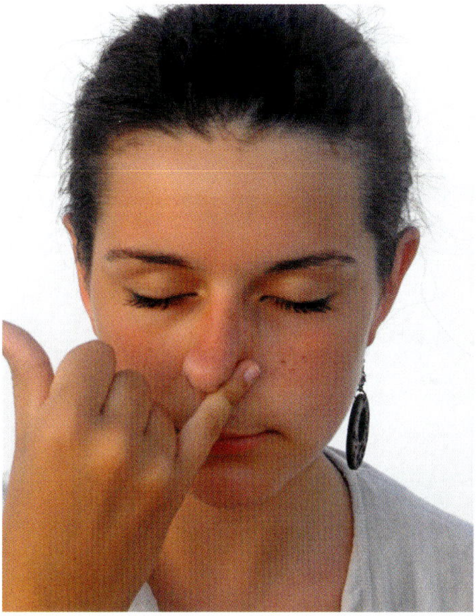

Wie Sie die Übung beenden: Atmen Sie bitte tief ein und aus. Spüren Sie kurz nach.

4. Übung: Ruderboot

Wirkung: Diese Übung aktiviert die Nieren, die in der yogischen Medizin im Zusammenhang mit Angst gesehen werden.

Ausführung: Bitte setzen Sie sich mit ausgestreckten Beinen hin. Heben Sie die Arme auf Brusthöhe parallel zum Boden. Die Handflächen zeigen nach unten. Atmen Sie bitte ein und neigen Sie den Oberkörper mit geradem Rücken etwa 30 Grad nach hinten. Atmen Sie bitte aus und neigen Sie den Oberkörper mit geradem Rücken etwa 30 Grad nach vorn. Halten Sie die Arme dabei waagerecht. Bewegen Sie sich rhythmisch.

Zeit: 1 – 2 Minuten

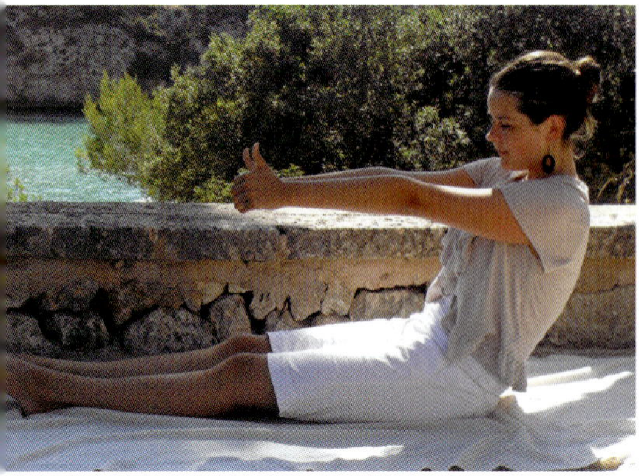

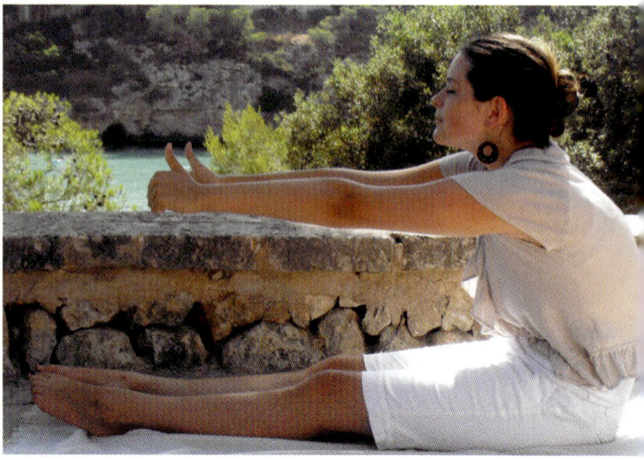

Geistige Ausrichtung: Ich schwinge im Gleichgewicht.

Variation auf dem Stuhl: Setzen Sie sich so auf einen Stuhl, dass die Stuhllehne seitlich von Ihnen ist. Winkeln Sie ein Bein an und legen Sie den Fuß seitlich auf das andere Knie. Heben Sie die Arme auf Brusthöhe, parallel zum Boden. Die Handflächen zeigen nach unten. Folgen Sie weiter den Anleitungen oben. Wechseln Sie nach einer Minute das Bein.

Wie Sie die Übung beenden: Atmen Sie tief ein und richten Sie den Rücken senkrecht auf. Halten Sie einen Moment den Atem an und bleiben Sie in dieser Haltung. Dann tief ausatmen und langsam die Arme senken. Spüren Sie kurz nach.

5. Übung: Maha Mudra mit beiden Beinen

Wirkung: Diese Übung „versiegelt" die Energie und entspannt den Geist.

Ausführung: Bitte setzen Sie sich mit ausgestreckten Beinen auf den Boden. Beugen Sie sich nach vorn und greifen Sie mit beiden Händen die Zehen oder die Schienbeine. Atmen Sie lang und tief.

Zeit: 1 – 2 Minuten

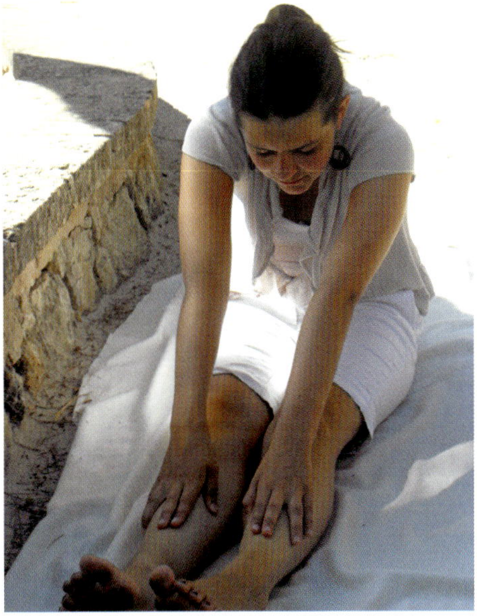

Geistige Ausrichtung: Ich atme ruhig und tief. Mein Geist ist klar und zentriert.

Variation auf dem Stuhl: Setzen Sie sich mit aufrechter Wirbelsäule auf den Stuhl. Strecken Sie bitte die Beine aus. Legen Sie sich ein oder mehrere Kissen unter die Füße. Neigen Sie sich vor, so weit Sie können, halten Sie an dieser Stelle Ihre Beine fest. Beugen Sie auch den Kopf nach vorn. Atmen Sie bitte lang und tief ein und aus.

Wie Sie die Übung beenden: Atmen Sie tief ein, halten Sie den Atem kurz an und konzentrieren Sie sich auf den Augenbrauenpunkt. Dann atmen Sie tief aus und richten sich anschließend auf.

6. Übung: Kamelritt (Variation)

Wirkung: Diese Übung verteilt die Energie über die gesamte Wirbelsäule, lockert Spannungen im Rücken und im Nacken.

Ausführung: Bitte setzen Sie sich in die Einfache Haltung. Halten Sie die Schienbeine fest. Heben Sie nun das Brustbein mit dem Einatmen an und legen Sie den Kopf in den Nacken. Denken oder sprechen Sie das Mantra SAT (Wahrheit). Dann kommen Sie mit dem Ausatmen in einen Katzenbuckel und ziehen den Kopf zwischen die Schultern. Denken oder sprechen Sie dabei das Mantra NAM (Essenz). Bewegen Sie sich kraftvoll im Rhythmus Ihres Atems.

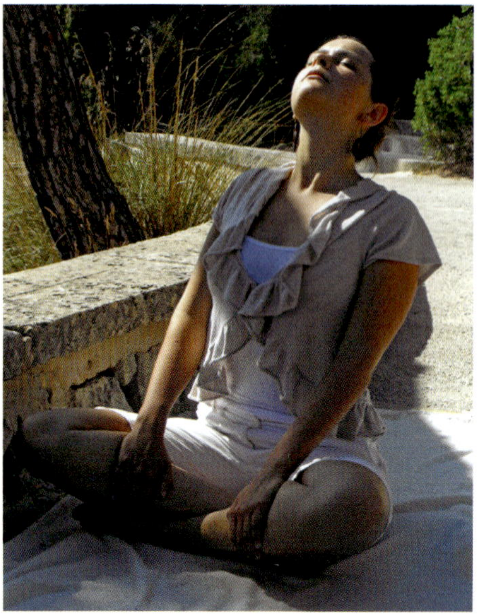

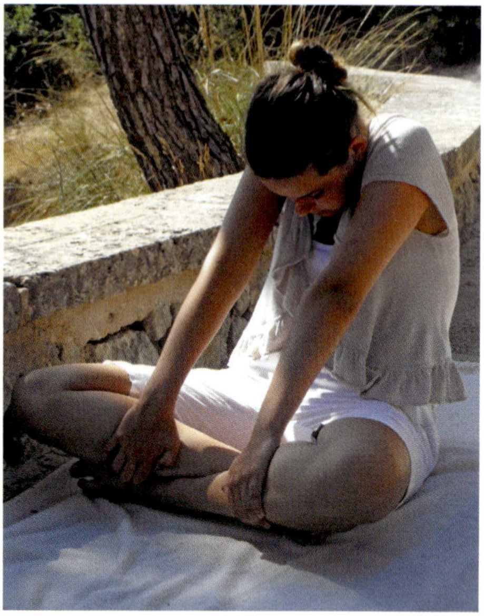

Zeit: 1 – 2 Minuten

Geistige Ausrichtung: Einatmen: Ich öffne mein Herz der Welt.
Ausatmen: Ich bin geborgen in mir.

Variation auf dem Stuhl: Setzen Sie sich mit aufrechter Wirbelsäule hin, die Füße sind flach auf dem Boden. Legen Sie die Hände flach auf die Oberschenkel, sie bleiben während der Übung an einer Stelle. Bewegen Sie sich dann wie oben angegeben.

Wie Sie die Übung beenden: Atmen Sie tief ein und kommen Sie in eine aufrechte Haltung. Halten Sie den Atem kurz an und konzentrieren Sie sich auf den Augenbrauenpunkt. Atmen Sie dann tief aus und entspannen Sie sich.

7. Übung: Gehaltene Gebetsposition

Wirkung: Diese Übung lenkt die Energie in den Brustraum, sie aktiviert das Herzzentrum und balanciert die aktiven und die passiven inneren Einstellungen.

Ausführung: Sitzen Sie bitte in der Einfachen Haltung. Legen Sie die Handflächen aneinander. Pressen Sie die Handflächen zusammen. Halten Sie diese Position. Atmen Sie lang und tief.

Zeit: 1 – 2 Minuten

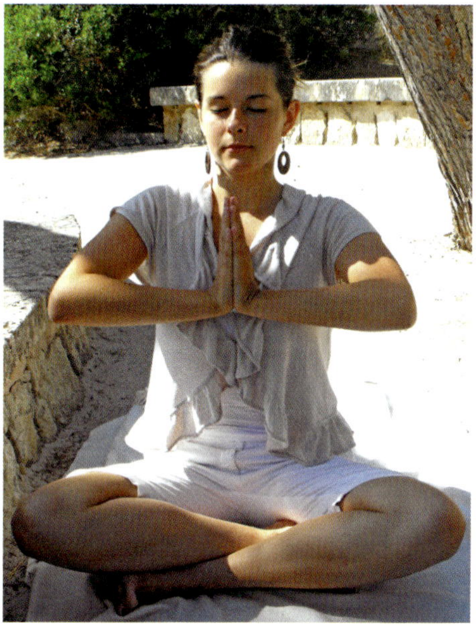

Geistige Ausrichtung: Ich zentriere mich. Angst und Furcht presse ich in meinen Händen zusammen.

Variation auf dem Stuhl: Bitte sitzen Sie mit aufrechter Wirbelsäule. Legen Sie die Handflächen aneinander. Folgen Sie dann den Anweisungen oben.

Wie Sie die Übung beenden: Atmen Sie tief ein. Halten Sie den Atem an und pressen Sie noch einmal die Hände zusammen. Atmen Sie dann aus und entspannen Sie die Haltung.

8. Übung: Das Pendel

Wirkung: Diese Übung aktiviert die Nieren, die in der yogischen Medizin mit Angst und Furcht verbunden werden.

Ausführung: Bitte setzen Sie sich in die Einfache Haltung. Heben Sie die Arme, bis sie auf Schulterhöhe parallel zum Boden sind. Schieben Sie nun den ganzen Oberkörper mit dem Einatmen nach links und mit dem Ausatmen nach rechts. Bewegen Sie sich so im Rhythmus Ihres Atems.

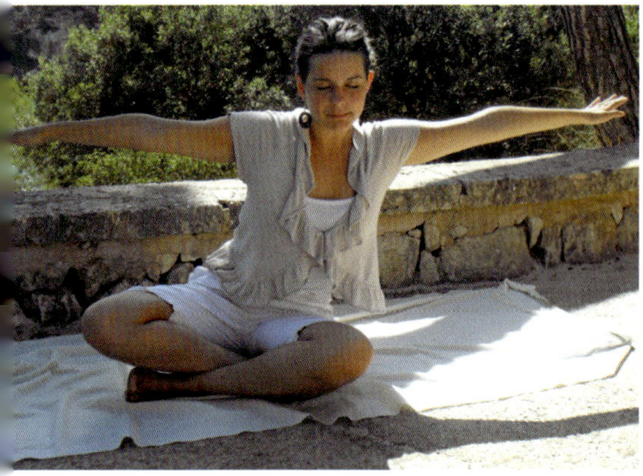

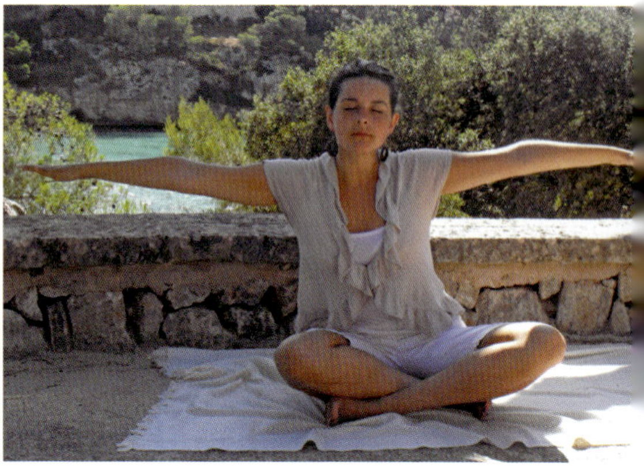

Zeit: 1 – 2 Minuten

Geistige Ausrichtung: Ich bin klar, gerade und beweglich. Ich kann Situationen aufrecht begegnen.

Variation auf dem Stuhl: Sitzen Sie bitte mit aufrechter Wirbelsäule auf einem Stuhl. Heben Sie die Arme wie oben angegeben. Folgen Sie dann den weiteren Anleitungen oben.

Wie Sie die Übung beenden: Kommen Sie in eine aufrechte Position, atmen Sie tief ein. Halten Sie den Atem kurz an und zentrieren Sie sich am Augenbrauenpunkt. Atmen Sie dann aus. Spüren Sie kurz nach.

9. Übung: Schulterschaukel

Wirkung: Diese Übung lockert und entspannt die Schultern, die bei Angst oft chronisch verspannt sind.

Ausführung: Bitte setzen Sie sich in die Einfache Haltung. Heben Sie mit dem Einatmen eine Schulter in Richtung Ohr. Mit dem Ausatmen lassen Sie sie sinken. Mit dem nächsten Einatmen ziehen Sie nun die andere Schulter hoch und lassen sie mit dem Ausatmen wieder sinken. Fahren Sie in diesem Rhythmus fort.

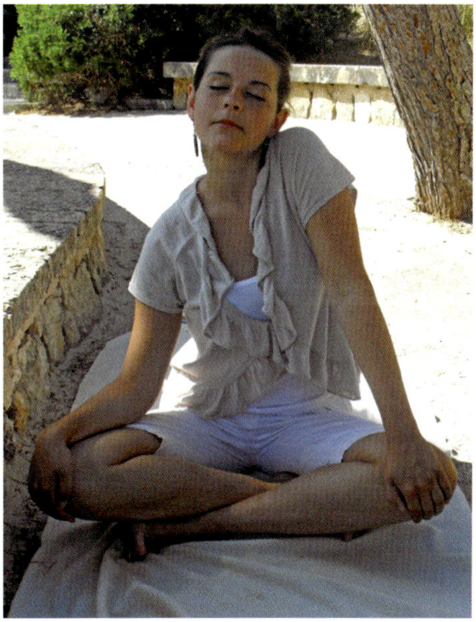

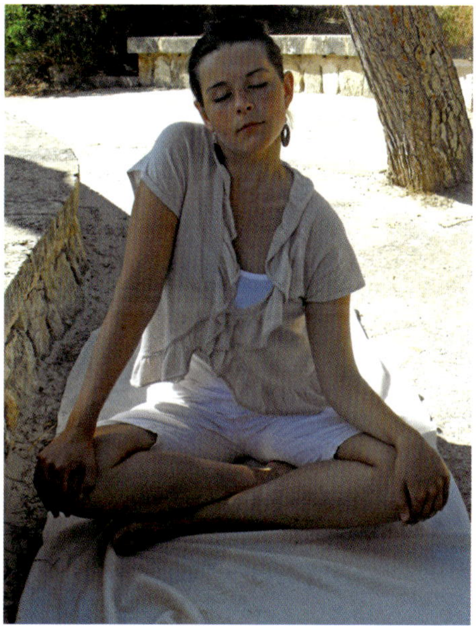

Zeit: 1 – 2 Minuten

Geistige Ausrichtung: Ich atme kraftvoll und ruhig. Ich spüre meine Beweglichkeit in den Schultern.

Variation auf dem Stuhl: Setzen Sie sich bitte mit aufrechter Wirbelsäule auf einen Stuhl. Folgen Sie dann den Anleitungen oben.

Wie Sie die Übung beenden: Atmen Sie tief ein und ziehen Sie beide Schultern gleichzeitig hoch. Halten Sie die Schultern oben, während Sie den Atem kurz anhalten und sich am Augenbrauenpunkt zentrieren. Atmen Sie dann aus und lassen die Schultern dabei langsam sinken.

10. Übung: Kopf kreisen

Wirkung: Diese Übung löst Verspannungen im Nacken, mindert Kopfschmerzen, entspannt.

Ausführung: Bitte setzen Sie sich in die Einfache Haltung. Halten Sie die Hände auf den Knien. Drehen Sie mit dem Einatmen Ihren Kopf über die linke Schulter, mit dem Ausatmen über die rechte Schulter. Fahren Sie mit langem, tiefem Atem in dieser Abfolge fort.

Zeit: 1 – 2 Minuten

Geistige Ausrichtung: Mein Kopf ist ganz entspannt. Mein Geist ist ganz entspannt.

Variation auf dem Stuhl: Sitzen Sie bitte mit aufrechter Wirbelsäule auf einem Stuhl. Folgen Sie dann der Anleitung oben.

Wie Sie die Übung beenden: Atmen Sie tief ein, halten Sie den Kopf in der Mitte. Atmen Sie aus und spüren Sie ein, zwei Atemzüge lang nach.

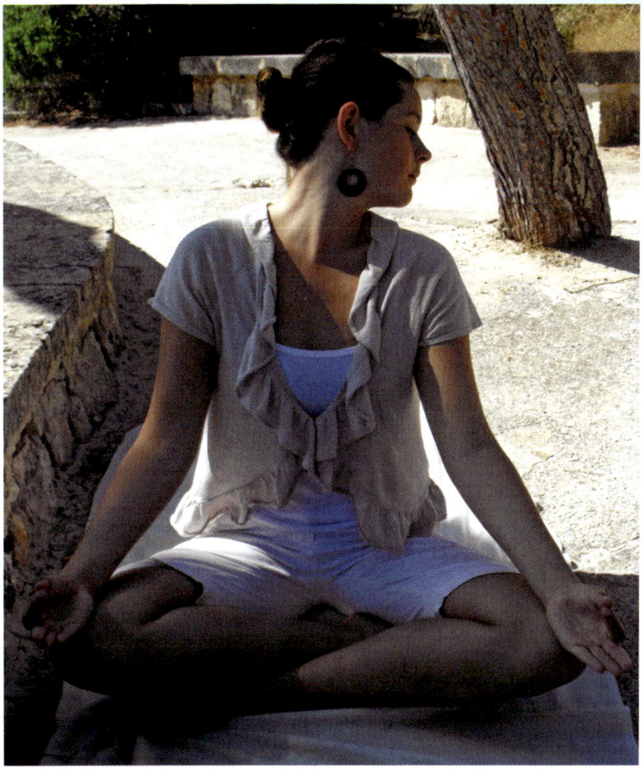

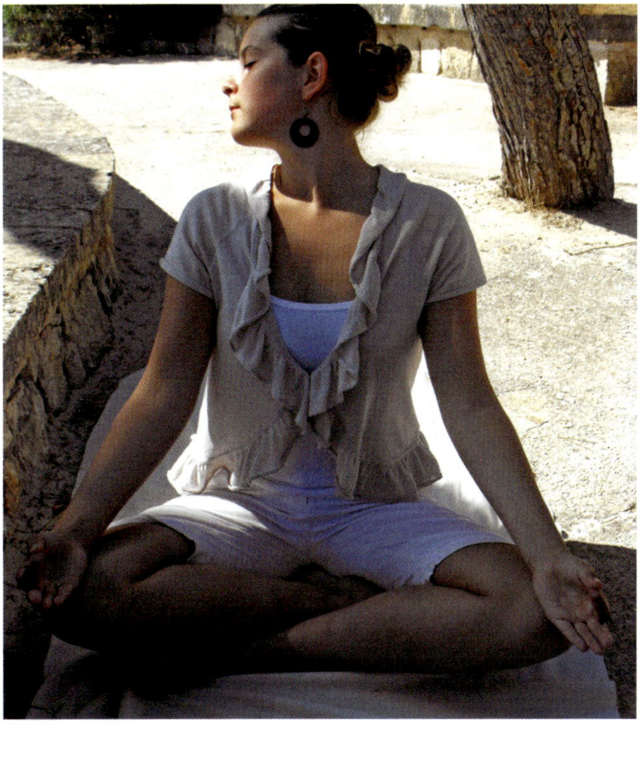

Liebevolle Präsenz

Bitte legen Sie sich zur Entspannung auf den Rücken oder auf die Seite. Polstern Sie Ihre Position mit Kissen gut aus, sodass Sie wirklich gemütlich liegen. Decken Sie sich gut zu. Schließen Sie dann bitte die Augen.

Spüren Sie unter sich die Erde. Nehmen Sie wahr, dass die Erde lebendig ist, genauso lebendig wie Sie. Und dass die Erde Sie jetzt einlädt, sich ihr anzuvertrauen. Stellen Sie sich vor, dass Sie sich der Erde entgegensinken lassen, mit jedem Atemzug ein wenig mehr. (Pause)

Spüren Sie dann auch, wie Ihr Atem Sie bewegt, ganz sanft. Wie er Ihre Grenzen erweitert und Sie dann wieder zurückträgt, in Ihre Mitte. (Pause)

Stellen Sie sich dann vor, dass Sie auf einem Weg gehen. Nehmen Sie diesen Weg wahr, es ist der Weg Ihrer Seele. Hinter Ihnen liegt das, was Sie früher erlebt haben. Vor Ihnen liegt das, was vor Ihnen liegt. Nehmen Sie mit Ihren inneren Augen wahr, wo Sie sich befinden. Und wie es um Sie herum aussieht. Ob es dort eher hell ist. Oder dunkel. Ob es um Sie üppig ist. Oder eher karg. Spüren Sie unter Ihren Füßen den Weg, auf dem Sie gehen. (Pause)

Und dann nehmen Sie wahr, dass Ihnen auf diesem Weg ein Wesen entgegenkommt. Es scheint keinen Körper zu haben, es ist eher eine Präsenz, eine Energie, lichtvoll und angenehm. Das Wesen nähert sich Ihnen, Sie spüren eine Gegenwart, die Ihr Innerstes erkennt, die Sie anschaut. Mit freundlichen, liebevollen Augen. Und

Sie spüren, dass dieses Wesen Sie annimmt. Ganz gleich, was Sie in Ihrem Leben alles falsch gemacht haben. Ganz gleich, ob Sie sich selbst mögen oder nicht. Und dann schließt das Wesen Sie in die Arme. Und es ist, als ob da plötzlich nur noch Liebe um Sie herum ist. Keine persönliche Liebe. Einfach Liebe. Alles Suchen, alle Angst kann in dieser Liebe aufhören. (Pause)

Vielleicht können Sie diese Liebe gar nicht lange aushalten. Vielleicht baden Sie förmlich darin. Es gibt nichts Falsches. Wann immer es sich richtig anfühlt, lassen Sie zu, dass die Umarmung sich wieder von Ihnen löst. Ganz langsam. Und dass die Liebe bei Ihnen bleibt. (Pause)

Kehren Sie dann mit Ihren Erlebnissen zurück in die Wirklichkeit Ihres Körpers. Bringen Sie das Erlebte mit in Ihren Körper hinein. Verbinden Sie sich ganz mit Ihrem Körper. Machen Sie dann die auf Seite 81 beschriebenen Aufwachschritte.

Und danken Sie dann Ihrem Körper, Ihrem Atem und Ihrem Geist für das Erlebte.

Meditation gegen Ängste

Diese Meditation verlangsamt Ihre Atmung und hilft Ihnen, den Kontakt zu Ihrem Inneren herzustellen. Sie können sie entweder auf dem Boden oder auf einem Stuhl ausführen.

Bitte setzen Sie sich in die Einfache Haltung. Falten Sie Ihre Hände. Strecken Sie dann die Mittelfinger hoch und legen Sie die Spitzen aneinander. Die übrigen Finger ziehen Sie ins Innere der Hände hinein und drücken die Mittelgelenke der Finger aneinander. Die Daumen werden nach hinten gestreckt und die Daumenspitzen aneinandergepresst. Auf diese Weise entsteht ein Herz aus Ihren Händen, aus denen die Mittelfinger herausragen. Das Mudra, das Sie so formen, verwandelt Ihre Gefühle (die Mittelfingerenergie) in Herzenergie.

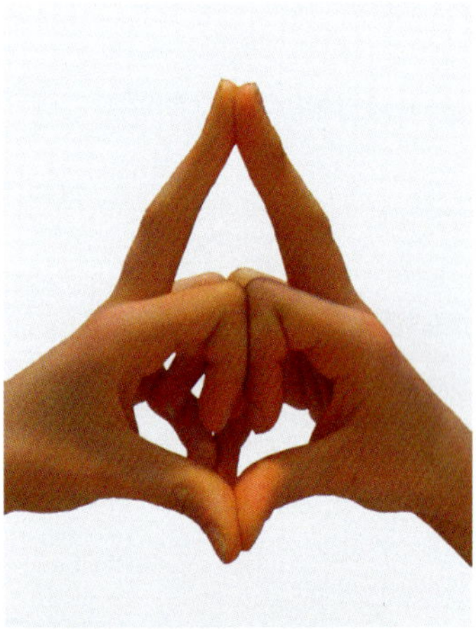

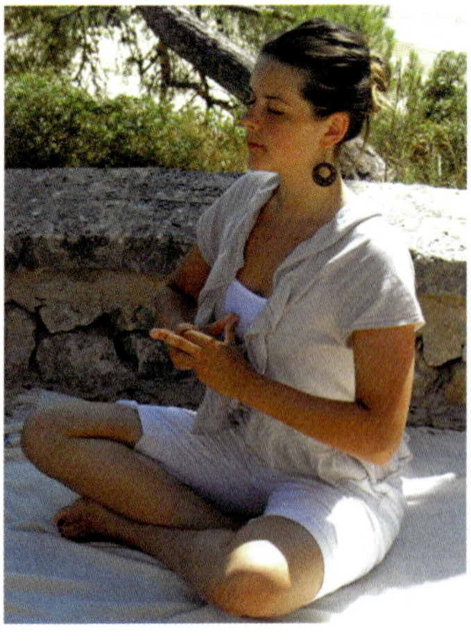

Bitte halten Sie nun dieses Mudra vor Ihren Herzraum, sodass die Daumenspitzen gegen das Brustbein zeigen.

Chanten Sie nun nach dem Einatmen mit angehaltenem Atem 11 x ICH BIN und nach dem Ausatmen mit ausgehaltenem Atem 11 x ICH BIN.

Wiederholen Sie diese Abfolge bei jedem Atemzug. Konzentrieren Sie sich dabei auf den Augenbrauenpunkt.

Zeit: 5 – 11 Minuten

Zum Abschluss atmen Sie bitte tief ein und aus. Lassen Sie die Hände sinken und spüren Sie nach.

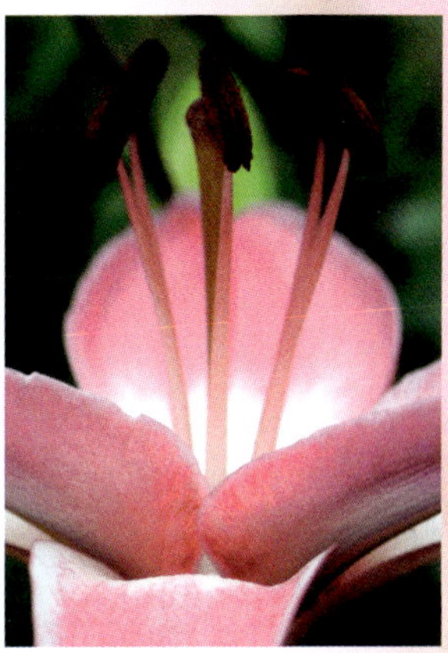

Tipp aus der yogischen Notfallapotheke:

Bei einer akuten Panikattacke trinken Sie bitte ein großes Glas Wasser. Dann setzen Sie sich in die Einfache Haltung oder mit aufrechter Wirbelsäule auf einen Stuhl. Verschränken Sie die Arme vor dem Körper und stecken Sie die Handflächen offen unter die Achselhöhlen. Drücken Sie die Handflächen mit den Achselhöhlen fest gegen den Körper. Heben Sie die Schultern so hoch, wie Sie können, und pressen Sie das Kinn auf das Brustbein. Schließen Sie die Augen. Atmen Sie lang und tief.

Zeit: 2 – 3 Minuten

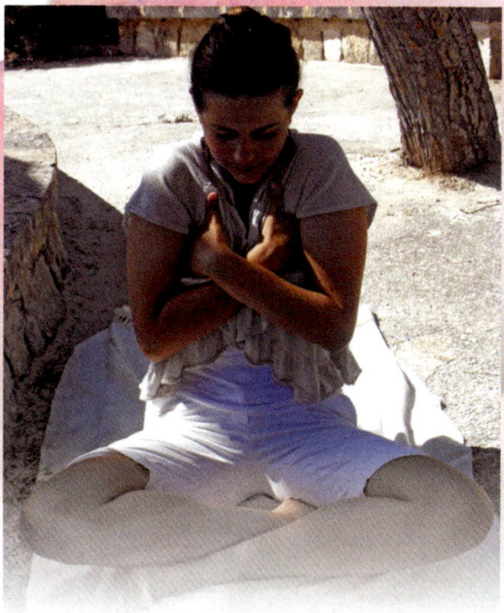

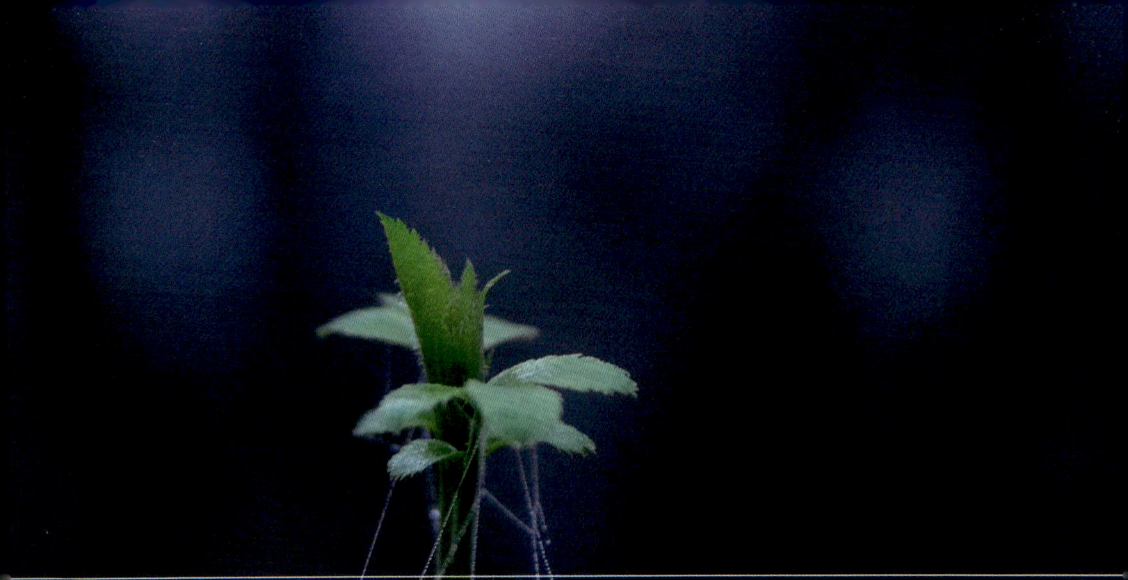

Kapitel 5
Verzweiflung, Hoffnungslosigkeit, Depression

Manchmal fühlen Sie sich wie diese Pflanze: traurig, allein, ganz im Dunkeln. Ob irgendwann einmal wieder die Sonne scheinen wird für Sie? Ob irgendwann wieder einmal Hoffnung und Lebendigkeit da sein werden? Sie wissen es nicht. Jetzt jedenfalls sind Sie nur niedergeschlagen. Verzweifelt. Hoffnungslos.

All diese Gefühle sind menschlich, wenn man eine Krebsdiagnose bekommt. Manche Menschen weinen tagelang. Zittern. Wollen nichts mehr essen und trinken. Andere ziehen sich ganz in sich zurück, werden stumm und sind kaum ansprechbar. Aber auch, wenn Sie Ihre Behandlung schon durchgestanden haben, wenn Sie voll Hoffnung und Mut sind, können depressive Verstimmungen, Sorgen, Pessimismus und Einsamkeitsgefühle Sie immer wieder einholen.

Manchmal sind diese Gefühle sehr direkt spürbar und auch für andere deutlich sichtbar. Manchmal lauern sie eher im Hintergrund, kommen nachts oder wenn Sie ganz allein sind. Sie können auftauchen, wenn Ihnen bewusst wird, wie sehr Ihr ganzes Leben sich durch die Krebserkrankung verändern wird. Wenn Sie Ihren Beruf nicht mehr ausüben können zum Beispiel oder wenn das

Geld nicht mehr ausreicht. Sie können auftauchen, wenn Sie das Gefühl haben, dass Ihr Körper verstümmelt ist, sodass Sie sich nicht mehr als richtige Frau, als richtiger Mann fühlen. Wenn Sie kaum noch in den Spiegel schauen mögen. Oder sich anderen nicht zeigen wollen. Oder sie können da sein, wenn Sie nicht wissen, ob es gut ausgehen wird mit dem Krebs. Und wenn Sie mit niemandem über Ihre Sorgen reden können.

Phasen von Verzweiflung und Hoffnungslosigkeit kennt jeder, der mit einer Krebserkrankung umgehen muss. Irgendwann kommen Sie auch wieder heraus, schöpfen wieder Mut, manchmal den Mut der Verzweiflung. Eine Depression entsteht, wenn Sie gar nicht mehr aus diesen Gefühlen herausfinden. Wenn das Leben überhaupt keinen Spaß mehr macht. Wenn Sie voller Selbstvorwürfe stecken, die Ihnen niemand ausreden kann. Wenn Sie nicht mehr schlafen mögen und schon gar nicht mehr aufwachen. Wenn Ihnen eigentlich jeder Tag zu viel ist.

In solch einem Moment haben Sie sich selbst verloren. Oder aufgegeben. Sind zum Opfer geworden. Ihr eigenes Opfer, auch wenn es sich so anfühlt, als wären Sie Opfer der Umstände, der Erkrankung. Und so sehr Trauer und Phasen von Hoffnungslosigkeit und Verzweiflung ein anteilnehmendes Ohr brauchen, eine liebevolle Umarmung, einen Menschen, der bei Ihnen ist und Ihnen gut zuspricht, so hilft all dies bei Depression überhaupt nicht, im Gegenteil. Es bringt Sie eher noch tiefer in die negative Stimmung hinein.

Wirksame Hilfe bei diesen Gefühlen kann letztlich überhaupt nicht von außen kommen. Wirksame Hilfe kann nur in Ihrem eigenen Inneren entstehen. Yogisch betrachtet entstehen depressive Gefühle nämlich durch eine Mischung aus Angst und Unsicherheit. Wenn wir das Gefühl von Ohnmacht haben, das Gefühl, ausgeliefert zu sein. Nichts mehr tun zu können. Und die Liebe, die es immer noch oder gerade jetzt gibt für uns, nicht mehr schätzen können. Das bedeutet, wir haben uns selbst abgetrennt – von unserem Leben, von unserer Lebendigkeit, von anderen Menschen, von der Liebe – und letztlich von der göttlichen Quelle unseres Seins. Dann verschließen wir unser Herz, und unsere Lebendigkeit nimmt ab. Das kann ein schleichender Prozess sein. Oder auch ganz plötzlich geschehen.

Was helfen kann an dieser Stelle, ist, mit Yoga und Meditationen einen Weg zurück zu unserer inneren Quelle, zu unserer Seele zu finden. Und herauszufinden, dass wir sehr wohl etwas tun können – für uns selbst. Bis zum letzten Atemzug. Entscheidungen treffen. Uns Freundschaften öffnen. Bisher nie Gewagtes tun. Kleine oder große Risiken eingehen – jemandem sagen, dass wir ihn gern mögen. Eine Umarmung anbieten. Jemanden anlächeln. Oder Grenzen setzen. Es gibt keinen Moment, in dem unser Selbst uns nicht braucht. Keinen Moment, in dem es uns nicht ruft. Wir brauchen nur hinzuhören. Und aufzuwachen.

Wenn wir mit unserem Selbst verbunden sind, können wir unsere Energie und unsere Lebendigkeit wiederfinden – jetzt in diesem Moment. Jetzt in diesem Moment bin ich lebendig. Jetzt in diesem Moment kann ich mich dem öffnen, was das Leben immer für mich bereithält – einen tiefen Atemzug. Ein nettes Lächeln. Eine Bewegung. Innere, heilende Bilder. Wir können (wieder) entdecken, dass wir zu jeder Zeit Liebe geben und empfangen können – in aller Verletzlichkeit unseres Körpers und unserer Seele. Depression und Niedergeschlagenheit können sogar Hilfen werden, um zu erkennen, wie wir uns von dieser Wirklichkeit der Liebe trennen – und wie wir diese Trennung wieder zurückverwandeln können in Verbundenheit.

Unsere Aufgabe ist hier also: Wie können wir unser Herz wieder öffnen – für uns selbst und für unser Leben? Wie können wir Zweifel, Hoffnungslosigkeit, Depression überwinden und unsere Selbstliebe wieder stärken? Wie können wir wieder ins Leben treten?

Die Übungsfolge, die wir Ihnen hier dafür vorschlagen, stoppt auf sehr wirkungsvolle Weise die energetische Blockade, die wir mit depressiven Gefühlen in unserem Körper errichten. Sie ist sehr kraftvoll, bringt Ihre Energie wieder ins Fließen und kehrt den Prozess des Rückzugs und der seelischen Unbeweglichkeit um. Verbunden mit dem Mantra SA-TA-NA-MA bringt sie uns in Kontakt mit dem lebendigen Prozess des Werdens und Vergehens. Auf körperlicher Ebene mobilisiert sie die Energie Ihres Herzzentrums und vermittelt ein Gefühl der Freude und der Möglichkeit, die Wirklichkeit selbst zu verändern.

Die anschließende erste Meditation balanciert weiße und rote Blutkörperchen und gibt uns so körperlich die Möglichkeit, mehr Energie in unseren Stoffwechsel zu bringen. Die zweite Meditation gilt als blitzschneller Helfer bei Niedergeschlagenheit. Sie aktiviert energetische Punkte in unserem Gesicht, die ermöglichen, dass wir uns wieder neu und frisch fühlen.

Übungsfolge gegen Niedergeschlagenheit und depressive Verstimmungen

1. Übung: Bogenschütze mit Mantra

Wirkung: Diese Übung aktiviert den Stoffwechsel, klärt den Geist, beruhigt das Herz.

Ausführung: Diese Übung hat vier Teile. Bei allen Teilen stehen Sie in der Bogenschützenposition: Stehen Sie dazu im Stand. Spreizen Sie die Beine etwas mehr als schulterbreit. Drehen Sie sich zu einer Seite und kommen leicht hinunter ins vordere Knie. Der vordere Fuß dreht sich im 90-Grad-Winkel mit und zeigt nach vorn. Das hintere Bein bleibt gestreckt, der hintere Fuß steht im 90-Grad-Winkel zum vorderen Fuß.

Heben Sie den Arm über dem vorderen Bein ein wenig über Schulterhöhe an. Formen Sie die vordere Hand zu einer Faust, aus der Ihr Daumen nach oben zeigend herausschaut. Der andere

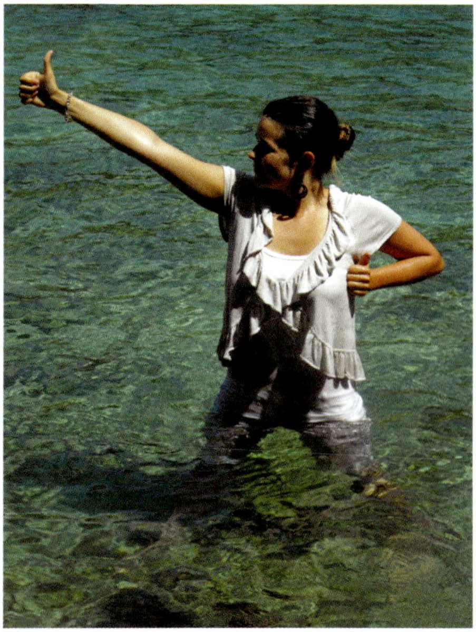

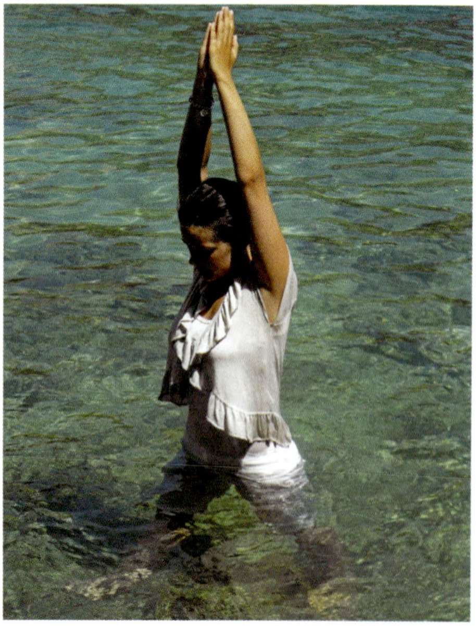

Arm wird angewinkelt und die ebenfalls zur Faust geballte Hand drückt unter die hintere Achselhöhle. Nun schauen Sie auf den hochgereckten vorderen Daumen.

Teil 1: Gehen Sie nun viermal leicht wippend in die Knie, sprechen Sie dazu das Mantra SA-TA-NA-MA.

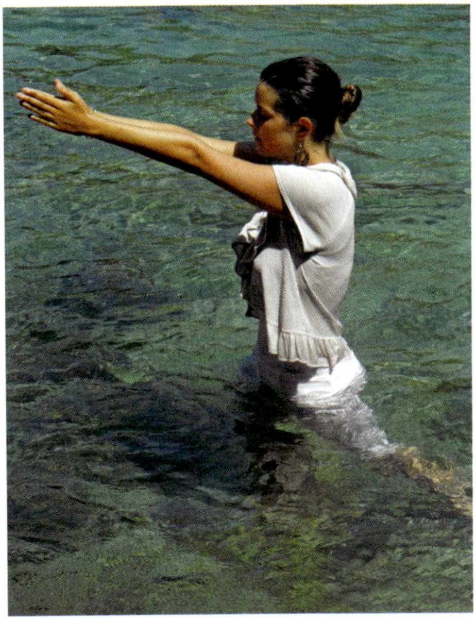

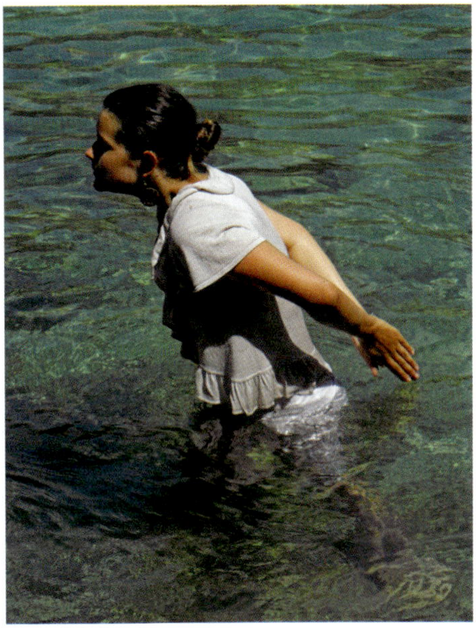

Teil 2: Aus der ersten Haltung heraus klatschen Sie nun viermal über Ihrem Kopf in die Hände. Verbinden Sie das Klatschen mit dem Mantra SA-TA-NA-MA.

Teil 3: Aus der zweiten Haltung heraus klatschen Sie nun viermal vor Ihrem Körper in die Hände. Die Arme sind dabei möglichst gestreckt. Verbinden Sie das Klatschen mit dem Mantra SA-TA-NA-MA.

Teil 4: Aus der dritten Haltung heraus klatschen Sie nun viermal hinter Ihrem Rücken in die Hände. Verbinden Sie das Klatschen mit dem Mantra SA-TA-NA-MA.

Wiederholen Sie die Haltungen 1 – 4 fortlaufend. Dann wechseln Sie die Richtung und wiederholen die Sequenz zur anderen Seite.

Zeit: jeweils 2 Minuten

Geistige Ausrichtung: Jetzt in diesem Moment bin ich ganz lebendig.

Variation auf dem Stuhl: Setzen Sie sich mit gegrätschten Beinen auf einen Stuhl. Drehen Sie sich zu einer Seite, heben Sie einen Arm auf Schulterhöhe gestreckt hoch, formen Sie eine Faust, wobei der Daumen senkrecht nach oben herausschaut. Der andere Arm wird abgewinkelt und die Hand zur Faust geformt. Die Faust legen Sie bitte unter die hintere Achselhöhle. Dann folgen Sie bitte den weiteren Anleitungen oben.

Wie Sie die Übung beenden: Atmen Sie tief ein, strecken die Arme, halten den Atem kurz an und atmen dann tief aus. Lassen Sie die Arme sinken und drehen Sie sich zur Körpermitte. Spüren Sie einige Atemzüge lang nach.

2. Übung: Zurück ins Leben

Wirkung: Diese Übung entspannt den Nacken, löst Verspannungen im oberen Rücken. Sie öffnet für die innere Wirklichkeit.

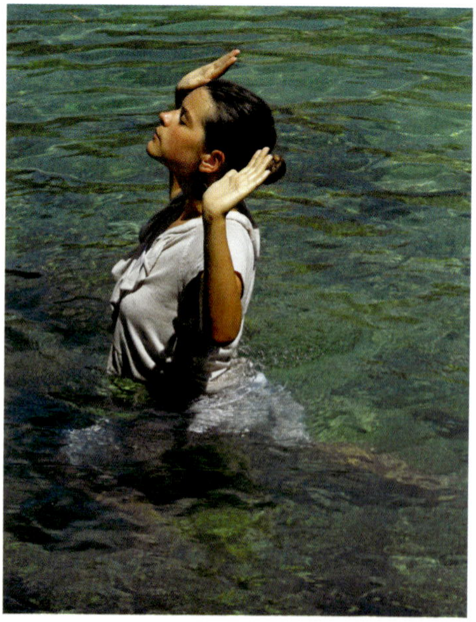

Ausführung: Stehen Sie erneut mit gegrätschten Beinen. Drehen Sie sich zu einer Seite und heben Sie die Arme hoch, sodass Ihre Oberarme parallel zum Boden sind und die Unterarme senkrecht nach oben zeigen. Knicken Sie die Handflächen nach hinten ab. Legen Sie den Kopf leicht zurück. Atmen Sie lang und tief ein und aus.

Zeit: 1 – 2 Minuten

Geistige Ausrichtung: Ich atme in den Himmel. Ich bitte um Trost und Hilfe.

Variation auf dem Stuhl: Setzen Sie sich bitte mit gegrätschten Beinen auf einen Stuhl. Drehen Sie sich zu einer Seite. Folgen Sie dann den Anleitungen oben.

Wie Sie die Übung beenden: Atmen Sie tief ein, legen Sie mit angehaltenem Atem den Kopf noch einmal zurück und zentrieren Sie sich am Augenbrauenpunkt. Atmen Sie dann tief aus und heben dabei langsam den Kopf und senken die Hände.

3. Übung: Schütteln

Wirkung: Diese Übung lockert und erfrischt den ganzen Körper nach den vorherigen Übungen.

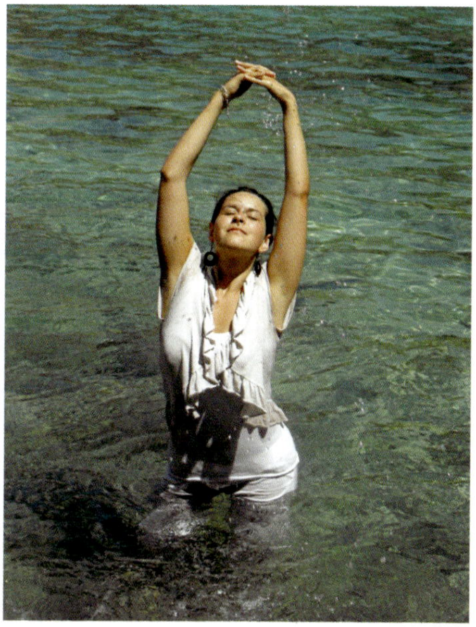

Ausführung: Bleiben Sie im Stand. Strecken Sie die Arme hoch, verschränken Sie die Hände und schütteln Sie eine Minute lang Ihre Beine, dann eine weitere Minute lang Ihren gesamten Körper.

Zeit: 2 Minuten

Geistige Ausrichtung: Ich schüttle mich frei.

Variation auf dem Stuhl: Setzen Sie sich mit geradem Rücken auf den Stuhl. Heben Sie die Arme hoch, verschränken Sie die Hände, sodass die Hände zum Himmel zeigen. Folgen Sie dann den Anleitungen oben.

Wie Sie die Übung beenden: Bleiben Sie stehen, atmen Sie tief ein, halten den Atem kurz an und schieben die Arme hoch. Konzentrieren Sie sich auf Ihr Körperinneres. Atmen Sie dann aus und senken Sie die Arme in einem Bogen ab. Spüren Sie nach.

4. Übung: Fersenkick

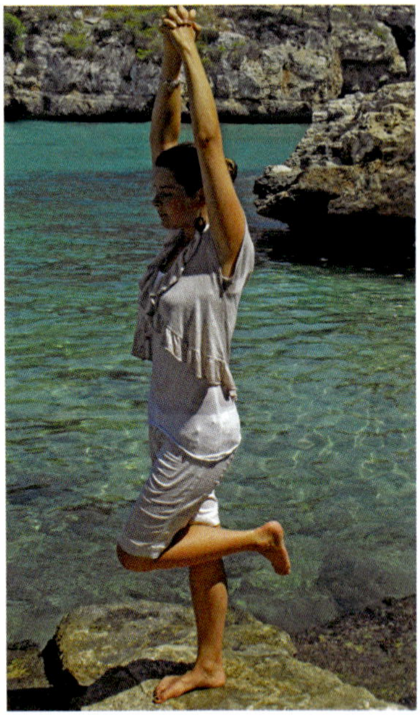

Wirkung: Diese Übung aktiviert den Lebensnerv, einen feinstofflichen Nerv, der auf den Rückseiten der Beine verläuft, und kann Schmerzen in den Knien lösen.

Ausführung: Bleiben Sie im Stand, in derselben Arm- und Handhaltung wie in Übung 3. Kicken Sie abwechselnd mit Ihren Fersen in Richtung Po.

Zeit: 1 Minute

Geistige Ausrichtung: Ich gebe mir selbst einen Kick.

Variation auf dem Stuhl: Stellen Sie sich vor den Stuhl, die Lehne ist vor Ihnen. Halten Sie sich an der oberen Kante der Lehne fest. Kicken Sie dann mit Ihren Fersen abwechselnd den Po.

Wie Sie die Übung beenden: Atmen Sie tief ein, stehen Sie fest auf beiden Füßen. Atmen Sie bewusst tief aus und spüren einen Moment nach.

5. Übung: Die Armwippe

Wirkung: Diese Übung erzeugt ein Gefühl von Gleichgewicht, löst Spannungen in den Schultern, stärkt das Nervensystem.

Ausführung: Setzen Sie sich in den Schneidersitz. Heben Sie Ihre Arme seitlich hoch, sodass sie parallel zum Boden sind. Heben Sie nun einen Arm schräg nach oben hoch, während der andere Arm schräg nach unten wandert. Wechseln Sie die Richtung. Wippen Sie die Arme auf diese Weise abwechselnd. Atmen Sie dabei lang und tief.

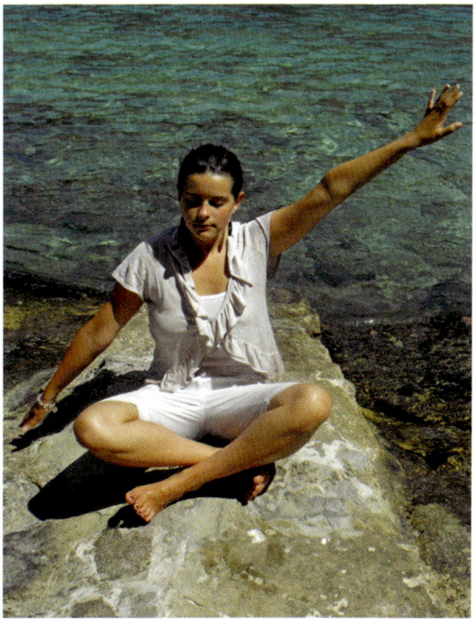

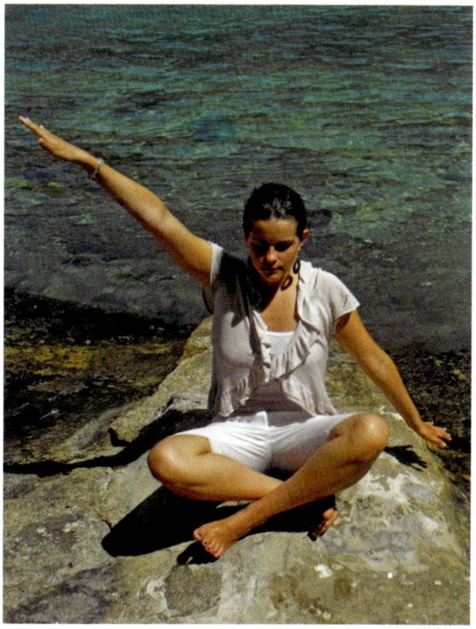

Zeit: 1 – 2 Minuten

Geistige Ausrichtung: Meine Arme sind ganz leicht, wie die Schwingen eines großen Vogels.

Variation auf dem Stuhl: Setzen Sie sich mit aufrechter Wirbelsäule auf einen Stuhl. Folgen Sie dann den Anleitungen oben.

Wie Sie die Übung beenden: Atmen Sie tief ein, halten Sie den Atem kurz an und nehmen Sie die Arme zur Seite, parallel zum Boden. Konzentrieren Sie sich auf Ihren Augenbrauenpunkt. Atmen Sie dann bewusst aus und lassen Sie die Arme langsam sinken. Spüren Sie nach.

6. Übung: Herzklopfen

Wirkung: Diese Übung aktiviert das Herzzentrum, löst Spannungen auf, löst Trauer und Depression.

Ausführung: Legen Sie sich auf den Rücken. Machen Sie aus Ihren Händen Fäuste mit den Daumen innen. Klopfen Sie mit den Fäusten wie mit einem schweren Hammer gegen Ihre Brust, aber ohne die Brust wirklich zu treffen. Wechseln Sie die Hände beim Klopfen ab. Atmen Sie dabei rhythmisch ein und aus.

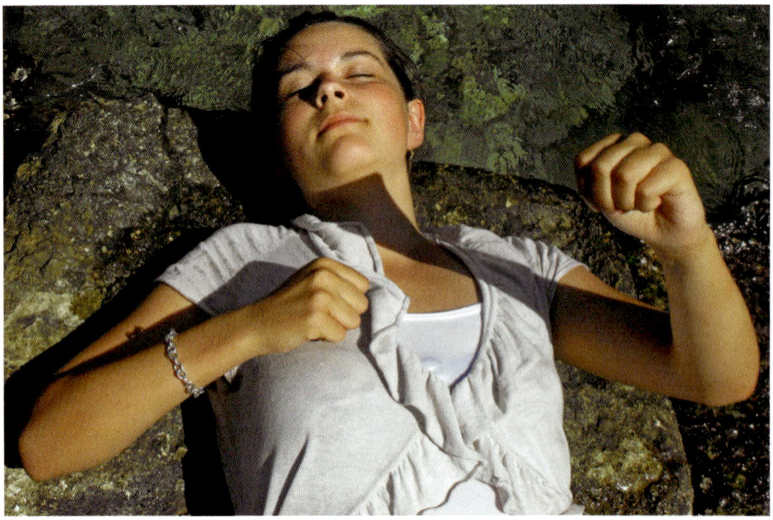

Zeit: 2 Minuten

Geistige Ausrichtung: Mein Herz ist wie eine Trommel, es klingt und tönt.

Variation auf dem Stuhl: Setzen Sie sich mit aufrechter Wirbelsäule auf den Stuhl. Heben Sie Ihre Arme, ballen Sie die Hände zu Fäusten, die Daumen innen. Klopfen Sie dann mit den Fäusten wie mit einem schweren Hammer gegen Ihre Brust, aber ohne sie zu treffen. Wechseln Sie dabei die Hände ab. Atmen Sie rhythmisch ein und aus.

Wie Sie die Übung beenden: Atmen Sie tief ein, spannen Sie mit angehaltenem Atem die Arme fest an, spannen Sie gleichzeitig alle Muskeln an. Dann atmen Sie bewusst tief aus und lassen die Arme sinken. Spüren Sie in Ihr Herz.

7. Übung: Der Baum

Wirkung: Diese Übung fordert und verbessert den Gleichgewichtssinn, stärkt die innere Stabilität, versenkt in das innere Bewusstsein.

Ausführung: Kommen Sie in den Stand. Heben Sie die Arme senkrecht über den Kopf, die Handflächen liegen aneinander. Verschränken Sie die Finger und strecken die Zeigefinger senkrecht nach oben. Heben Sie einen Fuß und legen ihn – je nach körperlichen Möglichkeiten – an den Schritt, an die innere Seite Ihres Knies oder an die Innenseite des

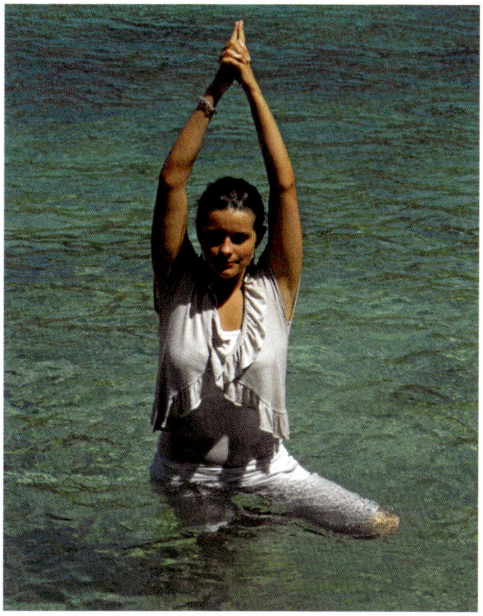

Fußknöchels. Strecken Sie sich nach oben, konzentrieren Sie sich auf den höchsten Punkt Ihres Kopfes. Atmen Sie lang und tief ein und aus. Dann wechseln Sie bitte die Seite.

Zeit: 1 – 2 Minuten pro Seite

Geistige Ausrichtung: Ich stehe fest gegründet auf dem Boden. Ich verbinde mich mit meiner Seele.

Variation auf dem Stuhl: Stellen Sie sich neben die Vorderkante des Stuhls. Beide Füße stehen nebeneinander. Beugen Sie ein Knie und legen Sie das Knie auf die Außenkante der Stuhllehne, sodass die Fußsohle des gebeugten Knies leicht gegen die Innenseite der Wade Ihres anderen Beines drückt. Heben Sie die Arme und folgen den Anleitungen oben. Wenn Sie aus dem Gleichgewicht kommen, halten Sie sich an der Stuhllehne fest. Wechseln Sie die Seite.

Wie Sie die Übung beenden: Atmen Sie tief ein, halten den Atem kurz an und strecken sich bewusst hoch. Dann atmen Sie aus und entspannen die Position. Spüren Sie kurz nach, verbinden Sie sich mit dem oberen Punkt Ihres Kopfes.

8. Übung: Hampelmann (Variation)

Wirkung: Diese Übung belebt Ihren gesamten Organismus, sie macht munter und bringt gute Laune.

Ausführung: Stellen Sie sich mit gespreizten Beinen hin. Heben Sie die Arme zur Seite, strecken Sie Hände und Finger. Die Ellenbogen sollten ganz durchgedrückt sein. Wippen Sie nun die Arme auf und ab. Atmen Sie rhythmisch, denken Sie dabei SAT NAM.

Zeit: 1 – 2 Minuten

Geistige Ausrichtung: Das Leben macht Spaß.

Variation auf dem Stuhl: Sitzen Sie mit aufrechter Wirbelsäule auf dem Stuhl. Folgen Sie dann den Anleitungen oben.

Wie Sie die Übung beenden: Atmen Sie tief ein, halten Sie die Arme parallel zum Boden. Halten Sie den Atem kurz an, dann atmen Sie bitte aus und senken die Arme ab. Lassen Sie die Handflächen nach vorn zeigen, atmen Sie entspannt, spüren Sie nach.

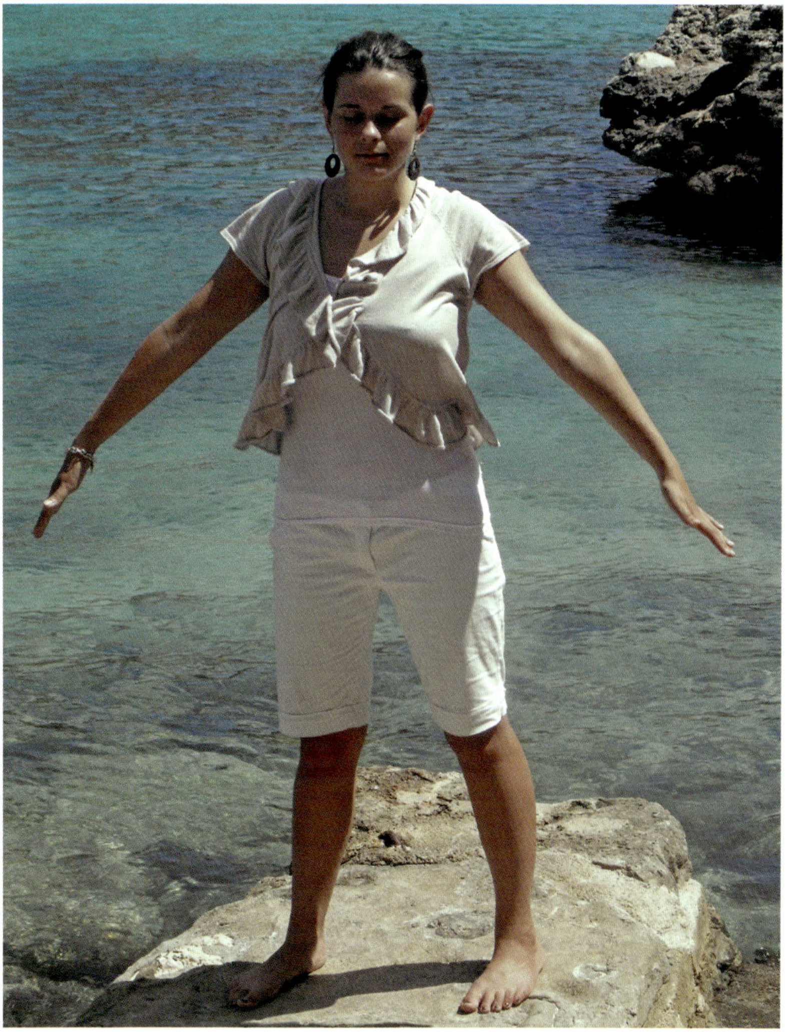

Der Garten der Seele

Bitte legen Sie sich zur Entspannung auf den Rücken oder auf die Seite. Polstern Sie Ihre Position mit Kissen gut aus, sodass Sie wirklich gemütlich liegen. Decken Sie sich gut zu, damit Sie warm sind. Schließen Sie dann bitte die Augen.

Spüren Sie unter sich die Erde. Nehmen Sie wahr, dass die Erde lebendig ist, genauso lebendig wie Sie. Und dass die Erde Sie jetzt einlädt, sich ihr anzuvertrauen. Stellen Sie sich vor, dass Sie sich der Erde entgegensinken lassen, mit jedem Atemzug ein wenig mehr, wie in ein weiches Kissen. (Pause)

Spüren Sie dann auch, wie Ihr Atem Sie bewegt, ganz sanft, ein und aus. Wie er Sie dehnt und dann wieder zurückträgt, zu Ihrer Mitte. Spüren Sie dieses große, langsame Pulsieren. (Pause)

Nehmen Sie dann Ihr Inneres wahr, Ihre innere Weite. Erkunden Sie diese innere Weite. Und stellen Sie sich vor, dass Sie hier einen Garten finden, den Garten Ihrer Seele. Betreten Sie jetzt diesen Garten. Und schauen Sie sich um. Nehmen Sie mit allen Sinnen wahr, wie dieser Garten beschaffen ist, ob er Grenzen hat oder nicht, ob er ungeschützt daliegt oder ganz verborgen oder frei in der ihn umgebenden Natur liegt. Ob er natürlich wächst. Oder ob er von Menschenhand angelegt worden ist. Ob es ordentlich abgezirkelte Beete dort gibt oder Bereiche des Wildwuchses. Ob er geheimnisvoll ist. Oder ganz klar. Nehmen Sie das Bild des Gartens Ihrer Seele wahr, schauen Sie sich darin um. (Pause)

Spüren Sie dann auch, was dieser Garten braucht, um sich zu seiner vollen Schönheit zu entfalten. Und stellen Sie sich vor, Sie könnten alles geschehen lassen, was Ihren Garten zum Blühen bringt, allein mit der Kraft Ihrer Absicht.

Sie können Wasser regnen lassen. Oder den Garten neu ordnen. Oder erweitern. Ihm einen Schutz geben, wenn er das braucht. Oder Mauern und Zäune einreißen. Sie können einen See anlegen. Oder den Garten in eine andere Landschaft verlegen. (Pause)

Spüren Sie, wie Ihr Seelengarten sich so nach und nach verwandelt und zu einem kleinen Paradies wird, einem Ort, der die ganze Schönheit Ihrer Seele spiegelt. Suchen Sie sich dann einen Platz, von dem aus Sie all dies genießen können. Vielleicht in einem Liegestuhl. Oder vor einem Gartenhaus. Ruhen Sie sich aus, genießen Sie Ihren Seelengarten. (Pause)

Und kommen Sie dann mithilfe der auf Seite 81 beschriebenen Aufwachschritte zurück.

Meditationen gegen Depression und Verzweiflung

1. Meditation: Setzen Sie sich in die Einfache Haltung. Oder mit aufrechter Wirbelsäule auf einen Stuhl. Verschränken Sie nun Ihre Hände, und zwar so, dass Sie die Fingerspitzen in die Mulden zwischen den Fingern legen. Die Zeigefinger werden ausgestreckt und aneinandergelegt, die Daumen zurückgezogen und ebenfalls aneinandergelegt. Halten Sie nun die Hände auf Brusthöhe.

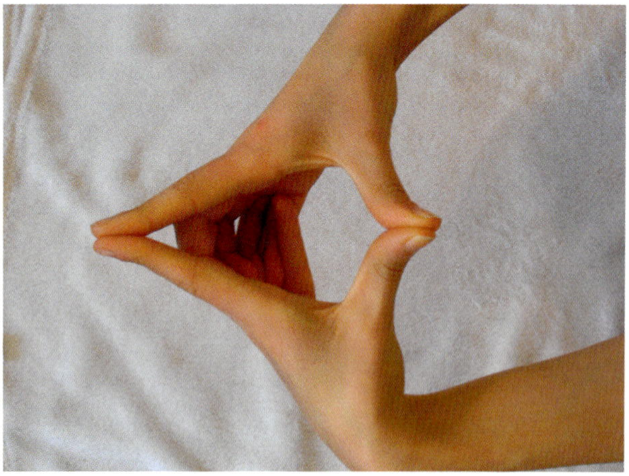

Schließen Sie die Augen bis auf einen kleinen Spalt. Atmen Sie in drei Atemstößen ein, konzentrieren Sie sich dabei bitte

- auf Ihr Nabelzentrum beim ersten Atemstoß,
- auf Ihr Herzzentrum beim zweiten Atemstoß und
- auf Ihre Lippen beim dritten Atemstoß.

Denken Sie bei diesen Atemstößen das Mantra WHA-HE-GU, und zwar WHA beim ersten Atemstoß, HE beim zweiten Atemstoß und GU beim dritten Atemstoß. Dann, mit einem langen Ausatmen, denken Sie bitte die Schlusssilbe RU. Beim nächsten Atemzyklus denken Sie bei den drei Atemstößen des Einatmens das Mantra WHA-HE-JI und beim anschließenden langen Ausatmen den Laut O.

Das gesamte Mantra lautet also WHAHE GURU WHAHE JIO und bedeutet: „Oh wie groß ist die Kraft, die mich vom Dunkel zum Licht führt, oh wie groß ist mein Herz."

Zeit: 3 – 7 Minuten

2. **Blitzmeditation gegen Hofnungslosigkeit:** Setzen Sie sich bitte in den Schneidersitz oder mit aufrechter Wirbelsäule auf einen Stuhl. Heben Sie die Hände und lassen Sie Ihren Kopf in die Handinnenflächen sinken. Ihre Wangenknochen sollten dabei auf die Innenseiten Ihrer Handgelenke auftreffen. Drücken Sie den Kopf mit Ihren Handgelenken hoch, lassen Sie den Kopf gleichzeitig ganz schwer werden. Atmen Sie tief ein und aus. Dann heben Sie langsam wieder den Kopf.

Zeit: 1 – 3 Minuten

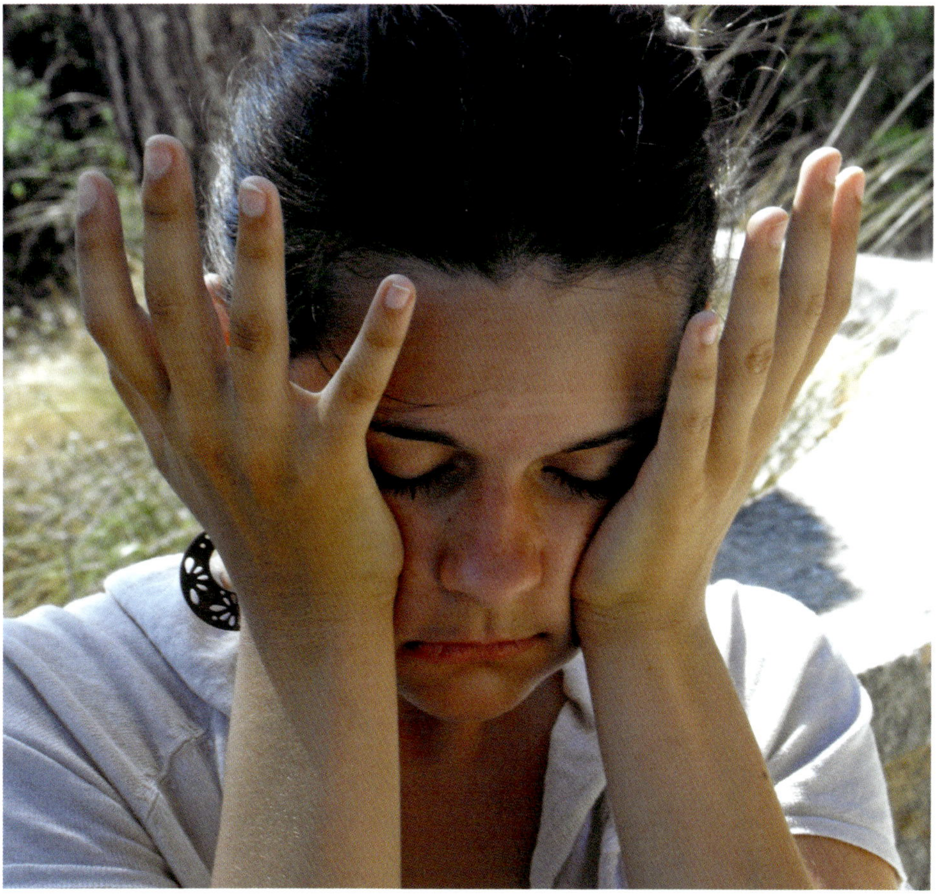

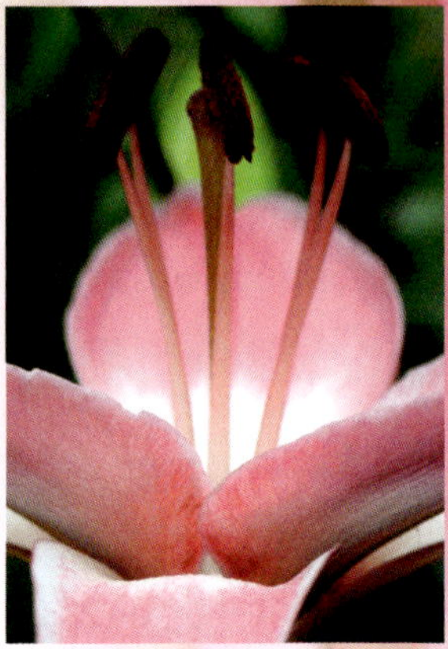

Tipp aus der yogischen Notfallapotheke:

Kalt duschen!

Das Geheimrezept aus dem Kundalini Yoga gegen Niedergeschlagenheit und Verzweiflung heißt: kalt duschen!

Auf yogische Weise kalt zu duschen bedeutet allerdings mehr, als nur einfach die Dusche auf „kalt" zu stellen. So geht es:

- Reiben Sie sich mit einem Luffahandschuh am ganzen Körper ab.
- Ölen Sie dann mit Mandelöl den ganzen Körper gut ein – dabei den Körper streichend massieren.
- Erst jetzt gehen Sie unter die kalte Dusche. Halten Sie das kalte Wasser zuerst auf Füße und Unterschenkel, duschen dann die Arme aufwärts Richtung Oberkörper, zuletzt bestrahlen Sie mit dem Wasser Rücken und Bauch. Dabei den Körper fest abreiben. Die Oberschenkel jedoch aussparen: Hier wird nach yogischem Wissen das sensible Gleichgewicht von Magnesium und Kalium reguliert, das die gesamte glatte Muskulatur – etwa des Herzens – beeinflusst. Yogis tragen deshalb auch unter der Dusche eine Hose, die bis zu den Knien reicht.
- Stellen Sie die Dusche aus und reiben Sie sich erneut ab. Schmutzpartikel werden so gelöst.
- Drehen Sie die Dusche nochmals auf und duschen Sie den ganzen Körper kurz kalt ab.
- **Achtung:** das kalte Wasser nicht über die Haare laufen lassen, sondern nur das Gesicht damit benetzen.
- Nun trocknen Sie sich gut ab – Sie werden sich wundervoll fühlen! Angenehmer Nebeneffekt: Schon nach wenigen Tagen beginnt Ihre Haut zu strahlen.

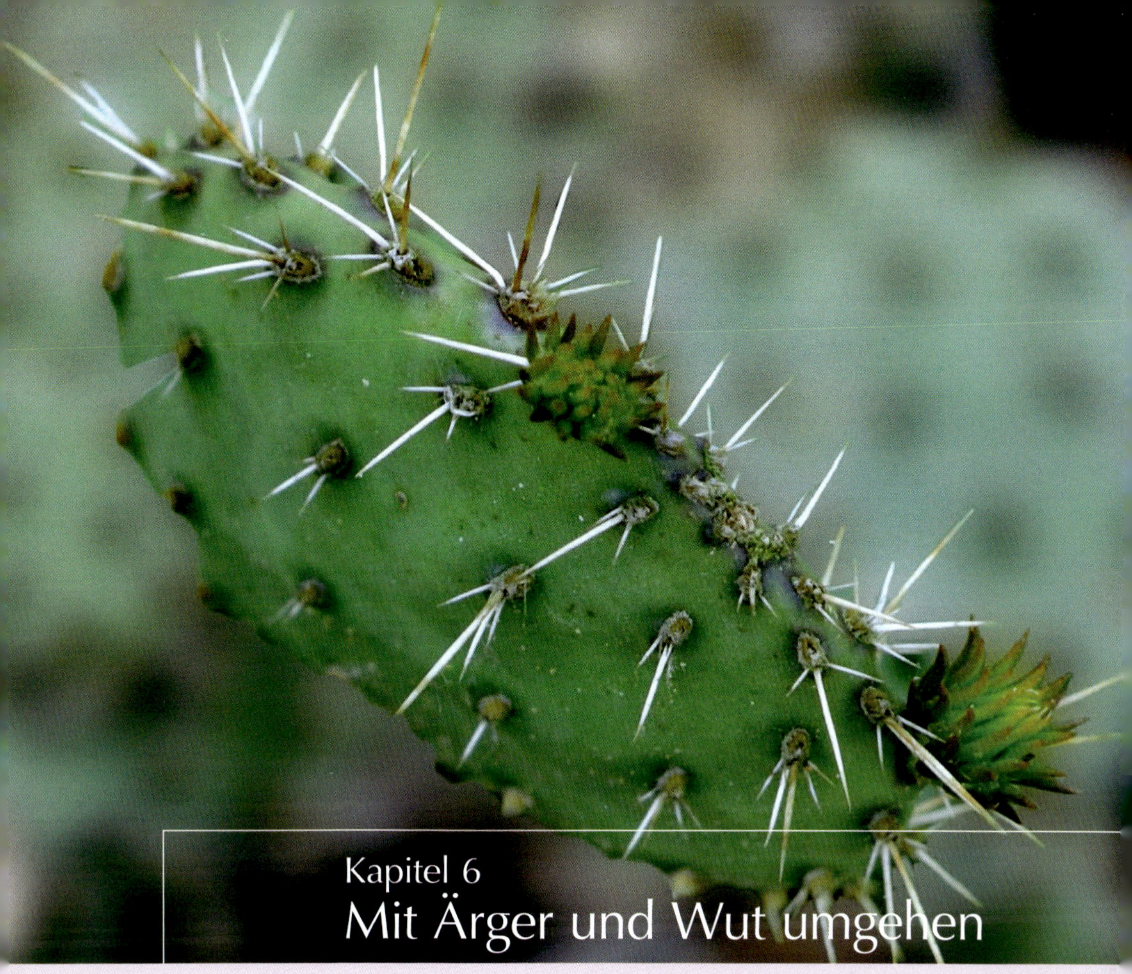

Kapitel 6

Mit Ärger und Wut umgehen

Am Abend nach Weihnachten war ich unlängst zu einer „Nacht der spirituellen Lieder“ in der Hamburger Christuskirche. Einer der Musiker, die dort mit uns sangen, der Amerikaner Michael Stillwater, wies uns darauf hin, dass jeder zahllose Lieder und Melodien in sich trägt, die wir in uns hören könnten, wenn wir nach innen lauschten. Und die wir nach außen bringen könnten, wenn wir den Mut fänden, sie zum Klingen zu bringen. Er bat dann die Teilnehmer, zu ihm zu kommen und ihre inneren Themen zu äußern – und er würde für sie nach innen lauschen und dann singen. Eine Teilnehmerin kam nach vorn und sagte mitten in all die heilige Stille hinein: „Ich möchte meine Wut lieben lernen.“

Die ganze Kirche – und es waren etwa 500 Menschen darin – hielt einen Moment lang den Atem an. Denn Wut, Ärger, Aggression scheinen nicht zu Spiritualität zu passen. In allen spirituellen Traditionen – und vor allem im Christentum, derjenigen Tradition, in der die meisten von uns erzogen wurden – ist Aggression geradezu der Gegenpol von Liebe, der Gegenpol von Heilung.

Andererseits können wir manchmal nicht anders: Wir werden ärgerlich. Wir sind manchmal wütend. Vor allem wenn schlecht mit uns umgegangen wird. Oder wenn wir uns ohnmächtig oder ausgeliefert fühlen. Wenn wir uns nicht wirksam wehren können, weil das Gegenüber stärker oder die Situation nicht lösbar scheint. Wenn Untersuchungen nicht durchgeführt oder Untersuchungsergebnisse übersehen werden – dann könnten wir in die Luft gehen. Schließlich geht es doch um unser Leben!

Und dann der Krebs selbst – er scheint so aggressiv zu sein. So als habe er eine Persönlichkeit, einen Charakter – und zwar einen bösartigen. Gegen den man nur ankämpfen kann, ankämpfen muss. Um ihn zu besiegen, ihn zu vernichten, ihn auszulöschen. Mit allen Waffen, die es gibt. Mit aggressiven Medikamenten, aggressiver Chemotherapie, aggressiver Bestrahlung. Schließlich will dieser Krebs ja auch zerstören, vernichten – deshalb muss man sich wehren. Mit aller Kraft.

Sie sollen also kämpfen – aber gleichzeitig bitteschön nicht aggressiv sein. Ein Widerspruch in sich – in der Psychologie nennt man so etwas einen Double Bind. Unlösbar. Wie sollen Sie mit diesem Widerspruch umgehen?

Die Lösung liegt darin, dass wir uns klarmachen: Wenn wir von Aggression sprechen, dann sprechen wir meist von den Folgen unterdrückter Aggression. Unterdrückte Aggression ist lebensfeindlich, nimmt Formen an, die vernichten können und sollen. In unserer Gesellschaft ist Aggression eher verboten, wir kennen keine Rituale mehr, die Aggression zulassen und in gesunde Bahnen lenken.

Krebspatienten beschreiben ihren Krebs oft mit aggressiven Bildern – und wenn man sie fragt, wo denn diese Aggression in ihrem eigenen Leben ist, dann erschrecken sie beinahe. Und spüren, wie sehr die Aggression in ihnen unterdrückt ist. Sodass der Kampf gegen den Krebs auch den Aspekt hat, endlich einmal ebenfalls aggressiv sein zu dürfen, innere Bilder entwickeln zu dürfen, die sonst verboten sind. Kraftvoll zu sein. Wütend. Vernichtend. Und wenn man Menschen wie Carl Simonton mit seinem Programm der kämpferischen Fantasiereisen glauben darf, dann sind solche Fantasien extrem heilsam. Und Menschen, die sich erlaubt haben, in solchen inneren Auseinandersetzungen siegreich zu sein, hatten deutlich größere Überlebenschancen.

Für viele Menschen ist schon die Vorstellung, laut zu schreien, ein No-Go. Das geht allenfalls auf dem Fußballplatz, wo andere die Aggression für uns, durch strenge Regeln gesichert, zum Ausdruck bringen. Aber spirituelle Menschen gehen nicht auf den Fußballplatz. Spirituelle Menschen schreien nicht. Oder doch?

Erlauben wir uns zu sagen: Aggression gehört zur menschlichen Grundausstattung. Der amerikanische Psychotherapeut Fritz Perls beispielsweise hat immer wieder darauf hingewiesen: Schon die Nahrungsaufnahme hat etwas Aggressives – wir müssen die Nahrung zerbeißen, zerkleinern, zerkauen. Wenn diese Aggression gestört wird, wenn Menschen beispielsweise gezwungen werden, Unverdauliches herunterzuschlucken, auch im übertragenen Sinn, dann entstehen Störungen. Ebenso wenn jedes Aufflammen von Ärger oder Wut, jedes Abgrenzen oder Besitzenwollen schon bei einem Kind als moralisch verwerflich deklariert oder verboten wird – dann wird die eigentlich normale Aggression in den Untergrund verdrängt. Und kommt oft als unterdrückte Wut, als Gewalt, als gegen sich selbst oder andere gerichtete Aggression wieder heraus.

Einfach nur alle Aggressionen „herauslassen", wie dies in vielen Therapien vor allem in den 1980er Jahren propagiert wurde, ist jedoch auch nicht die Lösung – wenn es auch sinnvoll sein kann, die eigenen inneren Verbote einmal zu durchbrechen und die darin gebundene lebendige Energie freizusetzen. Aber immer und immer wieder auf Kissen einzuschlagen, immer wieder jemanden oder etwas anzuschreien, bringt letztlich auch nicht weiter. Vor allem bringt es keinen Frieden, macht nicht wirklich frei und lebendig. Sondern erschöpft auf Dauer nur. Und frustriert. Nicht nur weil oft hinter Aggression noch anderes steckt: Traurigkeit etwa. Oder Hilflosigkeit. Sondern weil die Seele eigentlich in Frieden kommen möchte. In Versöhnung. Und in Liebe.

Im Kundalini Yoga gibt es daher eine andere Lösung. Statt mit aller Kraft „Was fällt dir ein!" oder „Lass mich in Ruhe!" zu schreien, schreien wir mit aller Kraft: „SAT NAM!" Und machen dabei unsere Übungen, rhythmisch und mit Kraft. Wir schlagen auf den Boden – und rufen dazu: „Gott!" (HAR). Wir atmen in einem bestimmten Rhythmus und erlauben dabei unserer ganzen Aggression, lebendig zu werden.

Dadurch geschieht etwas geradezu Magisches: Die Aggression, sonst immer verboten, bekommt so ein Ventil. Sie bekommt gleichzeitig eine Form, einen Rhythmus, der uns hält und nicht grenzenlos werden lässt. Und sie wird transformiert, umgewandelt durch die hohe Schwingung des Mantras. Dieses zieht buchstäblich und energetisch nach oben – und die niedrigere Schwingung der unteren Energieebenen, zu denen Aggression und vor allem unterdrückte Aggression gehören, wird genutzt und wie eine Art Treibstoff eingesetzt, um die Rakete der Lebensenergie in den inneren Kanal in unserer Wirbelsäule und nach oben zu katapultieren. Wenn wir mit aller Kraft bei unserem Mantra bleiben, wird aus der Aggression reine Lebensenergie, die in uns nach oben steigt und unser Bewusstsein verwandelt.

„Change emotion into devotion", sagte Yogi Bhajan. „Verwandle Emotion in Hingabe." Emotion – innere Bewegung, vor allem Wut und Ärger – in Hingabe etwa an ein Mantra zu verwandeln, nutzt die Power der Emotion zur Wandlung. In diesem Sinn ist Aggression durchaus spirituell. Wir brauchen die Kraft der Aggression, um heil zu werden. Aber nicht die Aggression in ihrer unterdrückten, zerstörerischen Form. Sondern in ihrer offenen, energetischen Form, damit sie sich in uns umwandeln – und zum Treibstoff werden kann für unsere Unendlichkeit. Damit können wir dann auch dem Krebs begegnen – mit Kraft und Entschlossenheit und in innerem Frieden.

Die folgende Übungsreihe hilft, diesen Weg zu finden. Sie ermöglicht genau diesen Prozess. Deshalb vertrauen Sie sich ihm an, soweit es Ihnen möglich ist. Die Imagination bringt Sie in Verbindung mit Ihrem inneren Krieger, Ihrer inneren Kriegerin. Die vom Herzen her kämpft – und in Liebe. Die abschließende Meditation ist eine sehr wirkungsvolle Weise, Ihre aggressive Lebenskraft zu verwandeln in spirituelle Energie. Wenn sie Sie anspricht, üben Sie sie so oft wie möglich.

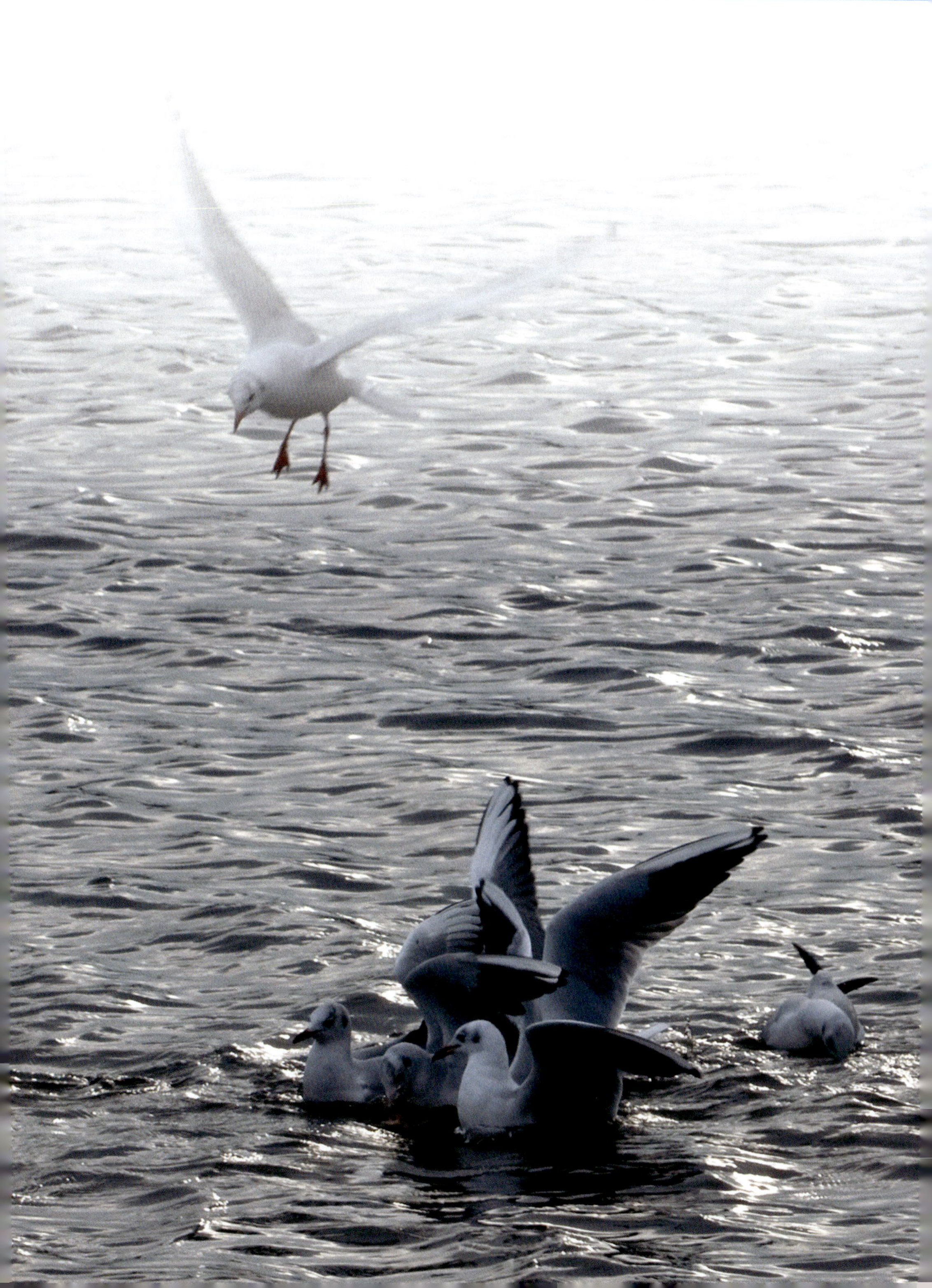

Übungsfolge bei Ärger und Aggression

1. Übung: Mit dem Ärger boxen

Wirkung: Diese Übung löst Verspannungen in den Schultern und im Herzraum und sie vertieft die Atmung.

Ausführung: Bitte setzen Sie sich in die Einfache Haltung. Winkeln Sie die Arme an, bis die Hände etwa auf der Höhe Ihres Herzzentrums sind. Ballen Sie nun die Hände zu Fäusten. Boxen Sie mit den Fäusten abwechselnd nach vorn, bis die Arme gestreckt sind. Rufen Sie jedes Mal, wenn eine Faust vorn ist, laut: „HAR" (Gott). Atmen Sie dabei rhythmisch ein und aus, sodass Ihre Atmung die Bewegung begleitet.

Zeit: 2 – 3 Minuten

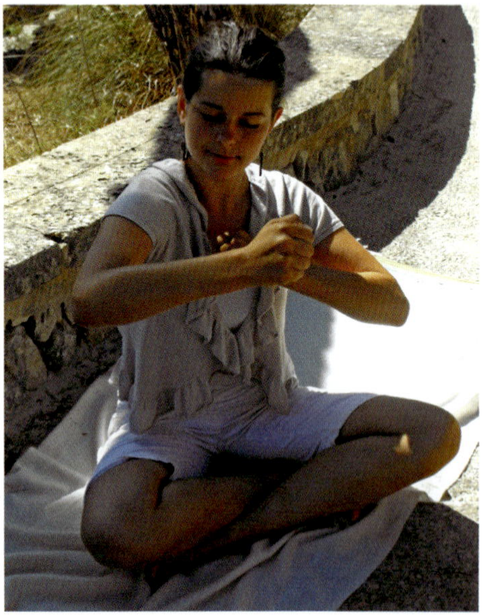

Geistige Ausrichtung: Stellen Sie sich alles vor, was Sie ärgert oder wütend gemacht hat, und boxen Sie dagegen an.

Variation auf dem Stuhl: Setzen Sie sich mit aufrechter Wirbelsäule auf einen Stuhl. Folgen Sie dann den Anleitungen oben.

Wie Sie die Übung beenden: Atmen Sie tief ein, halten Sie den Atem an und die Fäuste fest geballt vor dem Herzzentrum. Konzentrieren Sie sich auf den Augenbrauenpunkt. Atmen Sie aus, öffnen Sie die Hände und lassen Sie die Arme sinken. Legen Sie die Hände auf die Oberschenkel oder Knie, die Handflächen nach oben, Daumen und Zeigefinger aneinander. Spüren Sie einige Atemzüge lang nach.

2. Übung: Herzheilung

Wirkung: Diese Übung entspannt und vertieft die Atmung, sie führt die vorherige Übung in ihren Ursprung: ins Herz.

Ausführung: Bitte setzen Sie sich in die Einfache Haltung. Legen Sie die Hände über Kreuz auf Ihre Brust. Atmen Sie lang und tief.

Zeit: 2 Minuten

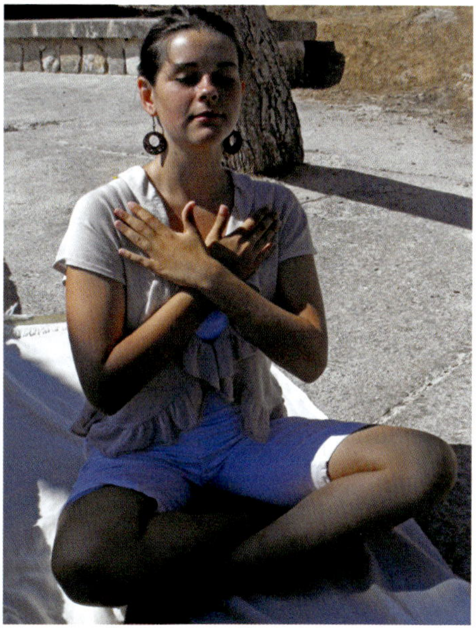

Geistige Ausrichtung: Spüren Sie in Ihren Herzraum. Spüren Sie, was unter der Wut, unter dem Ärger verborgen ist. Lassen Sie Ihr Gefühl fließen.

Variation auf dem Stuhl: Setzen Sie sich mit aufrechter Wirbelsäule auf einen Stuhl. Folgen Sie dann den Anleitungen oben.

Wie Sie die Übung beenden: Atmen Sie tief ein, halten Sie den Atem einen Moment lang an und konzentrieren Sie sich am Augenbrauenpunkt. Atmen Sie aus und entspannen Sie die Arme. Legen Sie die Hände mit nach oben gerichteten Handflächen auf die Oberschenkel oder auf die Knie. Legen Sie Daumen und Zeigefinger aneinander. Spüren Sie nach.

3. Übung: Durch die Muster der Vergangenheit

Wirkung: Diese Übung löst emotionale Blockaden aus der Vergangenheit auf.

Ausführung: Setzen Sie sich in den Schneidersitz, in die Einfache Haltung. Winkeln Sie den linken Arm an, sodass der Ellenbogen nach unten zeigt und der Unterarm nach oben. Die Handfläche ist wie bei einem Eid nach vorn gehalten. Winkeln Sie dann den rechten Arm an, sodass der Ellenbogen nach außen zeigt und die Handfläche nach unten. Holen Sie mit dem rechten Unterarm aus und schlagen Sie dann nach unten. Die Handfläche bleibt dabei ganz gerade. Atmen Sie durch die Nase kräftig ein und durch den Mund kräftig aus.

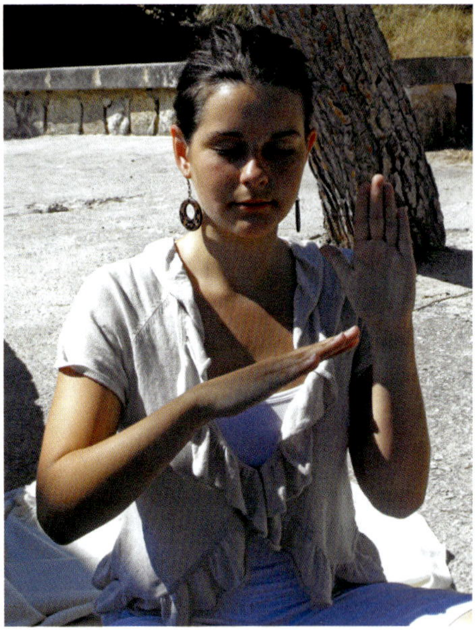

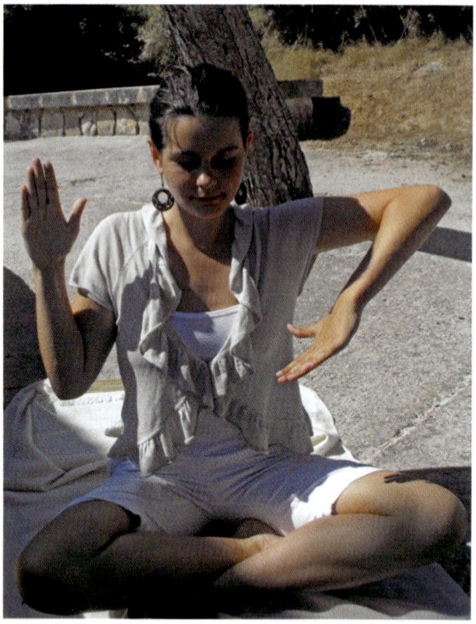

Zeit: 2 – 3 Minuten

Beenden Sie die Übung wie nachfolgend beschrieben und wechseln Sie dann die Seite.

Geistige Ausrichtung: Stellen Sie sich vor, wovon Sie sich befreien wollen – von alten Bildern über sich selbst, von alten Botschaften, die giftig waren, von immer wiederkehrenden Gedanken.

Variation auf dem Stuhl: Setzen Sie sich mit aufrechter Wirbelsäule auf einen Stuhl. Folgen Sie dann den Anleitungen oben.

Wie Sie die Übung beenden: Atmen Sie tief ein. Halten Sie den Atem kurz an und den „schlagenden" Unterarm ganz waagrecht. Konzentrieren Sie sich auf den Augenbrauenpunkt. Atmen Sie dann aus und entspannen Sie die Arme.

4. Übung: Schulterrollen

Wirkung: Diese Übung harmonisiert die vorherige Übung, sie entspannt die Schultern und vertieft die Atmung.

Ausführung: Sitzen Sie in der Einfachen Haltung. Rollen Sie die Schultern nach vorn.

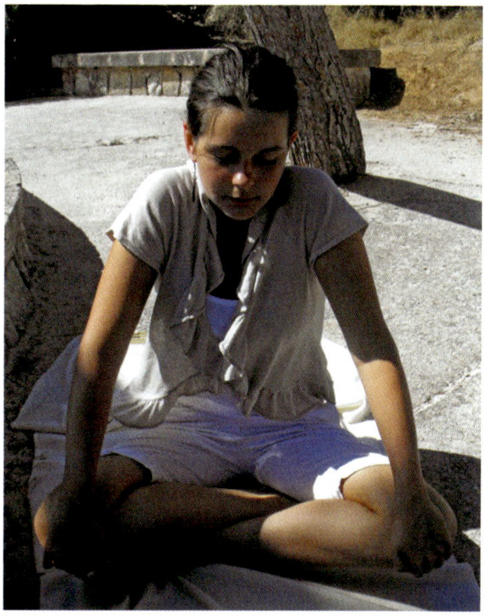

Zeit: 1 – 2 Minuten

Geistige Ausrichtung: Ich löse alle Spannung auf.

Variation auf dem Stuhl: Bitte setzen Sie sich mit aufrechter Wirbelsäule auf einen Stuhl. Folgen Sie dann den Anleitungen oben.

Wie Sie die Übung beenden: Atmen Sie tief ein und ziehen Sie beide Schultern hoch. Halten Sie einen Moment lang den Atem an und konzentrieren

Sie sich am Augenbrauenpunkt. Atmen Sie dann aus und lassen Sie dabei langsam die Schultern sinken.

5. Übung: Heilmeditation

Wirkung: Diese Übung löst emotionale Blockaden, verbessert das Immunsystem.

Ausführung: Bitte setzen Sie sich in die Einfache Haltung. Winkeln Sie die Arme an, sodass die Ellenbogen an den Rippenbögen liegen. Die Unterarme zeigen nach oben. Die Handgelenke sind abgeknickt und die Handflächen zeigen zum Himmel. Die Fingerspitzen zeigen nach außen. Ihre Augen sind fast ganz geschlossen und schauen innerlich auf die Nasenspitze. Atmen Sie nun durch die Nase ein und durch den Mund aus, so kräftig Sie können. Halten Sie den Körper dabei aufrecht.

Zeit: etwa 3 Minuten

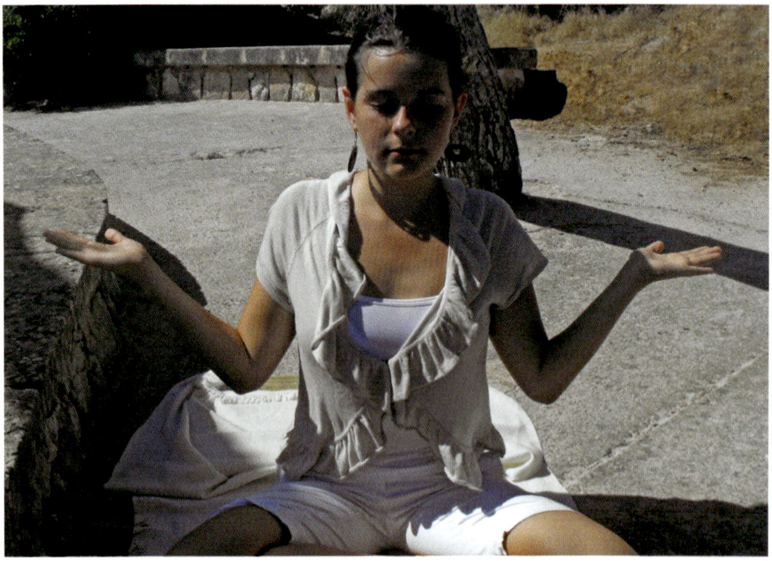

Geistige Ausrichtung: Ich löse mich von alten Gedanken und Mustern, ich blase sie mit meinem Atem fort. Meine Handflächen laden sich auf mit heilender Kraft.

Variation auf dem Stuhl: Bitte setzen Sie sich mit aufrechter Wirbelsäule auf einen Stuhl. Folgen Sie dann den Anleitungen oben.

Wie Sie die Übung beenden: Atmen Sie tief ein, halten den Atem einen Moment lang an und spannen alle Muskeln an. Dann atmen Sie tief aus und entspannen die Hände und Arme. Legen Sie die Handflächen auf Ihre Oberschenkel oder Ihre Knie. Spüren Sie einen Moment nach.

6. Übung: Der Erde schenken

Wirkung: Diese Übung nutzt die Kraft der Erde zur Umwandlung. Sie kräftigt die Oberarme und Brustmuskulatur. Sie löst Blockaden und versteckten Ärger auf.

Ausführung: Setzen Sie sich in die Einfache Haltung. Heben Sie die Arme an und schlagen Sie mit der flachen Hand neben sich auf den Boden. Bitte nicht so stark, dass Sie sich verletzen, aber dennoch deutlich. Schlagen Sie mit beiden Handflächen gleichzeitig, rufen Sie dabei das Mantra HAR. Wiederholen Sie die Bewegung rhythmisch.

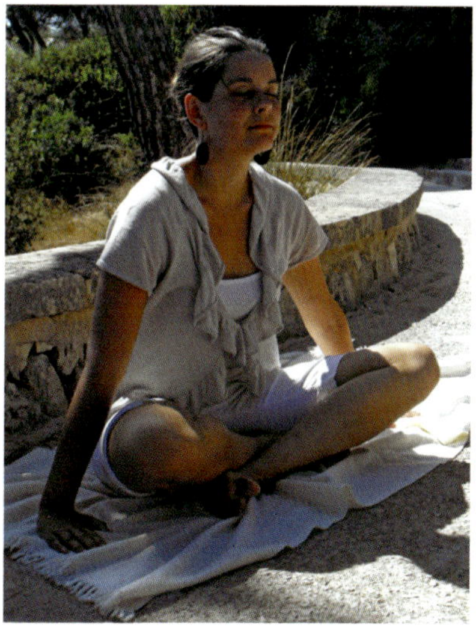

Zeit: 1 – 2 Minuten

Geistige Ausrichtung: Denken Sie an all das, was Sie ärgert. Das Mantra HAR kann Sie durch alles hindurchziehen.

Variation auf dem Stuhl: Stellen Sie sich vor den Stuhl. Platzieren Sie mehrere Kissen auf dem Stuhl. Schlagen Sie dann wie oben angegeben mit beiden Handflächen auf den Kissenberg, rufen Sie dabei das Mantra HAR. Wiederholen Sie die Bewegung rhythmisch.

Wie Sie die Übung beenden: Atmen Sie tief ein, halten Sie den Atem kurz an, spannen Sie alle Muskeln an und drücken die Hände gegen den Boden oder gegen die Kissen. Dann ausatmen und entspannen.

7. Übung: Lockern und lösen

Wirkung: Diese Übung entspannt den Körper.

Ausführung: Sitzen Sie weiter im Schneidersitz, in der Einfachen Haltung. Atmen Sie eine Minute lang tief ein und aus. Dann strecken Sie sich, dehnen Sie Ihren Körper nach allen Seiten.

Zeit: jeweils 1 Minute atmen und strecken

Variation auf dem Stuhl: Sitzen Sie in der aufrechten Haltung auf dem Stuhl. Dann folgen Sie den Anleitungen oben.

Wie Sie die Übung beenden: Atmen Sie tief ein, halten den Atem kurz an und atmen dann aus. Legen Sie die Hände auf die Oberschenkel, spüren Sie nach.

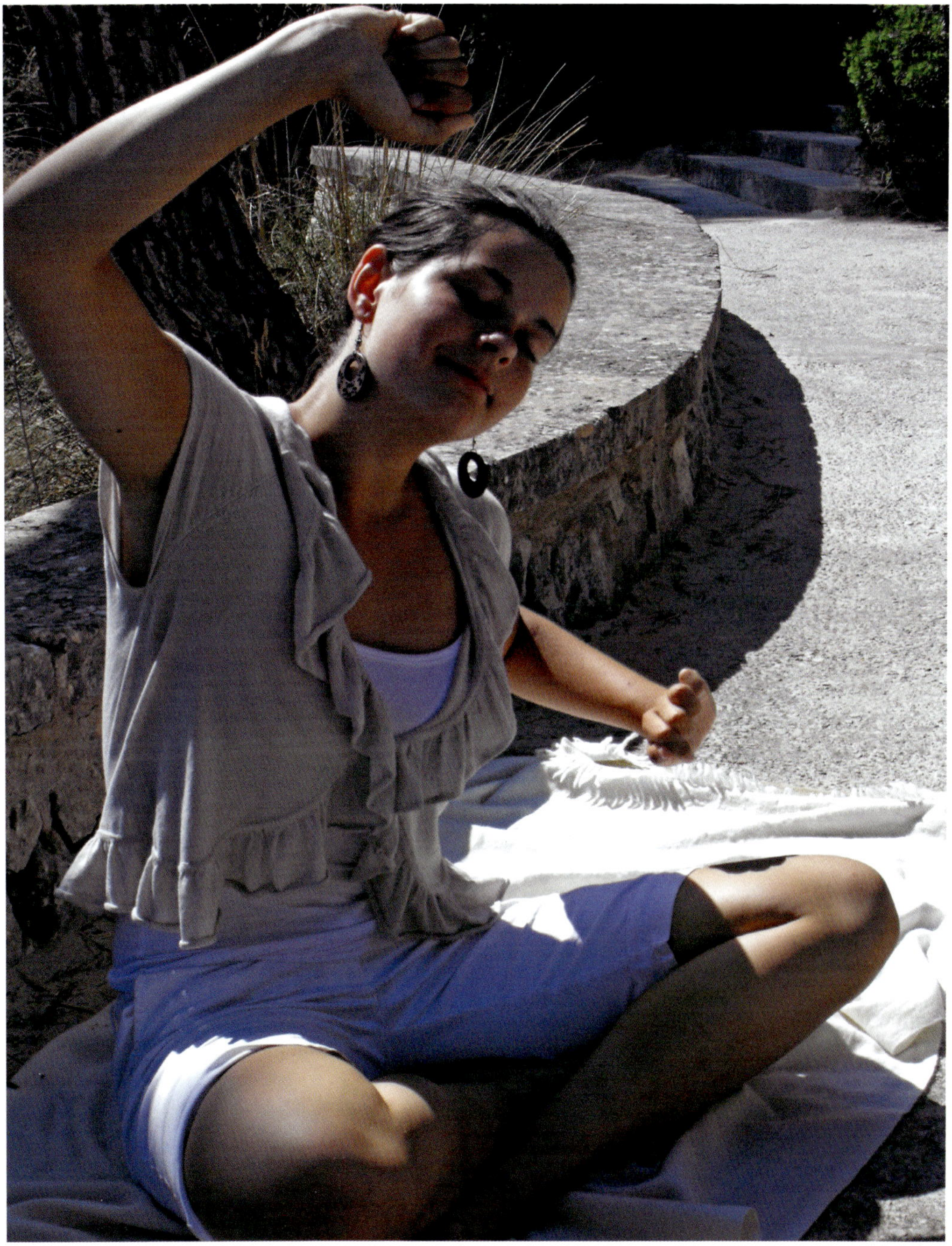

Begegnung mit dem inneren Krieger

Bitte legen Sie sich zur Entspannung auf den Rücken oder auf die Seite. Polstern Sie Ihre Position mit Kissen gut aus. Decken Sie sich gut zu. Schließen Sie dann bitte die Augen. Spüren Sie Ihren Atem. Atmen Sie entspannt ein und aus.

Spüren Sie die Erde unter sich. Und dass die Erde Sie jetzt einlädt, sich ihr anzuvertrauen. Stellen Sie sich vor, dass Sie sich der Erde entgegensinken lassen, mit jedem Atemzug ein wenig mehr, wie in ein weiches Kissen. (Pause)

Stellen Sie sich dann vor, dass Sie in die Weite Ihres Geistes hineinreisen, irgendwohin, auf eine fremde Insel, an einen Strand. Hinter dem Strand stehen Bäume, und Sie gehen darauf zu. Dann tritt aus dem Schatten der Bäume eine Gestalt, die Gestalt eines Kriegers oder einer Kriegerin. Die Gestalt hat Waffen bei sich, aber Sie wissen instinktiv, dass sie Ihnen wohlgesonnen ist. Während sie näher kommt, schauen Sie sie an und sehen, wie die Gestalt gekleidet ist und wie sie sich bewegt. Und Sie sind ganz angetan von der kraftvollen Schönheit und der gefährlichen Geschmeidigkeit dieses Menschen. (Pause)

Der fremde Krieger, die fremde Kriegerin streckt die Hand aus und berührt Ihren Körper. Und dann beginnen Sie einen Tanz mit dem Krieger, der Kriegerin. Es ist ein wilder, ein fremder Tanz, aber Sie kennen beide die Regeln. Es ist, als ob Sie beide einem nur Ihnen bekannten Rhythmus folgen. (Pause)

Und dann kommen Sie wieder zur Ruhe. Tief atmend berührt der Krieger, die Kriegerin Sie wieder. Und Sie spüren, dass durch diese Berührung etwas von der Kraft, von der Energie, von dem Kampfgeist der Gestalt in Sie hineinfließt. Es ist, als ob ein heißer Strahl in Ihre Brust strömt und von dort den ganzen Körper durchfließt. Alles Schmerzende, alles Fremde platzt auseinander und strömt dann aus Ihrem Körper heraus. (Pause)

Und dann schaut Sie der Krieger, die Kriegerin an. Tief sinkt dieser Blick in Ihre Augen. Und Sie spüren, wie dadurch etwas in Ihnen geweckt wird, was schon lange geschlummert hat. Und Sie merken, wie Ihre Augen ganz klar und strahlend werden. Der Krieger, die Kriegerin lächelt Sie an. Und streckt Ihnen die Waffen entgegen, die er, die sie trägt. Und Sie spüren, dass Sie sie von nun an tragen und einsetzen dürfen, um Ihren persönlichen Kampf zu kämpfen. Sie bedanken sich und spüren, es ist Zeit zurückzukehren. Und Sie kehren zurück in Ihren Körper und bringen das Erlebte mit. (Pause)

Machen Sie nun die auf Seite 81 beschriebenen Aufwachschritte. Und danken Ihrem Körper und Ihrem Geist für das, was Sie erlebt haben.

Meditation: Sat Kriya

Wirkung: Diese Meditation transformiert Ohnmacht und Ärger in ein höheres Bewusstsein und verstärkt das Gefühl von Selbstwirksamkeit.

Setzen Sie sich zu dieser Meditation bitte in den Fersensitz. Wenn nötig, legen Sie ein Kissen unter Ihre Fußrücken, ein weiteres zwischen Fußsohlen und Po. Wenn Sie diese Haltung nicht einnehmen können, probieren Sie es mit mehreren Meditationskissen oder setzen Sie sich in die Einfache Haltung.

Strecken Sie dann die Arme senkrecht nach oben und verschränken die Finger. Die Zeigefinger zeigen dabei nach oben. Sie können auch beide Handflächen aneinanderlegen.

Sprechen Sie laut und kraftvoll das Mantra SAT NAM (Ich bin Wahrheit). Bei SAT ziehen Sie zusätzlich den Nabelpunkt nach innen. Bei NAM lassen Sie den Nabelpunkt wieder los.

Zeit: 2 Minuten, nach und nach verlängern, bis maximal 11 Minuten

Variation auf dem Stuhl: Setzen Sie sich mit aufrechter Wirbelsäule auf einen Stuhl. Folgen Sie dann den Anleitungen oben.

Wie Sie die Meditation beenden: Atmen Sie tief ein, halten Sie den Atem kurz an und strecken Sie sich noch einmal ganz hoch. Dabei spannen Sie Ihren Beckenboden (die Muskulatur im Schritt) an und schauen innerlich auf den Augenbrauenpunkt. Dann ausatmen. Bitte noch zweimal wiederholen und beim letzten Ausatmen die Arme in einem Bogen absenken. Legen Sie die Hände auf die Oberschenkel oder an die Knie, die Handflächen nach oben und Daumen und Zeigefinger zusammen. Spüren Sie mindestens zwei Minuten lang nach.

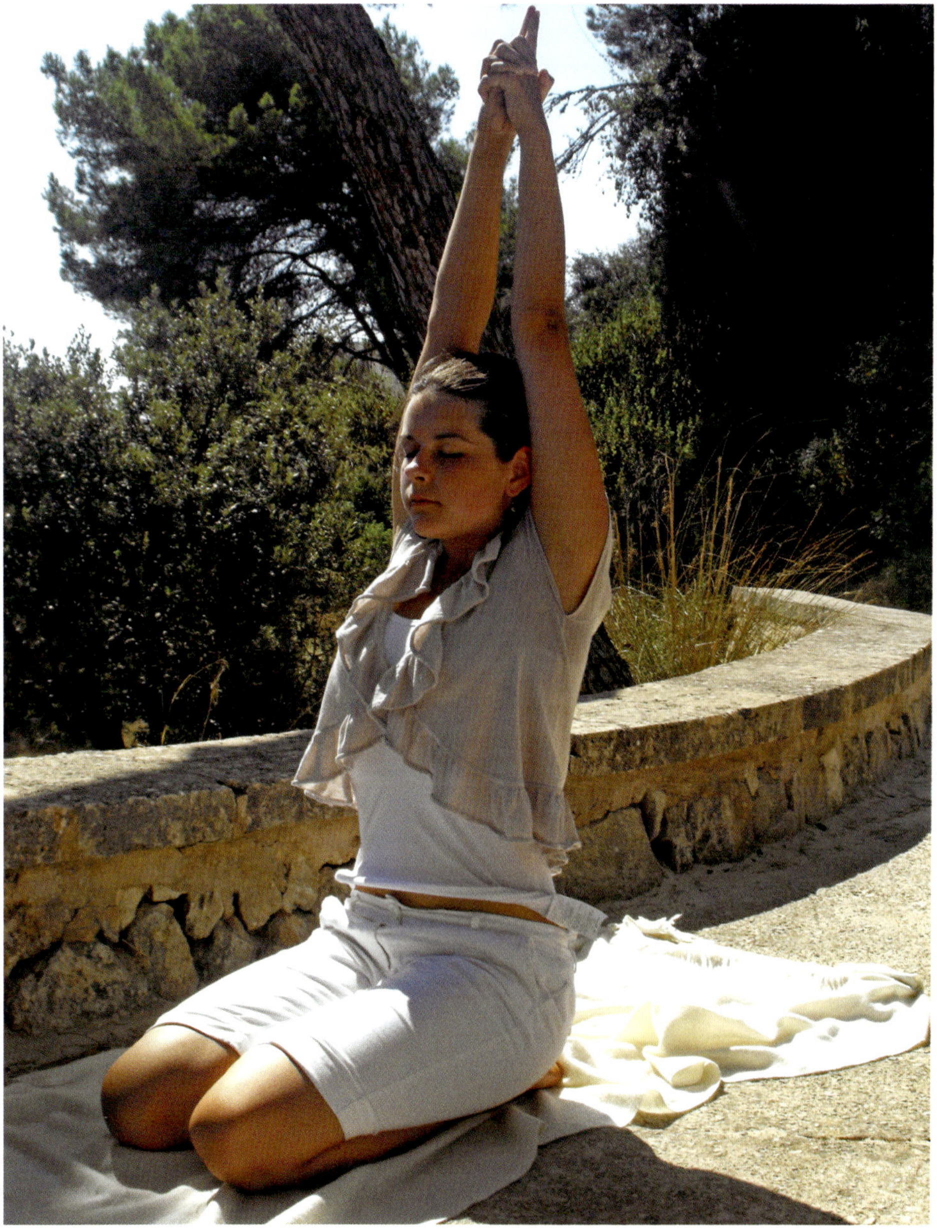

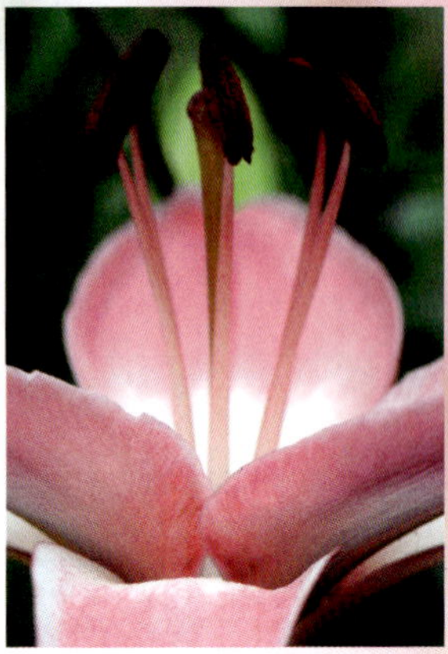

Tipp aus der yogischen Notfallapotheke:

Wenn Sie einmal wirklich sehr wütend sind, gehen Sie in die Badewanne! Lassen Sie warmes Wasser einlaufen, bis ein Füllstand von etwa 20 cm erreicht ist. Dann legen Sie sich in die Wanne und fangen an zu toben. Kämpfen Sie, was das Zeug hält! Das Wasser kann gerne nach allen Seiten spritzen. Es nimmt die Energie auf und lässt Sie frisch und klar zurück. Nach etwa zehn Minuten liegen Sie ganz ruhig, lassen noch einmal warmes Wasser nachlaufen, bis Ihr Herz bedeckt ist. Legen Sie die Hände über Ihr Herz und senden Sie sich Liebe.

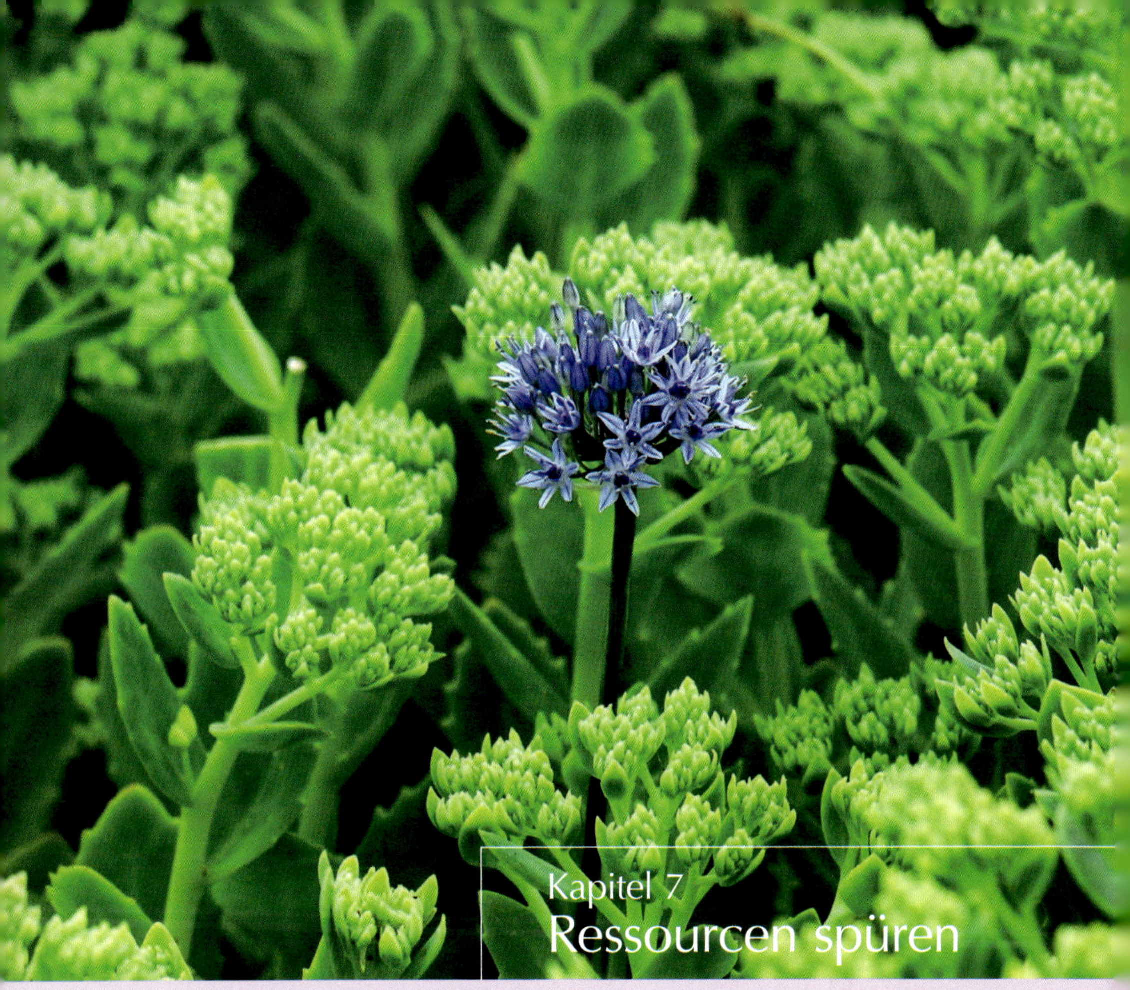

Kapitel 7
Ressourcen spüren

Wir alle haben im Laufe des Lebens schon schwierige und sogar schwierigste Situationen erlebt. Durchlebt. Und gemeistert. Mal gut, mal nicht so gut, mal mit seelischen Narben, mal scheinbar ohne große Verletzungen. Haben dabei Ressourcen gebildet, mit denen wir schwierigen und schwierigsten Situationen begegnen können. Krisenzeiten. Wenn wir etwa entdecken, dass der Partner uns betrügt. Und dann verlässt. Oder wenn wir plötzlich eine Kündigung bekommen. Und das Geld nicht mehr reicht. Oder wenn ein Kind schwer krank wird.

In solchen Momenten müssen wir Kräfte in uns mobilisieren, die wir normalerweise nicht brauchen. Um nicht unterzugehen. Nicht verrückt zu werden. Oder um wenigstens erst einmal weiterzuleben. Wir versuchen beispielsweise, ganz einfach Schritt für Schritt zu denken und zu handeln. Oder wir machen einen Plan. Oder eine Liste mit Menschen, die uns helfen können. Manchen von uns hilft auch, Tagebuch zu schreiben. Um all die vielen Gefühle aus uns herauszubekommen.

Manche von uns malen Bilder. Oder fotografieren – den ganzen Schmerz, die ganze Angst. Und vielen hilft, mit guten Freunden zu reden. Das Wissen, dass wir jemanden auch nachts um drei anrufen können, wenn es uns ganz schlecht geht, kann uns enorm viel Kraft geben. Manchmal hilft uns auch der Glaube oder die Überzeugung, dass irgendetwas, irgendjemand über uns wacht, der bei uns ist. Und unser Leben begleitet, auch wenn wir nicht weiterwissen. Oder die Erfahrung, dass es irgendwann, wenn wir ganz unten angekommen sind, einen Umkehrpunkt gibt. Wo unsere Selbsterhaltungskräfte einsetzen. Oder irgendetwas anderes.

Jeder von uns hat solche Erfahrungen in sich. Und das Wissen um solche inneren „Haltegriffe" ist gerade jetzt, da wir mit einer solchen Erkrankung wie Krebs leben müssen, besonders wichtig, denn die Diagnose und auch der medizinische Umgang mit unserer Erkrankung können wirklich traumatisierend sein. Traumatisierend bedeutet, dass die normalen Stressressourcen nicht mehr ausreichen, diese Krise zu bewältigen. Da kann es überlebenswichtig sein, sich zu erinnern, dass man immerhin schon einige Krisen im Leben gemeistert hat. Und immer noch lebendig ist.

Vor einiger Zeit arbeitete ich an einer Reportage für eine Zeitschrift. Dazu musste ich Mütter interviewen, deren Töchter unheilbar an Krebs erkrankt waren. Und auch die Töchter selbst. Es war eine Reportage, in der mir unglaublich viel Angst begegnete. Viel Schmerz. Und unglaublich viel Liebe. Von den Müttern zu den Töchtern – aber auch umgekehrt. Erstaunlicherweise waren es die Töchter, die ihrer Situation mit viel Offenheit begegneten. Mit viel Toleranz. Viel Direktheit. Und innerer Kraft. Und die den Müttern manchmal mehr Kraft gaben als umgekehrt.

Das Leben „draußen" verschwand, sobald ich in den Krankenzimmern war. Und dennoch war es unglaublich lebendig dort. So als sei das Leben dort auf seine ganz essenziellen Aspekte reduziert. Ohne Ablenkungen, mit denen wir uns sonst immer auf morgen vertrösten, mit denen wir uns etwas vormachen. Einerseits ging es nur noch um Direktes: Wie kann ich atmen? Was kann ich heute essen? Andererseits ging es um Innerliches: um Träume. Hoffnungen. Lebendigkeit. Liebe. Eine Patientin etwa lebte darauf hin, dass sie noch einmal eine Paddeltour machen wollte, auf einem offenen Fluss. Eine andere las Theaterrollen und stellte sich vor, dass sie sie spielen würde. In welchem Tonfall, in welcher Gestik sie sprechen würde. Eine weitere suchte gemeinsam mit ihrem Mann eine Grabstelle aus – „damit ich weiß, wo du mich dann immer besuchen kommst." Und eine fasste ihr derzeitiges Lebensgefühl in dem simplen Satz zusammen: „Warum soll ich aufhören zu leben, nur weil ich sterbe?"

In einer Situation wie einer Krebserkrankung kann es sein, dass wir erst einmal nur verzweifelt sind. Voll Angst sind. Oder Mut entwickeln. Dass wir verdrängen, wie es um uns steht. So tun, als sei das Ganze doch gar nicht so schlimm. Oder auf Hilfe warten, die dann nicht kommt. Oder in Panik geraten. Jeder geht hier seinen ganz eigenen Weg. Letztlich aber aktivieren wir alle besondere Ressourcen, mit denen wir unserer Situation begegnen. Durch die Kräfte mobilisiert werden, von denen wir vielleicht nicht einmal geahnt haben, dass wir sie in uns tragen. Die nur in solchen Grenzsituationen zu uns kommen. Und die unser Leben bereichern – egal wie die Situation ausgehen wird für uns.

Für manche Menschen können diese Ressourcen durch Wunschträume aktiviert werden. Für die es sich zu leben, zu überleben lohnt. Und gesund zu werden. Noch einmal einen Berg besteigen, über einen Gletscher gehen. Über eine Bucht surfen und den Wind in den Armen spüren. Tanzen, im Sommer am Strand. Oder den nächsten runden Geburtstag mit allen Freunden groß feiern. Das Enkelkind aufwachsen sehen. Einen neuen Beruf lernen. Oder ganz einfach mit dem geliebten Partner zusammen alt werden.

Für andere können diese Ressourcen aktiv werden, wenn man sich entschließt, alles Nebensächliche wegzulassen. Und nur noch Wahrhaftiges, Wahres in sich zuzulassen. Für manche bestehen sie darin, sich bewusst zu werden, dass man über eigene, innere Heilkräfte verfügt und selbst entscheiden kann, was man möchte. Dass das Leben einem selbst gehört. Und dass niemand anderer darüber bestimmen kann.

Allen Ressourcen gemeinsam ist, dass sie uns mit der Wirklichkeit des Lebens in Kontakt bringen. Und mit dem Teil in uns, der nicht nur verstandesgemäß handelt. Sondern seine Quelle in der Tiefe unserer Existenz hat. Von dem wir manchmal gar nicht wissen, dass er da ist. Und der sich nur in absoluten Notsituationen zeigt.

Denken Sie mal an solche Situationen: Wie haben Sie sie bewältigt? Den Verkehrsunfall, das Durchfallen durch eine wichtige Prüfung? Die Organisation eines großen Festes oder einen Vortrag? Die Ablehnung der Schwiegereltern? Oder den Streit mit den Nachbarn? Alle Krisen im Leben haben diese Fähigkeiten in uns wachsen lassen. Und sind zu einem Teil von uns selbst geworden. Erinnern Sie sich!

Die folgende Yogasequenz bringt Sie mit diesen Ressourcen in Kontakt: Immer dann, wenn es ein wenig schwer wird, geben Sie nicht gleich auf! Sondern spüren einmal, was Sie loslassen, was Sie denken, was Sie fühlen oder tun müssten, um ein wenig weiter zu gehen. Nicht so, dass Sie zusammenbrechen. Oder Schmerzen haben. Aber so, dass Sie spüren: Ich vermag mehr, als ich dachte.

Übungsfolge zum Bewusstwerden der eigenen Ressourcen

1. Übung: Atemdehnung

Wirkung: Diese Übung vertieft die Atmung, entspannt die Schultern, öffnet das hintere Herzzentrum zwischen den Schulterblättern.

Ausführung: Setzen Sie sich in die Einfache Haltung. Strecken Sie die Arme nach vorn, heben Sie sie auf Schulterhöhe, verschränken Sie die Finger und drehen Sie die Handflächen nach außen. Atmen Sie ein, halten Sie den Atem an und heben Sie die Arme mit angehaltenem Atem 4-mal senkrecht hoch und lassen sie wieder in die Ausgangsstellung sinken. Dann ausatmen. Wiederholen Sie diese Abfolge bei jedem oder jedem zweiten Atemzug, wobei Sie zwischen jeder Sequenz einen Erfrischungsatemzug nehmen. Steigern Sie die Armhebungen pro Atemzug langsam auf acht.

Zeit: 1 – 2 Minuten

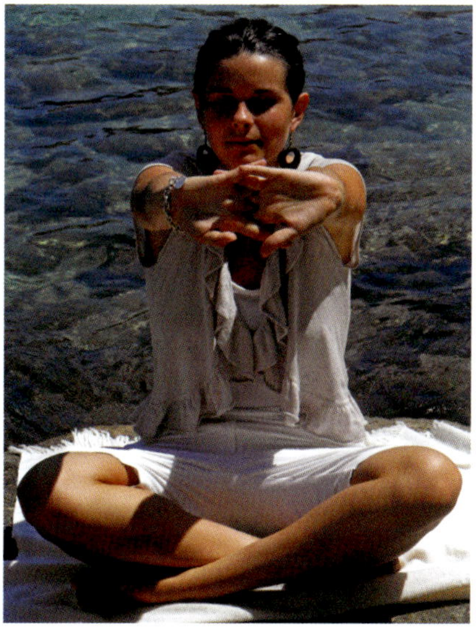

Geistige Ausrichtung: Mein Atem ist kraftvoll und hält mich.

Variante auf dem Stuhl: Setzen Sie sich mit aufrechter Wirbelsäule auf den Stuhl. Folgen Sie dann den Anleitungen oben.

Wie Sie die Übung beenden: Atmen Sie noch einmal tief ein und halten den Atem dann an. Lassen Sie dabei die Arme oben. Dann öffnen Sie die Hände, atmen aus und beschreiben dabei einen Bogen nach unten mit den Armen. Spüren Sie in sich hinein, lassen Sie den Atem ruhig kommen und gehen.

2. Übung: Boxen

Wirkung: Diese Übung entspannt die Schultern und energetisiert den ganzen Körper.

Ausführung: Sitzen Sie in der Einfachen Haltung. Ballen Sie die Hände zu Fäusten und boxen Sie auf Brusthöhe in einer geraden Linie abwechselnd nach vorn. Atmen Sie dabei rhythmisch ein und aus.

Zeit: 1 - 2 Minuten

Geistige Ausrichtung: Geben Sie allen Gefühlen Raum.

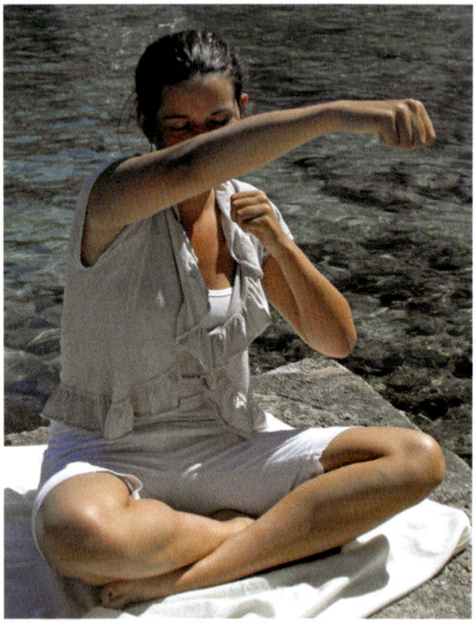

Variante auf dem Stuhl: Bitte setzen Sie sich mit aufrechter Wirbelsäule auf den Stuhl. Folgen Sie dann den Anleitungen oben.

Wie Sie die Übung beenden: Bitte atmen Sie tief ein, spannen Sie die Arme nach vorn gestreckt noch einmal fest an. Halten Sie den Atem kurz an und halten Sie die Position. Konzentrieren Sie sich auf die gehaltene Energie, die sich im Körper verteilt. Atmen Sie dann aus und entspannen Sie die Arme. Spüren Sie nach.

3. Übung: Schulterschaukel

Wirkung: Diese Übung entspannt die Schultern und verbindet energetisch Kopf und Rumpf.

Ausführung: Bitte setzen Sie sich in die Einfache Haltung. Heben Sie dann mit dem Einatmen eine Schulter hoch. Beim Ausatmen lassen Sie die Schulter wieder sinken und ziehen gleichzeitig die andere Schulter hoch. Fahren Sie in diesem Ablauf bei jedem Atemzug fort.

Auch ein anderer Rhythmus ist möglich: beim Einatmen eine Schulter hochziehen und beim Ausatmen sinken lassen, beim nächsten Einatmen die andere Schulter hochziehen und beim Ausatmen wieder sinken lassen.

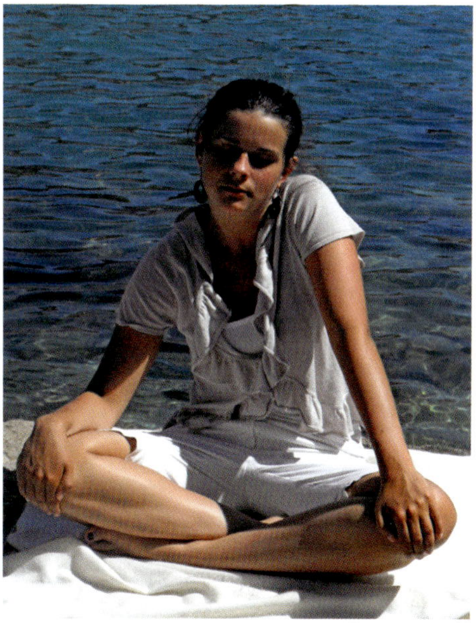

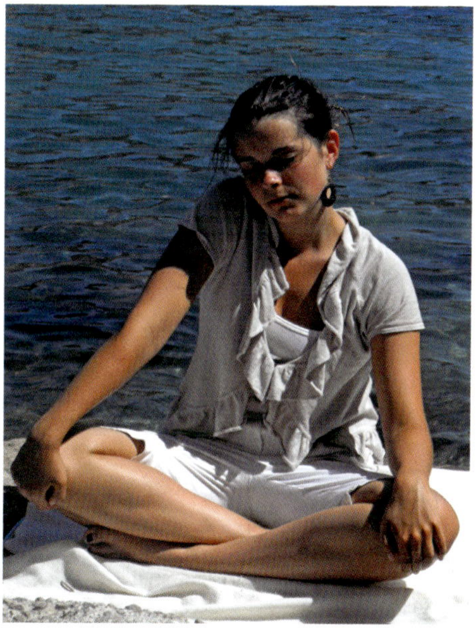

Zeit: 1 – 2 Minuten

Geistige Ausrichtung: Ich lockere meine Schultern, ich lasse sie tanzen.

Variante auf dem Stuhl: Setzen Sie sich bitte mit aufrechter Wirbelsäule auf den Stuhl. Folgen Sie dann den Anleitungen oben.

Wie Sie die Übung beenden: Bitte atmen Sie ein und ziehen beide Schultern gleichzeitig hoch. Halten Sie den Atem einen Moment an und konzentrieren Sie sich auf den Augenbrauenpunkt. Atmen Sie dann tief aus und lassen Sie die Schultern dabei sinken.

4. Übung: Sat Nam

Wirkung: Diese Übung entspannt und löst, sie bringt Sie in Verbindung mit der eigenen Innerlichkeit, verbindet über die Handflächen die Pole der Energien der beiden Körperhälften.

Ausführung: Sitzen Sie bitte im Schneidersitz, in der Einfachen Haltung. Nehmen Sie die Hände in die Gebetsposition (die Handflächen aneinandergelegt) vor die Brust. Beginnen Sie jetzt das Mantra SAT NAM (Wahrheit ist meine Essenz) zu chanten, und zwar so, dass Sie ein sehr langes SAAAAAAAAT singen und ein relativ kurzes NAM. Alternativ atmen Sie bitte nur lang und tief ein und aus. Konzentrieren Sie sich dabei auf den Augenbrauenpunkt oder auf das Herzzentrum.

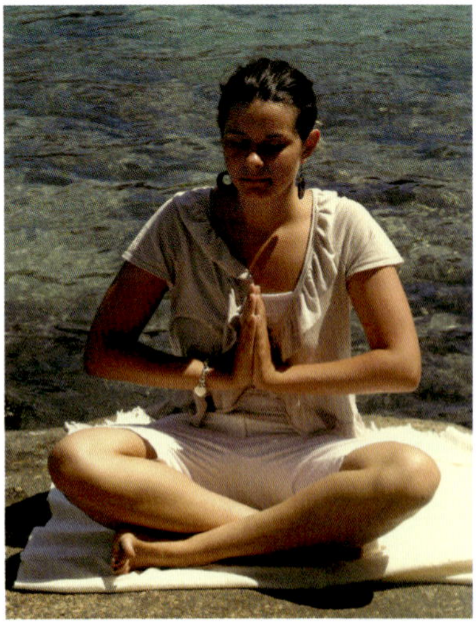

Zeit: 1 – 2 Minuten

Geistige Ausrichtung: Ich verbinde mich mit meinem inneren Raum in meinem Körper. Ich spüre meine innere Weite.

Variante auf dem Stuhl: Bitte setzen Sie sich mit aufrechter Wirbelsäule auf den Stuhl. Folgen Sie dann den Anleitungen oben.

Wie Sie die Übung beenden: Bitte atmen Sie tief ein und pressen Sie die Handflächen zusammen. Halten Sie die Handflächen zusammen und hören innerlich noch einmal das Mantra klingen, während Sie den Atem anhalten. Atmen Sie dann tief aus und entspannen Sie die Position.

5. Übung: Arme ausschütteln

Wirkung: Diese Übung lockert und belebt die Arme und den Oberkörper.

Ausführung: Bitte setzen Sie sich in die Einfache Haltung. Schütteln Sie nun die Arme in weichen Bewegungen aus, lassen Sie die Bewegung auch den Oberkörper ergreifen.

Zeit: 1 Minute

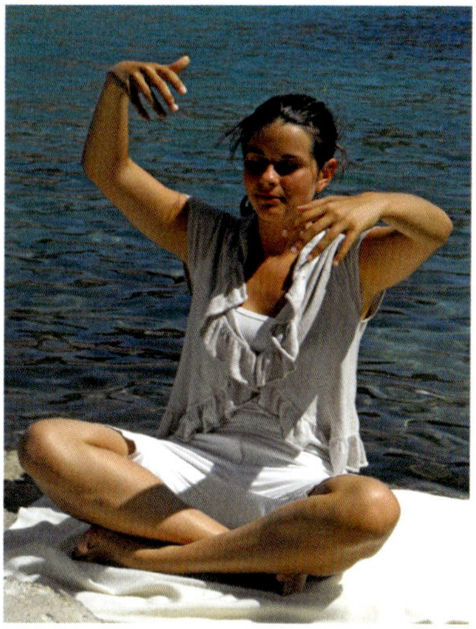

Geistige Ausrichtung: Ich lasse los, ich spüre die Energie meines Lebens.

Variante auf dem Stuhl: Bitte setzen Sie sich mit aufrechter Wirbelsäule auf den Stuhl. Folgen Sie dann den Anleitungen oben.

Wie Sie die Übung beenden: Atmen Sie tief ein, strecken Sie die Arme, die Hände, die Finger. Atmen Sie dann aus und entspannen Sie die Position. Spüren Sie nach.

6. Übung: Hab acht

Wirkung: Diese Übung aktiviert die achtzehn Muskelgruppen, die an der Balance des Körpers beteiligt sind.

Ausführung: Stehen Sie mit den Händen „an der Hosennaht". Die Wirbelsäule ist aufrecht. Das Kinn ist ein wenig eingezogen. Halten Sie die Arme neben dem Körper und neigen Sie sich leicht nach vorn. Dies wird einen leichten Druck auf die untere Wirbelsäule ausüben. Dieser Bereich soll jetzt gestärkt werden – er ist für Unruhe in Ihrem Körper verantwortlich und lagert versteckte Trauer ein. Schließen Sie die Augen und atmen Sie lang und tief.

Zeit: etwa 2 Minuten

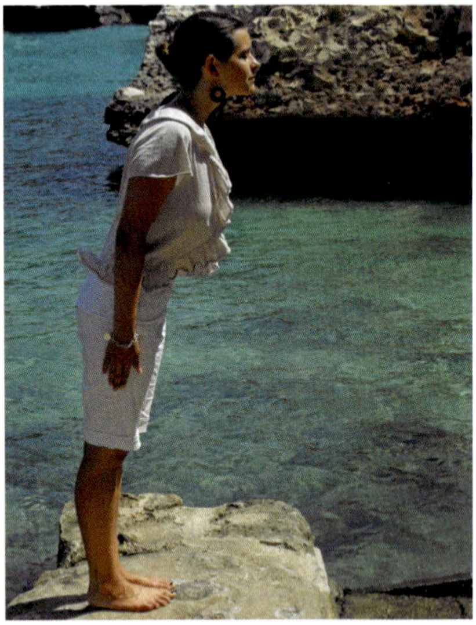

Geistige Ausrichtung: Stellen Sie sich innerlich lauter Dreiecke vor, die Ihr Körper bildet: von den Füßen zum Schritt, von den Hüften zum Herzen, vom Herzen zu den Schultern, von den Schultern zum Augenbrauenpunkt, von den Augenbrauen zum Scheitelpunkt. Balancieren Sie Ihren Körper damit aus.

Variante auf dem Stuhl: Setzen Sie sich mit aufrechter Wirbelsäule auf einen Stuhl. Lassen Sie die Arme hängen, die Handflächen zeigen zu den Beinen. Neigen Sie nun den Oberkörper mit gerader Wirbelsäule etwa 30 Grad nach vorn, ziehen Sie das Kinn ein. Machen Sie Ihren Oberkörper und die Arme ganz steif. Schließen Sie bitte die Augen. Atmen Sie lang und tief. Folgen Sie dann den Anleitungen zu den Dreiecken oben.

Wie Sie die Übung beenden: Gehen Sie unmittelbar über zu Übung 7.

7. Übung: In den Himmel wandern

Wirkung: Diese Übung lockert den Körper und verteilt die in Übung 6 erzeugte Energie.

Ausführung: Bleiben Sie vorwärts geneigt und schlenkern Sie die Arme so, als ob Sie marschieren würden. Atmen Sie rhythmisch. Bleiben Sie dann einen Moment stehen, machen sich ganz steif und atmen einige Male ein und aus. Dann neigen Sie sich 30 Grad nach hinten. Schlenkern Sie die Arme wieder. Atmen Sie rhythmisch.

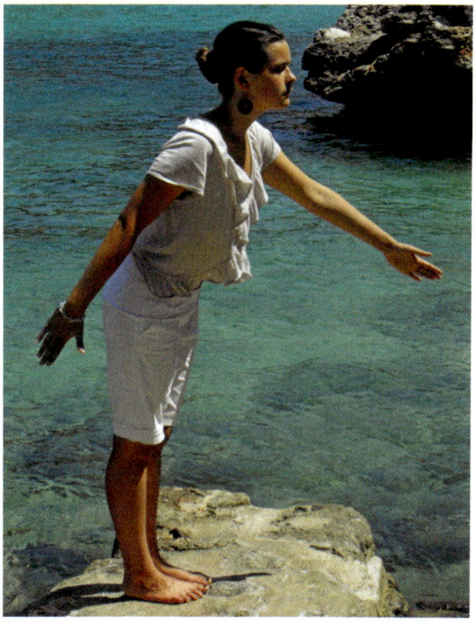

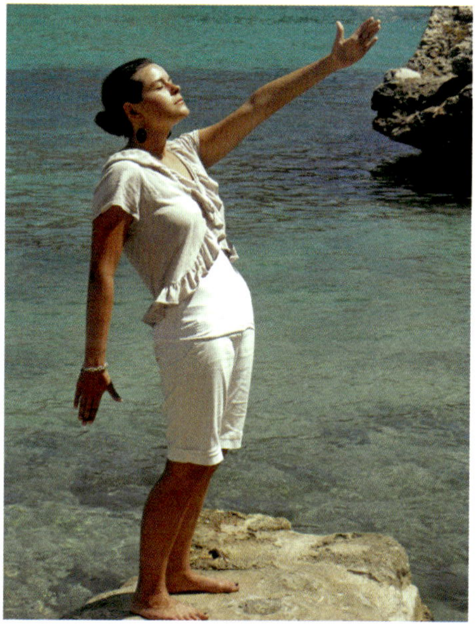

Zeit: in jede Neigungsrichtung 1 – 2 Minuten

Geistige Ausrichtung: Stellen Sie sich vor, Sie wandern in die Erde, während Sie vorwärts geneigt sind, und in den Himmel, wenn Sie sich nach hinten neigen.

Variante auf dem Stuhl: Setzen Sie sich mit gegrätschten Beinen am Außenrand des Stuhles hin, die Lehne ist vor Ihnen. Neigen Sie sich mit dem Oberkörper leicht in Richtung Lehne und beginnen Sie, die Arme zu schlenkern. Atmen Sie rhythmisch. Dann, am Ende der Übungszeit, halten Sie kurz inne, machen Sie sich ganz steif und atmen Sie einmal ein und aus. Nun neigen Sie sich leicht nach hinten und schlenkern die Arme erneut. Atmen Sie rhythmisch.

Wie Sie die Übung beenden: Atmen Sie ein, stehen oder sitzen Sie ganz gerade. Halten Sie einen Moment lang den Atem an und atmen Sie dann tief aus. Entspannen Sie sich.

8. Spüren Sie Ihre Ressourcen

Wirkung: Diese Übung lenkt die Energie der unteren Wirbelsäule nach dem Aufrichten mit einem Schub nach oben.

Ausführung: Setzen Sie sich in die Einfache Haltung, halten Sie die Knie fest. Lehnen Sie sich leicht zurück, mit aufrechter Wirbelsäule. Meditieren Sie, richten Sie die Aufmerksamkeit auf den Augenbrauenpunkt.

Zeit: 3 – 5 Minuten

Geistige Ausrichtung: Meditieren Sie auf Ihre Ressourcen: Was hat Ihnen in Ihrem Leben am meisten Kraft gegeben? Welche schwierigen Situationen haben Sie bisher schon bewältigt in Ihrem Leben? Welches war die schwierigste bisher? Was haben Sie mobilisiert in sich, um sie zu bewältigen? Welche schlummernden Ressourcen besitzen Sie? Lassen Sie die Antwort von innen kommen.

Sprechen Sie dann leise die folgenden Sätze:

- Ich bin Teil des einen, göttlichen Selbst, egal wo ich bin.
- Gott und ich, ich und Gott, sind eins.

Variante auf dem Stuhl: Bitte setzen Sie sich mit aufrechter Wirbelsäule auf den Stuhl. Neigen Sie sich leicht zurück, halten Sie die Wirbelsäule dabei gerade. Folgen Sie dann den Anleitungen oben.

Wie Sie die Übung beenden: Atmen Sie tief ein, halten Sie dann den Atem und die Position ganz fest. Atmen Sie dann mit einem kanonenartigen Atmen tief aus und richten Sie sich dabei gerade auf. Atmen Sie ein, strecken Sie die Arme ganz hoch, halten Sie den Atem, halten Sie die Position. Und dann atmen Sie mit einem kanonenartigen Atmen erneut aus. Lassen Sie dann alles los. Und spüren Sie die Energie in Ihrem Körper fließen.

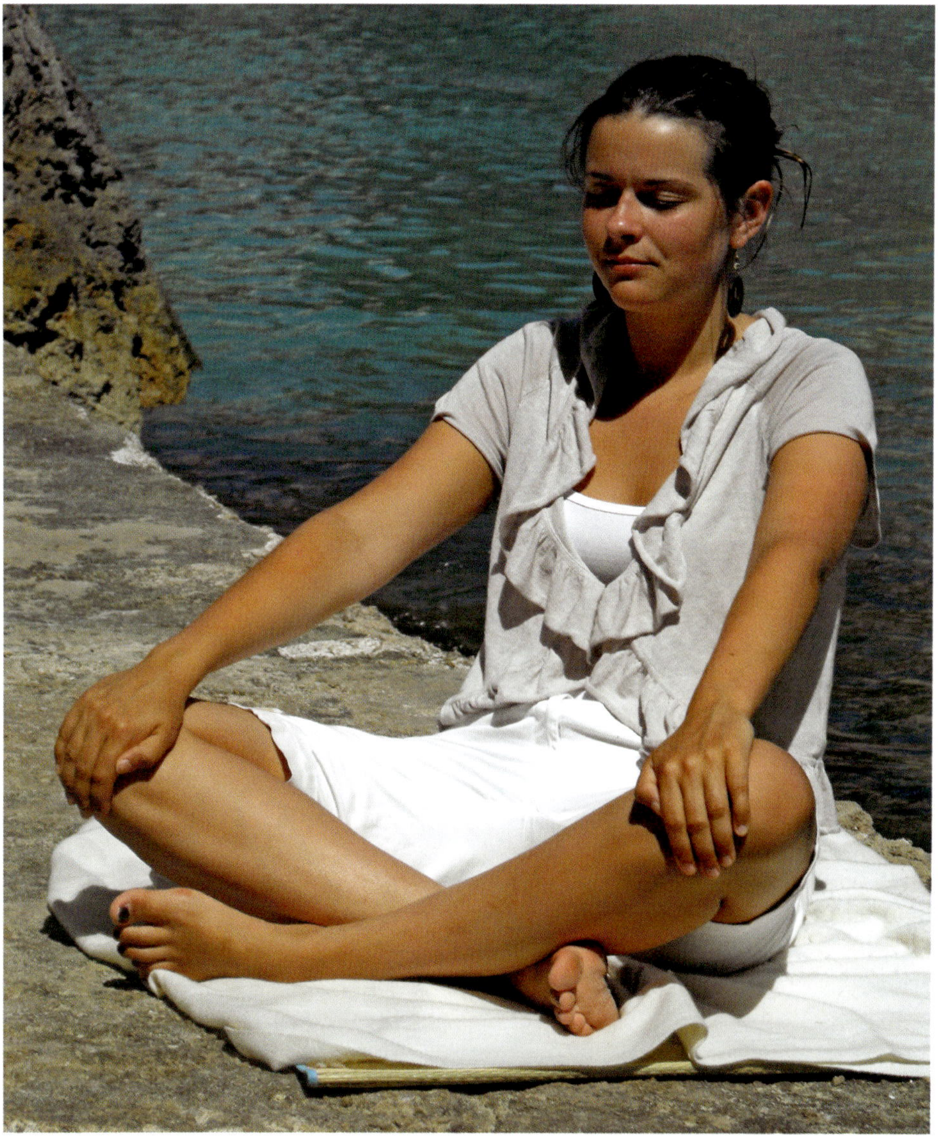

Der Rat der inneren Seelenteile

Bitte legen Sie sich zur Entspannung auf den Rücken oder auf die Seite. Polstern Sie Ihre Position mit Kissen gut aus, sodass Sie wirklich gemütlich liegen. Decken Sie sich gut zu. Schließen Sie dann bitte die Augen.

Öffnen Sie Ihren Körper für das Fließen der Energie aus den Übungen. Lassen Sie auch Ihren Atem kommen und gehen. Dehnen Sie Ihren ganzen Körper dabei aus, werden Sie ganz weit. (Pause)

Spüren Sie, dass es auch in Ihrem Inneren einen weiten Raum gibt und dass diese Weite darauf wartet, dass Sie sie entdecken. Ihre Fülle, Ihr ganzes Potenzial. (Pause)

Stellen Sie sich nun vor, dass es in diesem inneren Raum Ihren ganz persönlichen Ort der Kraft gibt. Dieser Ort ist vielleicht ganz verborgen in Ihrem Inneren.

Begeben Sie sich jetzt an diesen Ort. Spüren Sie seine Energie. Und lassen Sie sich nähren von seiner Kraft. (Pause)

Spüren Sie dann, dass um Sie herum all die Teile Ihrer Persönlichkeit stehen oder sitzen, die Sie einmal waren und die mit Ihnen zusammen Ihr Leben bewältigt haben: Da ist der Säugling, der vielleicht besonders laut schreien konnte. Da ist das kleine Kind, das so freundlich war. Oder so lebendig. Da ist der oder die Jugendliche, die gegen alles rebelliert hat. Und auch der oder die Erwachsene, die in einer Situation Ihres Lebens intensiv einfach da war. Sehen Sie all diese Seelenteile, die Sie sind oder waren, um sich herum. (Pause)

Und dann stellen Sie all den Teilen von sich eine Frage nach etwas ganz Wichtigem, was für Sie eine Bedeutung hat, jetzt, in Ihrer Situation. Und Ihre Seelenteile beraten sich jetzt. (Pause)

Und dann bekommen Sie eine Antwort von Ihren Seelenteilen. Von Ihrer inneren Kreativität, verkörpert in einem Teil von Ihnen. Von Ihrem Mut oder Ihrer Spielfreude oder von einem anderen Aspekt. (Pause)

Vielleicht gibt es auch einen Aspekt von Ihnen, der sich nur zögerlich zeigen mag. Laden Sie auch diesen ein, bei Ihnen Platz zu nehmen. Spüren Sie, wie es sich anfühlt, umgeben von diesen Aspekten Ihres Selbst. Und bitten Sie sie dann, in dieser schwierigen Situation bei Ihnen zu sein und Sie weiter zu beraten. (Pause)

Machen Sie ein Zeichen aus, an dem Sie erkennen können, dass die Seelenteile da sind. Danken Sie ihnen. (Pause)

Kommen Sie dann zurück in Ihren physischen Körper. Machen Sie die auf Seite 81 beschriebenen Aufwachschritte.

Meditation zur Ressourcenbildung

Diese Meditation verbindet Sie mit der unendlichen Quelle der Weisheit. Sie gibt schnell viel neue Energie, besonders wenn Sie wirklich kraftvoll atmen.

Bitte setzen Sie sich in den Schneidersitz. Oder setzen Sie sich mit aufrechter Wirbelsäule auf einen Stuhl.

Legen Sie dann eine Handfläche in die andere, sodass die Zeigefinger sich etwa auf der Hälfte in einem 90-Grad-Winkel überkreuzen. Legen Sie die Spitzen der Daumen aneinander. Die Augen sind beinahe ganz geschlossen und die Konzentration ist am Augenbrauenpunkt. Halten Sie die Hände vor dem Nabelpunkt.

Atmen Sie nun in 8 Atemstößen ein, sodass die Lungen mit dem achten Atemstoß ganz gefüllt sind. Beginnen Sie mit einem kräftigen Einatmen am Nabelpunkt und sprechen Sie während der Atemstöße innerlich sehr rhythmisch zweimal das Mantra:

WHA – HE – GU – RU
(Oh wie groß ist die Weisheit, die mich vom Dunkel zum Licht führt.)

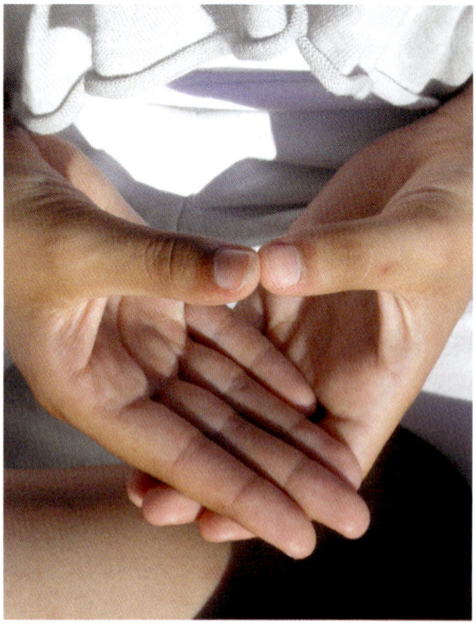

Ziehen Sie dabei langsam die Muskulatur um den Schritt zusammen. Halten Sie dann den Atem einen Moment an und spannen dabei die Muskulatur um den Schritt fest an (Mula Bandha, die Wurzelschleuse). Dann atmen Sie mit einem langen Atemzug aus und lassen die Spannung an der Wurzelschleuse los. Und beginnen dann von vorn.

Zeit: 3 Minuten

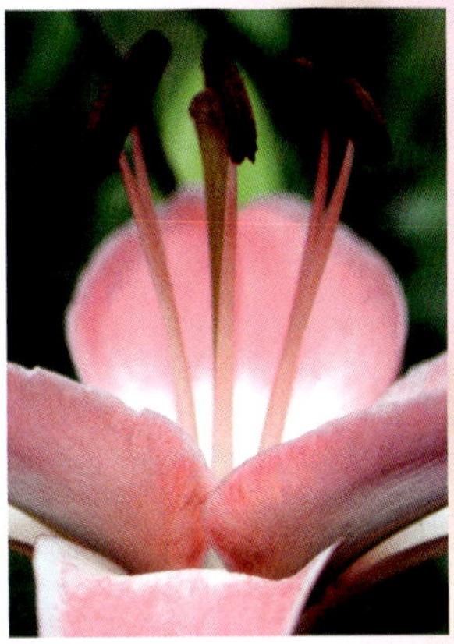

Tipp aus der yogischen Notfallapotheke:

Wenn Sie gar keinen Kontakt mehr zu Ihren inneren Ressourcen haben, hilft die folgende Meditation:

Sitzen Sie im Schneidersitz oder auf einem Stuhl. Die linke Hand ruht in Gyan Mudra (Zeigefinger- und Daumenspitze aneinander) auf dem linken Knie. Schließen Sie die Augen und heben Sie die rechte Hand vor die Brust, sodass die Handfläche auf der Höhe des Herzens liegt. Sagen oder singen Sie laut: ICH BIN. Sagen oder singen Sie laut ein zweites Mal ICH BIN und ziehen Sie dabei die Handfläche so weit nach vorn, wie Sie noch einen energetischen Kontakt spüren. Atmen Sie dann tief aus und beginnen Sie von vorn.

Zeit: 2 – 3 Minuten oder solange es guttut

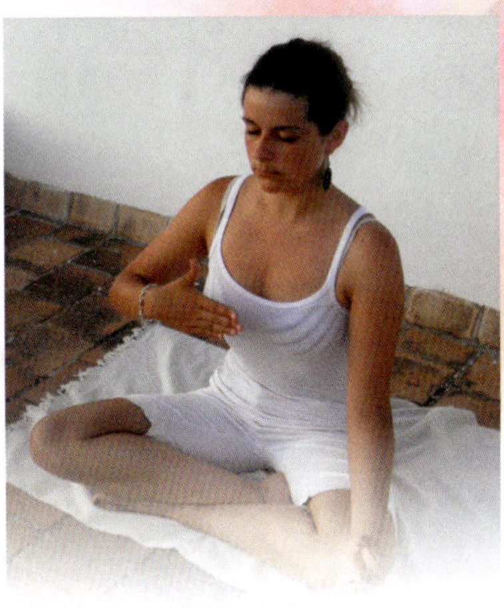

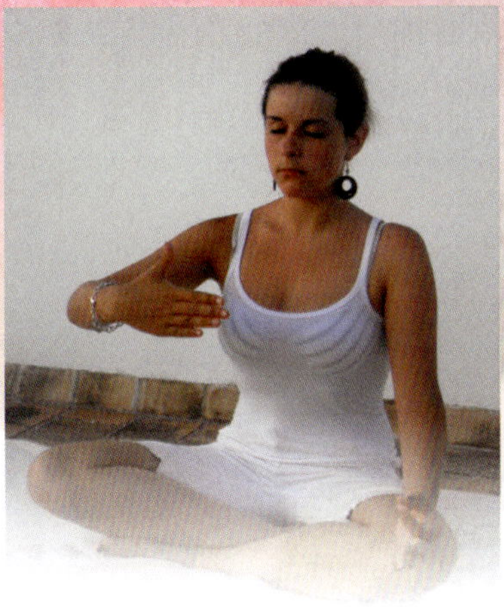

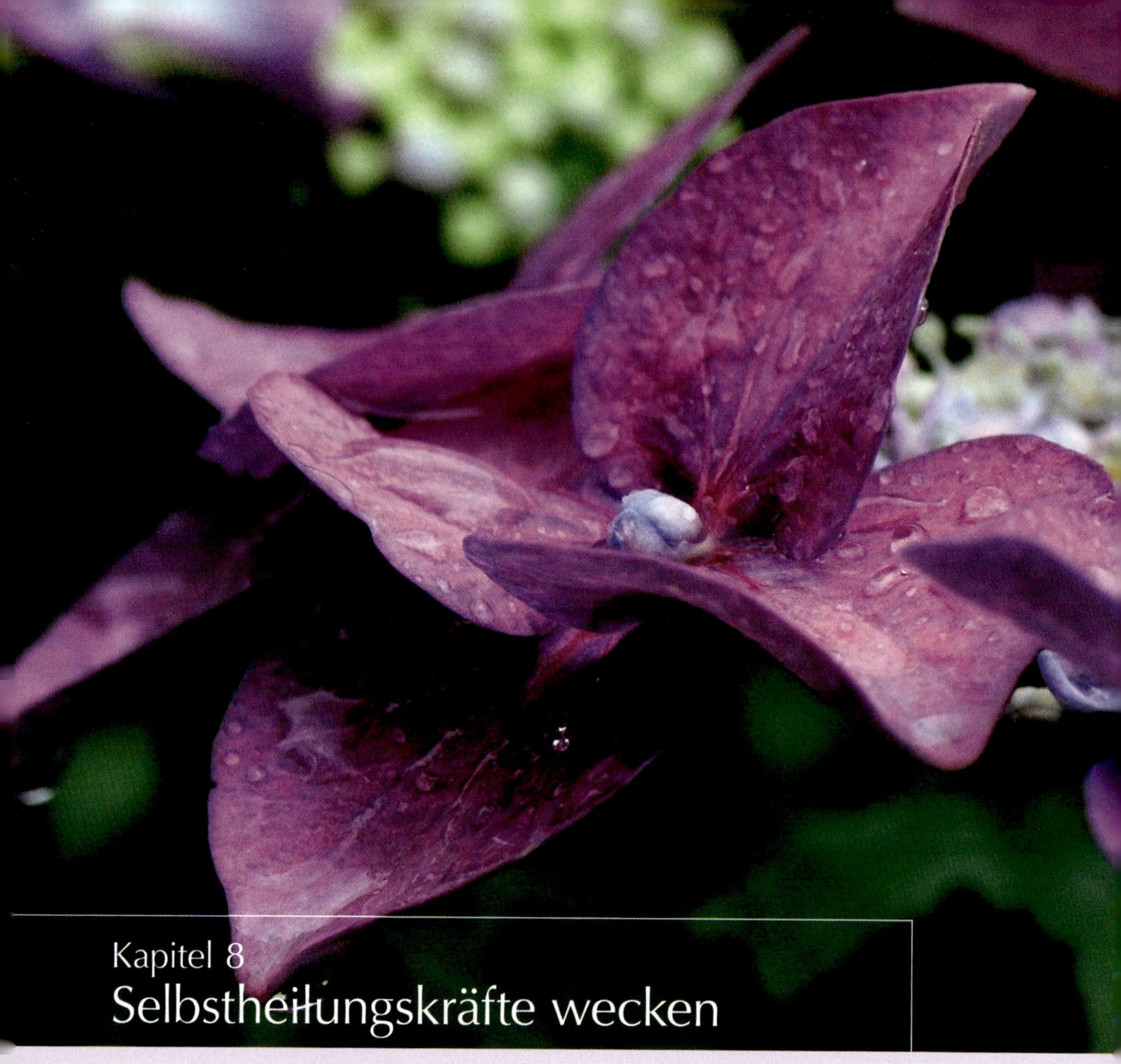

Kapitel 8

Selbstheilungskräfte wecken

Jeden Morgen wieder benetzt der Tau diese Blüte. Zart, wie sie ist, beginnt sie sich zu strecken, der Sonne entgegen. Wie viel Schönheit, wie viel Lebendigkeit steckt in dieser Pflanze! Ob sie auch so etwas besitzt wie Selbstheilungskräfte?

Selbstheilungskräfte, das ist ein Wort, bei dem niemand so recht erklären kann, was eigentlich damit gemeint ist. Andererseits weckt das Wort schon Hoffnung auf spontane, unerwartete Genesung, selbst bei aussichtslosen Fällen, auf geheimnisvolle Kräfte im eigenen Inneren, für die man nur den richtigen Zugang finden muss.

Tatsächlich gibt es so etwas wie Selbstheilungskräfte in uns. Gemeint ist mit diesem Wort, dass der menschliche Körper und der menschliche Geist offenbar in der Lage sind, etwas zur eigenen Heilung beizutragen. Manche meinen sogar, ohne Selbstheilungskräfte wäre überhaupt keine Heilung möglich, auch nicht durch Medikamente oder andere therapeutische Eingriffe. Und immer wieder hört man von Menschen, die, von der Medizin schon aufgegeben, dennoch gesund geworden sind. Worin aber der Zugang zu dieser Möglichkeit im eigenen Inneren besteht, ist bisher nicht genau bekannt.

Interessanterweise gibt es dennoch Hinweise. Ausgerechnet ein Nebeneffekt der Medikamentenforschung nämlich, viel belächelt und nicht gewollt, könnte einer dieser Hinweise sein. Wir sprechen hier von dem sogenannten Placeboeffekt. Darunter versteht man, dass Menschen, denen man bei Medikamentenversuchen kein zu testendes chemisches Präparat, sondern beispielsweise Traubenzucker gab, dennoch dieselben Symptome produzierten wie die anderen Testpersonen. Oder deren Krankheitssymptome verschwanden, obwohl sie nur Zuckerpillen bekommen hatten.

Wenn man dies einmal nicht nur als ein Phänomen betrachtet, bei dem besonders leicht zu beeinflussende Menschen sich einfach etwas einbilden, nicht als einen Störfaktor also, dann stößt man auf etwas anderes. Nämlich auf eine faszinierende Fähigkeit des Menschen: die Fähigkeit, aufgrund von etwas, was man Glauben oder Überzeugung nennen könnte, Veränderungen im eigenen Körper hervorzurufen. Dies können positive Auswirkungen sein – durch ein Placebo, also etwas, von dem man annimmt, dass es einem hilft – oder negative Auswirkungen – durch ein Nocebo, also etwas, von dem man annimmt, dass es einem schadet.

Tatsächlich weiß auch die Schulmedizin, dass der tiefe Glaube daran, wieder gesund zu werden, Menschen hilft, dass dies auch wirklich geschieht. Oder dass Ärzte oft Menschen mit ansteckenden Erkrankungen behandeln, ohne sich selbst anzustecken, einfach weil sie zutiefst davon überzeugt sind, dass sie ja die Heiler sind und dass ihnen nichts geschehen kann. Die innere, die geistige Einstellung zur Lebenssituation und auch zur Erkrankung scheint also mitzubestimmen, ob, in welchem Maße und in welcher Geschwindigkeit Heilung geschehen oder eben auch nicht geschehen kann.

Nun bedeutet dies nicht, dass wir uns einfach vornehmen können, dass der Krebs verschwindet, und dann tut er dies auch. Umgekehrt sollten wir uns auch davor hüten, uns selbst zu beschuldigen, wenn dies trotz aller geistigen Heilungsarbeit nicht geschieht. Was zählt, ist nämlich offenbar nicht das, was wir gerne hätten, sondern das, was wir wirklich im Tiefsten glauben oder meinen und was manchmal ganz anders ist als das, was wir an der Oberfläche hoffen oder von uns denken. Außerdem: Der Zusammenhang zwischen geistiger Einstellung und Heilung ist keine mathematische Gleichung im Sinne von 1 plus 1 gleich 2, sondern eine Wahrscheinlichkeits- oder Möglichkeitsbeziehung. Was bedeutet, dass es immer auch einen oder mehrere Faktoren gibt, die wir nicht in der Hand haben: Man könnte sie vielleicht „Schicksal" nennen oder „göttlicher Wille", vielleicht haben Sie selbst auch andere Bezeichnungen dafür.

Das betont auch die Yogameisterin Mira Alfassa, genannt „Die Mutter", die sich besonders intensiv mit den Möglichkeiten der Selbstheilung beschäftigt hat. Mira Alfassa meditierte jahrzehntelang sehr intensiv und machte dabei Experimente mit sich selbst, um ihre Zellen „umzuprogrammieren". Sie ist also wie sonst wenige Menschen in der Lage, sozusagen aus „erster Hand" Aussagen über Selbstheilungskräfte im Menschen zu machen. Und sie sagt dazu in ihrem Buch *Gesundheit, Heilen und Yoga*:

„Ihr könnt im Bewusstsein einer radikalen Heilung leben und durch die Kraft eurer inneren Formation die äußere Wandlung langsam herbeiführen. Oder ihr kennt und seht die Kraft, die das Nötige vermag, und versteht sie zu handhaben; dann könnt ihr sie rufen und auf die Stellen konzentrieren, wo ihre Arbeit nötig ist, und sie wird selbst die Wandlung bewirken. Oder ihr übergebt eure Schwierigkeiten dem Göttlichen und bittet es um Heilung, indem ihr euer ganzes Vertrauen in die göttliche Kraft setzt.

Aber was ihr auch tut, welches Verfahren ihr auch anwendet, sogar, wenn ihr sehr viel Geschick und wirkliche Macht erworben habt – ihr müsst das Ergebnis in der Hand des Göttlichen lassen. Versuchen dürft ihr zwar immer, aber es ist die Sache des Göttlichen, euch die Frucht zu gewähren oder zu versagen. Da hört die persönliche Macht auf; kommt das Ergebnis, so bringt es die Macht des Göttlichen, nicht eure." (2)

Diese Demut, diese Bescheidenheit ist neben dem unbedingten Wollen und der innersten Überzeugung der wichtigste Aspekt bei den Selbstheilungskräften: Ohne unseren ganzen Willen zur Heilung und ohne unseren Glauben und unser Vertrauen können diese Kräfte nicht für uns wirken, aber allein mit unserem Willen können wir auch nichts erzwingen. Wir können nur unser Bestes einsetzen, unser Möglichstes versuchen. Ob und in welchem Maße diese Kräfte für uns wirken, steht jedoch nicht in unserer Macht.

Die spirituelle Grundlage unseres Selbstheilungspotenzials besteht jedoch noch in etwas anderem: darin nämlich, wie sehr wir mit der Liebe in uns in Berührung kommen. Der Liebe zu uns selbst, der Liebe zu allem, was existiert, der Liebe zu Gott oder zum höchsten Bewusstsein. Wenn wir daran arbeiten, dass uns immer mehr bewusst wird, dass wir selbst Ausdruck dieser Liebe sind und dass wir in jedem Moment unseres Lebens geliebt sind (von Gott, unserem Schutzengel oder wie auch immer Sie diese liebevolle Präsenz nennen wollen, die ohne jede Einschränkung „Ja" zu Ihnen sagt), wenn wir immer mehr von unseren eigenen Zweifeln und negativen Selbstbotschaften ausräumen, dann beginnen wir, diese Liebe zu verkörpern. Und können immer mehr wahrnehmen, dass alles, was uns geschieht, positive Kräfte in uns freisetzen kann. Diese Macht haben wir, uneingeschränkt – und sie ist unsere stärkste Selbstheilungskraft.

Die Yoga-Übungsfolge auf den nächsten Seiten unterstützt diesen Weg. Die Fantasiereise führt zu der Quelle der Heilung in uns selbst. Und die abschließende Meditation bringt dieses Heilpotenzial in ganz konkrete Bereiche des erkrankten Körpers, um Veränderungen zu bewirken.

Übungen zur Unterstützung der Selbstheilungskräfte

1. Übung: Kosmische Antenne

Wirkung: Diese Übung energetisiert den Körper, sie löst emotionale Verspannungen, aktiviert die feinstoffliche Hülle des Menschen, öffnet die Heilkräfte in den Händen.

Ausführung: Sitzen Sie in der Einfachen Haltung. Winkeln Sie die Arme an, sodass die Ellenbogen neben den Rippenbögen sind und die Hände etwa auf Schulterhöhe. Halten Sie die Finger fest zusammen. Lassen Sie nun einen Arm mit dem Einatmen schräg nach oben schnellen, die Finger spreizen sich dabei weit. Ziehen Sie den Arm mit dem Ausatmen wieder in die Ausgangshaltung zurück, die Finger kommen wieder zusammen. Mit dem nächsten Einatmen schnellt der andere Arm schräg nach oben, die Finger spreizen sich. Mit dem nächsten Ausatmen wird der Arm wieder eingezogen, die Finger werden zusammengeführt. Fahren Sie in dieser Reihenfolge fort, atmen Sie dabei rhythmisch und gleichmäßig.

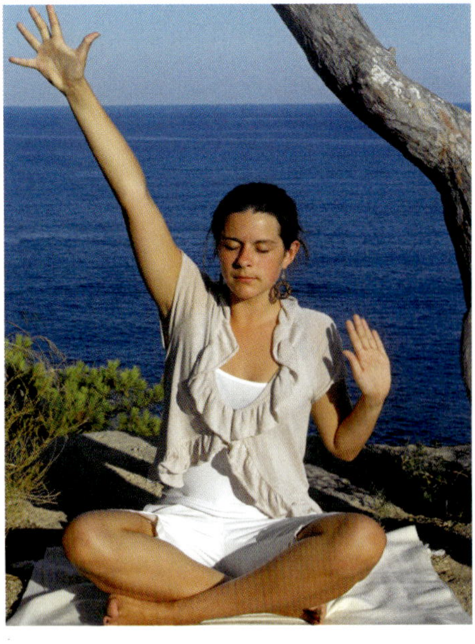

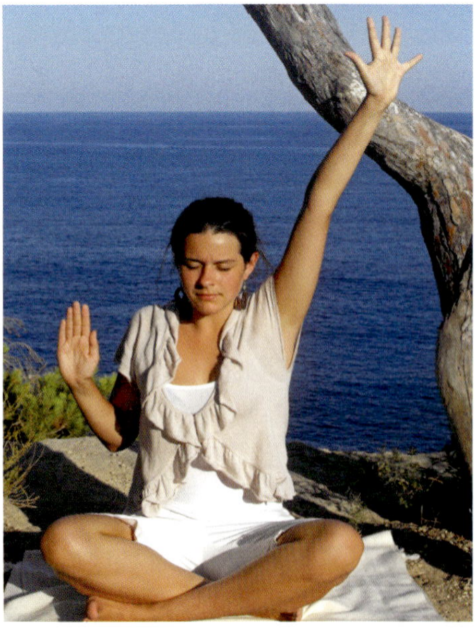

Zeit: 2 – 3 Minuten

Geistige Ausrichtung: Ich werfe Belastendes von mir. Frische Lebenskraft strömt in meinen Körper.

Variante auf dem Stuhl: Setzen Sie sich bitte mit aufrechter Wirbelsäule auf den Stuhl. Folgen Sie dann den Anleitungen oben.

Wie Sie die Übung beenden: Atmen Sie tief ein und strecken Sie beide Arme schräg nach oben. Spreizen Sie die Finger und halten Sie den Atem an. Konzentrieren Sie sich dabei auf Ihre Handflächen. Atmen Sie dann tief aus und lassen Sie die Arme in einem großen Bogen nach unten kommen. Legen Sie die Hände mit offenen Handflächen auf die Oberschenkel. Spüren Sie nach.

2. Übung: Energiekreise

Wirkung: Diese Übung entspannt die Schultern, energetisiert die feinstoffliche Hülle des Menschen, lädt die Handflächen auf, öffnet das hintere Herzzentrum zwischen den Schulterblättern.

Ausführung: Setzen Sie sich in die Einfache Haltung. Strecken Sie die Arme auf Schulterhöhe nach vorn. Spreizen Sie die Finger. Beginnen Sie mit den Armen aus den Schultern heraus kleine Kreise zu machen. Atmen Sie dabei lang und tief.

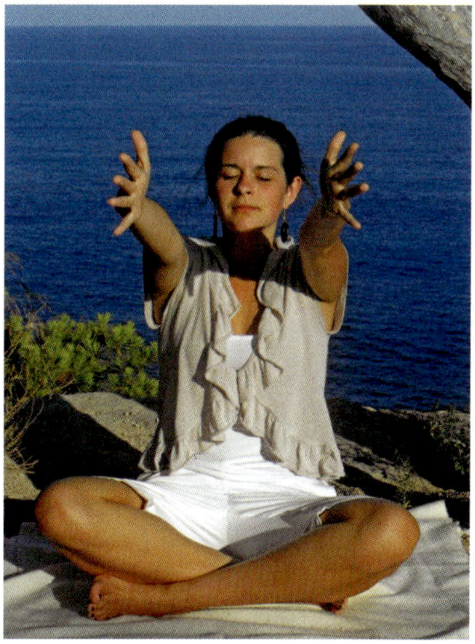

Zeit: 1 – 2 Minuten

Geistige Ausrichtung: Ich lade die Heilkraft meiner Hände auf.

Variante auf dem Stuhl: Setzen Sie sich bitte mit aufrechter Wirbelsäule auf den Stuhl. Folgen Sie dann den Anleitungen oben.

Wie Sie die Übung beenden: Atmen Sie tief ein, halten Sie dann den Atem an und strecken Sie die Arme noch einmal nach vorn. Halten Sie die Finger weit gespreizt und konzentrieren Sie sich auf den Augenbrauenpunkt. Atmen Sie dann aus und lassen Sie die Arme sinken. Spüren Sie nach.

3. Übung: Ich öffne mein Herz

Wirkung: Diese Übung aktiviert die Thymusdrüse, gibt neue Energie, löst Blockaden im Herzzentrum auf.

Ausführung: Sitzen Sie in der Einfachen Haltung. Ballen Sie Ihre Hände zu Fäusten, klopfen Sie dann sanft auf die Mitte des Brustbeins. Atmen Sie lang und tief.

Zeit: 1 Minute

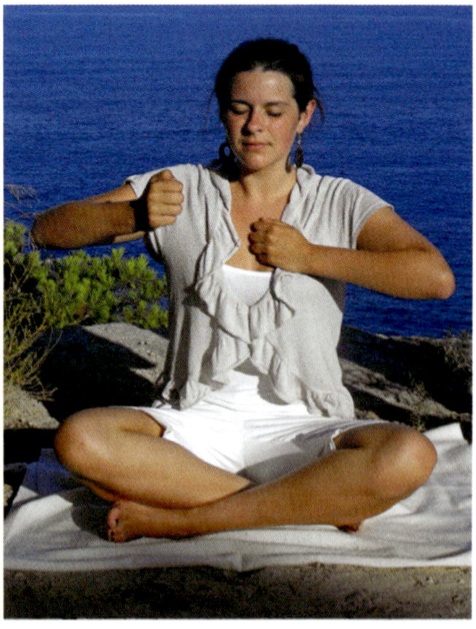

Geistige Ausrichtung: Stellen Sie sich beim Klopfen vor, dass jemand (oder Ihre Seele) an Ihr Herz klopft und dass Sie es öffnen.

Variante auf dem Stuhl: Setzen Sie sich bitte mit aufrechter Wirbelsäule auf einen Stuhl. Folgen Sie dann den Anleitungen oben.

Wie Sie die Übung beenden: Atmen Sie tief ein, halten Sie die Fäuste fest geschlossen, halten Sie den Atem einen Moment lang an. Öffnen Sie dann die Fäuste, legen Sie die Hände über Kreuz auf das Herzzentrum. Atmen Sie aus. Bleiben Sie einige Atemzüge lang in dieser Haltung. Dann lassen Sie die Hände sinken und spüren Sie nach.

4. Übung: Flügelflattern

Wirkung: Diese Übung lockert Verspannungen in den Händen, energetisiert die feinstoffliche Hülle (Aura) des Menschen.

Ausführung: Setzen Sie sich bitte in die Einfache Haltung. Heben Sie dann die Arme seitlich hoch, sodass sie parallel zum Boden sind. Aus dieser Position heben und senken Sie die Arme. Dabei hängen die Hände locker herunter und Sie lassen die Hände flattern wie die Flügel eines kleinen Vogels, während die Arme sich heben und senken. Sprechen Sie dabei das Mantra HAR (Gott).

Zeit: 2 – 3 Minuten

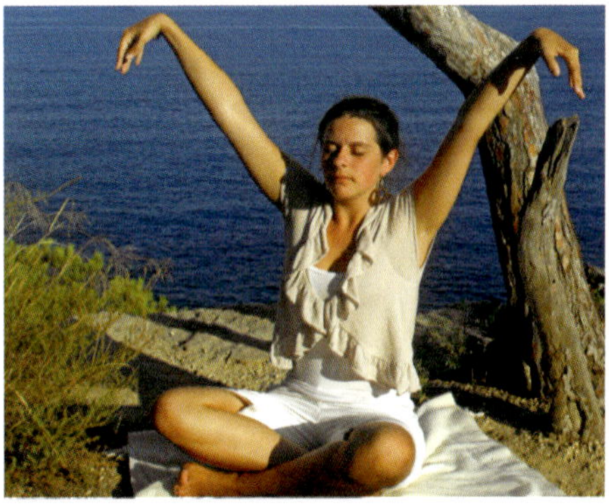

Geistige Ausrichtung: Lassen Sie innerlich los, vibrieren Sie mit dem Flattern der Hände.

Variante auf dem Stuhl: Setzen Sie sich bitte mit aufrechter Wirbelsäule auf einen Stuhl. Folgen Sie dann den Anleitungen oben.

Wie Sie die Übung beenden: Atmen Sie tief ein, heben Sie die Arme noch einmal schräg nach oben, lassen Sie die Hände locker hängen. Halten Sie den Atem in dieser Haltung an und konzentrieren Sie sich auf den Raum um Sie herum. Atmen Sie dann aus und lassen Sie langsam die Hände sinken.

5. Übung: Heilungstanz

Wirkung: Diese Übung zentriert, lockert, bringt die Körperenergien in Bewegung.

Ausführung: Kommen Sie in den Stand. Beginnen Sie, Ihren Körper fließend zu bewegen, lassen Sie die Bewegung aus sich selbst heraus entstehen, als gäbe es eine innere Musik, der Sie folgen würden.

Zeit: 3 – 5 Minuten

Geistige Ausrichtung: Ich folge der Weisheit meines Körpers.

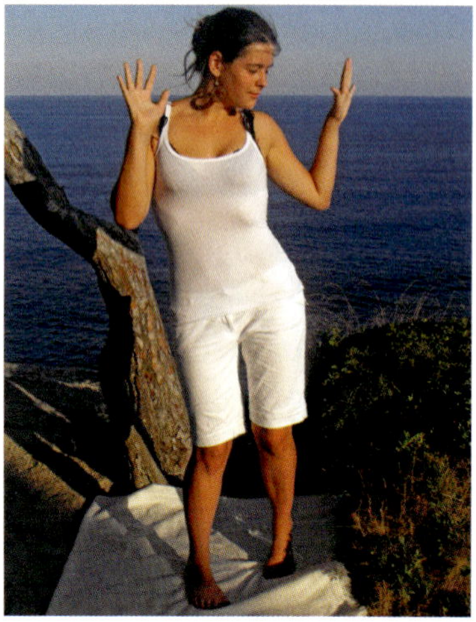

Variante auf dem Stuhl: Wenn Sie nicht stehen können, setzen Sie sich auf den Stuhl und bewegen Sie nur den Oberkörper und die Arme und Hände.

Wie Sie die Übung beenden: Bleiben Sie einen Moment stehen, atmen Sie tief ein und halten Sie den Atem an. Stehen Sie ganz still und lassen Sie die Energie in sich spürbar werden. Atmen Sie dann aus und entspannen Sie die Position.

6. Übung: Yoga Mudra (Variation)

Wirkung: Diese Übung zentriert die erzeugte Energie im Herzraum. Sie verbindet mit den feinstofflichen Energiereserven im Magnetfeld um den Übenden herum. Sie entspannt Kopf und Wirbelsäule.

Ausführung: Bleiben Sie im Stand und verschränken Sie die Hände hinter dem Rücken. Atmen Sie tief ein und neigen Sie sich beim Ausatmen nach vorn. Heben Sie dabei die Arme senkrecht hoch (oder so hoch wie möglich). Richten Sie sich mit dem Einatmen wieder auf. Fahren Sie in dieser Abfolge fort.

Zeit: 1 – 2 Minuten

Geistige Ausrichtung: Ich verneige mich vor dem höchsten Bewusstsein, das durch mich fließt.

Variante auf dem Stuhl: Setzen Sie sich mit gegrätschten Beinen auf den Stuhl, die Stuhllehne ist vor Ihnen. Verschränken Sie die Hände hinter dem Rücken. Neigen Sie sich so weit vor, dass Ihre Stirn auf der Stuhllehne ruht, heben Sie dabei die Arme so hoch wie möglich. Neigen Sie sich vor mit dem Ausatmen, kommen Sie wieder hoch mit dem Einatmen. Fahren Sie in dieser Abfolge fort.

Wie Sie die Übung beenden: Atmen Sie tief ein, bleiben Sie stehen oder sitzen. Heben Sie dann die Arme so hoch, wie es geht, halten Sie dabei den Atem an. Halten Sie die Position einen Moment, konzentrieren Sie sich dabei auf den Augenbrauenpunkt. Atmen Sie dann aus und entspannen Sie die Position. Spüren Sie bitte kurz nach.

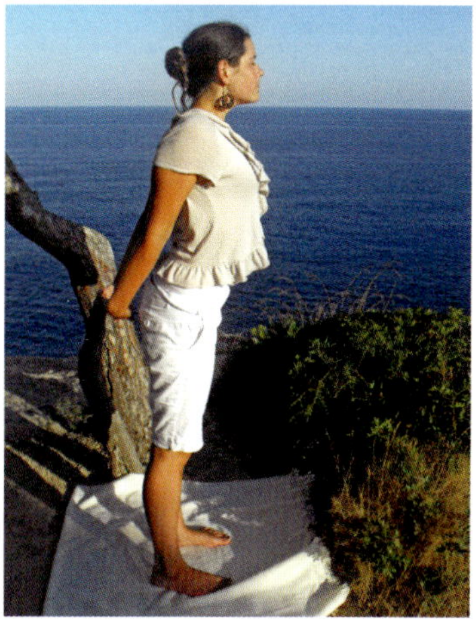

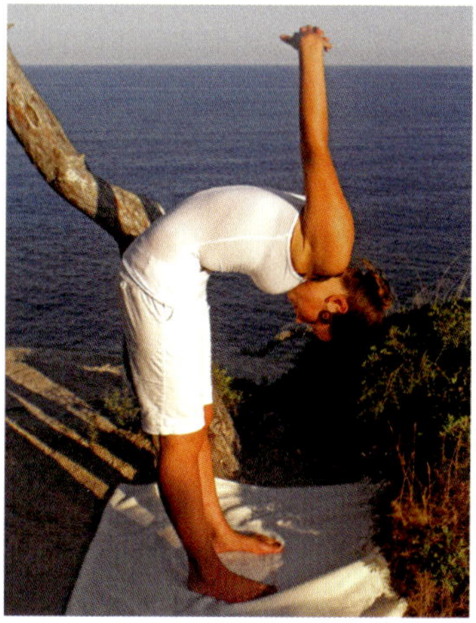

Die Quelle der Heilung

Bitte legen Sie sich zur Entspannung auf den Rücken oder auf die Seite. Polstern Sie Ihre Lage mit Kissen gut aus, sodass Sie wirklich gemütlich liegen. Decken Sie sich gut zu. Schließen Sie dann bitte die Augen.

Spüren Sie unter sich die Erde. Stellen Sie sich vor, dass Sie sich der Erde entgegensinken lassen, mit jedem Atemzug ein wenig mehr, wie in ein weiches Kissen. (Pause)

Spüren Sie dann auch, wie Ihr Atem Sie bewegt, ganz sanft, ein und aus. Spüren Sie dieses große, langsame Pulsieren. (Pause)

Nehmen Sie dann auch den Raum um sich herum wahr. Spüren Sie, dass er eine Einladung enthält, sich auszudehnen, hinein in Ihr volles Potenzial. (Pause) Und dann spüren Sie, dass es auch in Ihrem Inneren einen solchen Raum gibt, eine solche Weite, und dass diese Weite wartet, dass Sie sie erkunden. (Pause)

Stellen Sie sich dann vor, Sie sind in Ihrer Seelenlandschaft, die jede Woche, jeden Tag ganz anders aussehen kann. Schauen Sie diese Landschaft heute an: Was kann sie Ihnen heute erzählen über Ihren Zustand, über den Zustand Ihrer Seele? Was braucht sie? Sie können sie – jetzt – fragen. (Pause)

Nehmen Sie dann wahr, dass Sie einen Weg entlanggehen, durch diese Seelenlandschaft hindurch. Und dann sehen Sie auf einmal einen kleinen Pfad, der von Ihrem Weg abgeht. Sie werden neugierig und verlassen Ihren Weg, um dem Pfad zu folgen. Und er führt in ein Gebiet, in dem dichter Nebel herrscht, sodass Sie nicht mehr genau sehen können, wohin der Pfad führt. (Pause)

Plötzlich jedoch lichtet sich der Nebel, und Sie stehen am Rand eines kleinen Wäldchens. Sie spüren, dass dies ein sehr, sehr alter

Platz ist, und betreten das Wäldchen voll Ehrfurcht und Respekt. Sie betreten eine Lichtung, die von einem Kranz aus Bäumen umsäumt ist. In der Mitte entspringt eine Quelle, und sie fließt in ein kleines Becken vor einem mit Moos bewachsenen Felsen. Sie sehen, dass dies ein Heilungsort sein muss – überall sind kleine Gaben der Dankbarkeit zu sehen. (Pause)

Sie neigen sich zu der Quelle und schöpfen etwas Wasser. Sie trinken von dem Wasser und spüren, dass es einen ganz klaren, besonderen Geschmack hat. Das Wasser fließt wie von selbst zu einer Stelle in Ihrem Körper, die Heilung braucht. Und Sie spüren, dass diese Stelle ganz licht und frei wird. (Pause)

Und in diesem Moment erscheint auf dem Felsen hinter der Quelle ein Wort, ein Wort, das für Sie sehr bedeutsam ist. Und das Ihnen einen Hinweis gibt, was Ihre Heilung unterstützen könnte. Ein besonderes Wort, das Ihnen sagt, was Sie tun können, was Sie verändern könnten, was beachtet werden will in Ihnen. (Pause)

Und dann verschwindet dieses Wort wieder, die Buchstaben lösen sich auf, und Sie erheben sich. Sie danken der Quelle und all den Menschen und guten Geistern, die schon vor Ihnen hier waren. Und dann verlassen Sie diese heilige Stätte und gehen durch die Nebelbank wieder zu Ihrem Weg. Und Sie merken, dass sich auch dort etwas verändert hat. (Pause)

Und dann spüren Sie, dass Ihr physischer Körper Sie ruft, und Sie folgen dem Ruf, durch Zeit und Raum, und kommen wieder in Ihrem Körper an. Sie bringen das Erlebte mit in Ihren Körper und spüren, was sich verändert hat.

Und dann machen Sie die auf Seite 81 beschriebenen Aufwachschritte und fühlen sich ganz frisch und entspannt.

Meditation zur Heilung

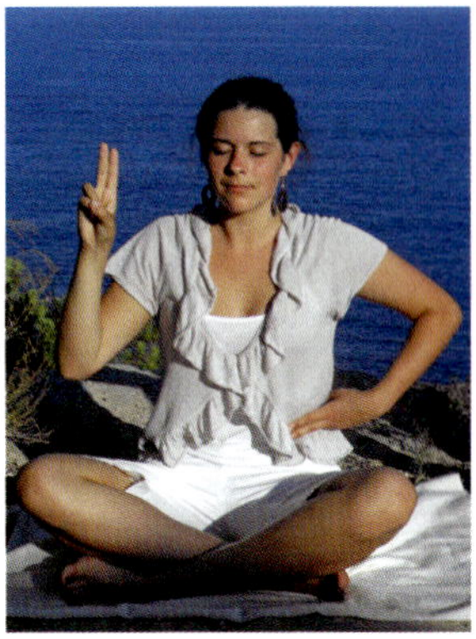

Diese Meditation wird in der yogischen Medizin zur Balance der weißen und roten Blutkörperchen eingesetzt. Dies ist bei Krebserkrankungen besonders wichtig, da dieses Gleichgewicht gestört ist.

Setzen Sie sich zu dieser Meditation in die Einfache Haltung oder mit aufrechter Wirbelsäule auf den Stuhl. Heben Sie die rechte Hand wie zum Schwur neben Ihre Schulter. Zeige- und Mittelfinger zeigen nach oben, Ringfinger und kleiner Finger werden vom Daumen unten gehalten. Auch die linke Hand formt diese Fingerposition. Legen Sie nun die linke Hand auf eine schmerzende oder kranke Stelle. Wenn diese auf der Rückseite des Körpers liegt, legen Sie die Finger auf die entsprechende Stelle auf der Körpervorderseite, die Sie gut erreichen können.

Atmen Sie nun in vier Atemstößen ein. Richten Sie Ihre Achtsamkeit

- beim ersten Atemstoß auf den Bauch,
- beim zweiten Atemstoß auf Ihr Herz,
- beim dritten Atemstoß auf Ihre Kehle und
- beim vierten Atemstoß auf den Punkt zwischen Ihren Augenbrauen.

Dann atmen Sie in einem einzigen langen Atemzug tief aus.

Wenn Sie diese Abfolge beherrschen, können Sie während der vier Atemstöße zusätzlich das Mantra SA-TA-NA-MA (Unendlichkeit, Leben, Tod, Wiedergeburt) geistig in sich klingen lassen. Und beim Ausatmen können Sie das Mantra WHAHE GURU (Oh wie groß ist die Weisheit, die mich vom Dunkel zum Licht führt) denken.

Zeit: mindestens 3 Minuten

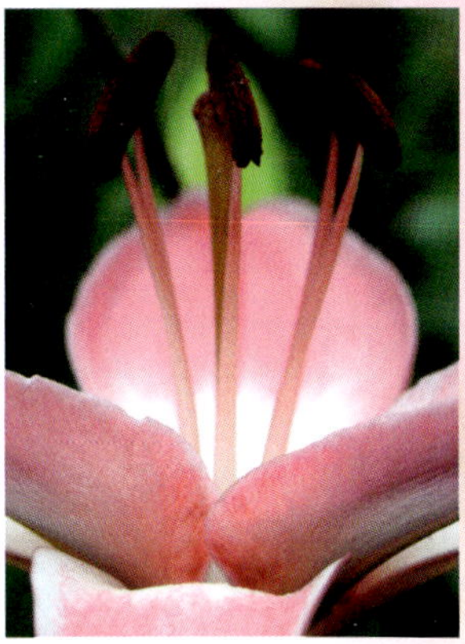

Tipp aus der yogischen Notfallapotheke:

Bei Beschwerden, die plötzlich auftreten, heben Sie beide Arme schräg nach oben. Spreizen Sie die Finger weit und atmen Sie 1 Minute kraftvoll im Feueratem (einem schnellen, rhythmischen Atem durch die Nase bei gleichzeitiger Aktivierung des Nabelpunktes).

Atmen Sie dann tief ein, halten Sie den Atem an, atmen dann aus und legen Sie die Hände auf die schmerzende Stelle.

Atmen Sie ein, machen Sie eine Atempause und lassen Sie die Energie aus den Händen einsinken.

Dann atmen Sie aus, machen wieder eine Atempause und lassen die Energie aus den Händen einsinken.

Atmen Sie mit diesem Atemmuster so lange weiter, wie es Ihnen guttut.

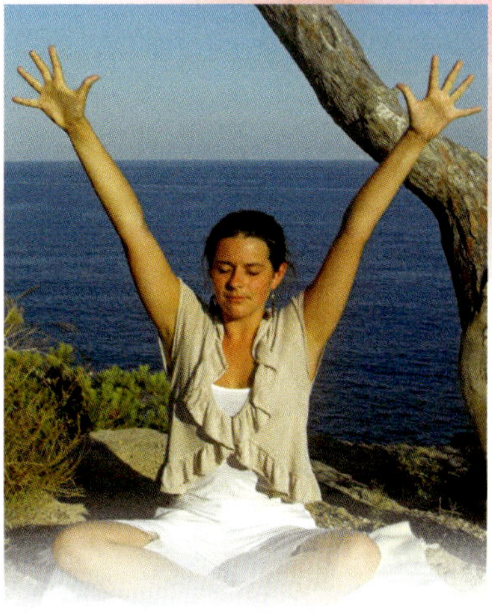

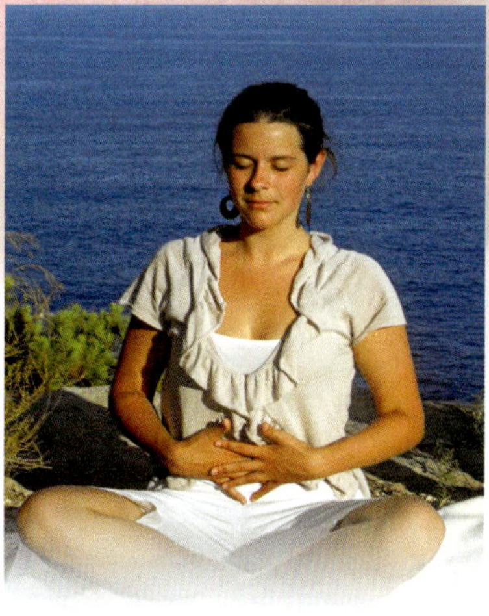

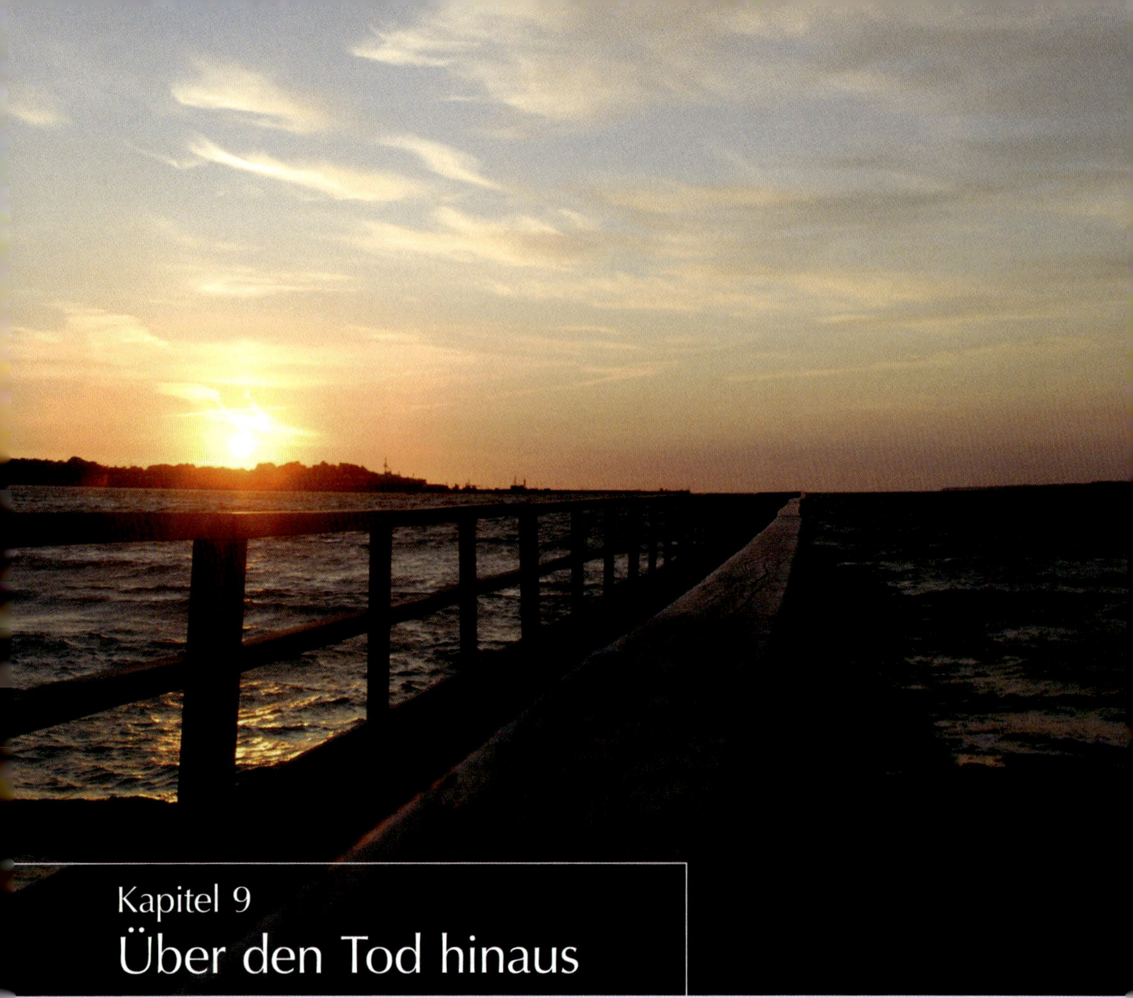

Kapitel 9

Über den Tod hinaus

Tod und Sterben sind schwer auszuhalten, schwer anzuschauen. Vor allem wenn wir zum ersten Mal direkt damit konfrontiert sind. Ob als Betroffene, die den eigenen Tod plötzlich ganz real vor Augen haben. Oder als Angehörige, die einen lieben Menschen in den Tod begleiten.

Tatsache ist: Wir alle wollen dem Tod nicht ins Auge schauen. Sondern wollen leben. Wollen die Jahreszeiten genießen und den Anblick der Natur, wollen immer noch so viel tun, so viel genießen. Der Tod kommt immer zu früh, immer zum falschen Zeitpunkt. Ob plötzlich in der Nacht, wie unlängst bei einer Bekannten in New Mexico, erst 49 war sie und wachte einfach nicht mehr auf. Oder bei meinem ersten Ehemann, er fiel einfach um, morgens, beim Zähneputzen.

„Er hat nichts gespürt", sagte der Arzt und wollte damit trösten, „er war schon tot, als er auf dem Boden aufprallte." Was ist nun besser? So zu sterben, ganz plötzlich – oder mit einer Diagnose wie Krebs noch lange zu leben – vielleicht gesund zu werden, vielleicht auch nicht.

Tatsache ist: Wir alle wissen nicht, wann wir sterben. Ob nach einem langen, erfüllten Leben. Ob morgen schon, bei einem Autounfall. Ob mit einer Krankheit, mit Siechtum und Schmerzen, ob ganz schnell, in einigen Wochen. Ob schon in der Kindheit, manchmal sogar schon kurz nach der Geburt. Ob am Hunger oder beim Tsunami, einem Erdbeben oder im Krieg. Wir wissen es nicht. Aber wir alle müssen durch dieses Tor hindurchgehen. Alle.

Bert Hellinger, der die Familienaufstellungen entwickelte, ließ manche Menschen ihren Verstorbenen gegenüber einen Satz sprechen, der sich mir sehr tief eingeprägt hat: „Ich bleibe noch ein Weilchen." Dieser Satz drückt für mich mehr als alles andere aus, dass wir alle ebenso, wie wir alle geboren worden und damit in diese Welt gekommen sind, auch alle sterben werden und damit alle diese Welt wieder verlassen. Die einen ein wenig früher, die anderen ein wenig später.

Wenn wir wüssten, wirklich wüssten, dass der Tod nur ein Übergang ist, dann wäre er vielleicht leichter. Menschen mit einem festen Glauben an Wiederauferstehung, an ewiges Leben können leichter vom Leben loslassen. Aber der Tod ist immer ein Mysterium, ob wir nun gläubig sind oder nicht. Genau wie das Mysterium vom Schmetterling: Er ist erst Raupe, verpuppt sich dann – und in der Puppe vollzieht sich das Wunder. Der Körper der Raupe verschwindet, stirbt, wird buchstäblich zu einem Brei, einer Flüssigkeit. Und genau aus diesem Tod ersteht ein neues Wesen, ein Schmetterling. Der sich aus dieser Flüssigkeit formt, von dieser Flüssigkeit lebt. Und der irgendwann seine Hülle öffnet. Und zitternd, mit zarten Flügeln, hinausklettert ins Leben.

Vielleicht wird dieses Bild vom Schmetterling deshalb so oft im Zusammenhang mit dem Tod benutzt. Weil es so tröstlich ist. Und weil wir dann das Gefühl haben, dass es, unser Leben, in irgendeiner Form weitergeht. In der indischen Philosophie glaubt man fest an dieses Mysterium, nach dem die Seele lebendig bleibt. Energetisch. Als Bewusstsein. Als Licht, als informationales Feld. Das sich irgendwann wieder entschließt, erneut auf die Erde zu kommen. Sich sozusagen verdichtet und sich eine neue Existenz sucht. In einer neuen Verkörperung. Mit einem neuen Leben. Um zu lernen. Um zu lieben. Um noch ein wenig heiler zu werden.

Für das „Leben nach dem Tod" gibt es inzwischen viele Hinweise. Nicht nur durch Menschen, die schon einmal klinisch tot waren. Und die sich dennoch an Ereignisse erinnern, die sie gar nicht hätten wissen, gar nicht hätten spüren können. Weil ihr Gehirn ebenfalls ausgesetzt hatte und ebenso wie die Herzstrommessungen keinerlei Bewegungen mehr auf dem Monitor zeigte. Sondern auch durch Menschen, die sich an vergangene Leben erinnern. Präzise, manchmal mit historisch exakten Details. Oder wie bei der Suche nach wiedergeborenen tibetischen Lamas eher intuitiv, aber dennoch eindeutig, denn diese Lamas werden erst nach vielen Prüfungen als Wiedergeborene anerkannt.

Auch im Yoga gehen wir davon aus, dass nichts von uns verloren geht. Jedenfalls nichts, was uns wirklich ausmacht. Wir geben vielleicht unseren Körper zurück an die Erde, ans Feuer, ins Wasser. Nicht aber unsere Seele. Die verlässt den Körper mit dem Tod. Bleibt noch ein wenig, mit dem Körper, mit den Angehörigen energetisch verbunden, und wandert dann weiter, ins Licht. Lernt dort, verweilt, kehrt zurück. Mit ihrer Aufgabe, einen neuen Lernschritt zu tun. Dieses Wissen gibt es nicht nur im Yoga. In vielen Weisheitslehren der Welt wird dieser Übergang des Sterbens und des Todes so gesehen. Und auch die moderne Naturwissenschaft beginnt sich der Möglichkeit zu öffnen, dass Tod und Sterben nicht das Ende des Bewusstseins sind.

Vielleicht ist es wirklich so, dass etwas von uns bleibt. Nicht nur die Erinnerung. Sondern auch etwas beinahe Stoffliches, das „auf der anderen Seite", vielleicht in einer anderen Dimension, vielleicht beim Göttlichen, vielleicht in einem kosmischen Energiefeld weiter existiert. Und nur die Form verändert.

Wenn wir Yoga machen, wenn wir meditieren, können wir damit ein wenig in Berührung kommen. Wir können beispielsweise spüren, dass sich in uns etwas öffnet, wenn wir die Augen schließen, lang und tief atmen, uns auf unseren Augenbrauenpunkt konzentrieren. Und loslassen. Dann geschieht es, ein Mysterium: Ein Raum, eine Ausdehnung in uns öffnet sich. Etwas, das immer schon da war, das wir aber nie bemerkt haben. Dieser Raum ist unendlich groß, viel größer als unser Körper, obwohl er in uns ist. Wir können ihn sogar erforschen, aber nicht mit unseren normalen Sinnen. Sondern mit unseren inneren Sinnen – unseren inneren Augen, unseren inneren Ohren, unserem inneren Spüren, unseren inneren Händen. Wir können Landschaften darin sehen, Musik darin hören oder Stimmen. Wir können Menschen begegnen, die schon lange nicht mehr am Leben sind, oder anderen, die wir noch nie gesehen haben. Wir können uns fühlen, so tief, wie wir uns vielleicht noch nie selbst begegnet sind. Und auch wieder zurückkehren.

Ist dieser Raum wirklich? Ja, eindeutig. Aber aus welcher Wirklichkeit kommt er? Er ist da, in unserem Inneren, er ist zeitlos und unendlich. Er überschreitet die Grenzen des Körpers, die Grenzen der Zeit, die Begrenzungen des „normalen" Raumes. Er ist. Er ist, was die Yogis schon immer auf so rätselhafte Weise sagten: „Du bist Das."

Vielleicht bringt uns der Tod ganz in diesen Raum, ganz in diese andere Bewusstseinsdimension. Die – vielleicht – sogar realer und liebevoller ist als diese hier auf dieser Erde. Vielleicht stimmt auch, was viele Weisheitslehren sagen: dass wir alle Seelen sind, die ein Geschenk mitbringen auf diese Erde. Ein Geschenk des Lichts, ein Geschenk der Liebe. Seelen, die lernen, immer mehr in die Liebe zu kommen, Leben für Leben. Die deshalb immer wieder zurückkommen. In ein neues Leben, in eine neue Zeit, in eine neue Existenz. Mit allem Wissen, das sie in diesem wie auch in den vorhergehenden Leben angesammelt haben. Um erneut zu lernen. Immer mehr zu lieben – und ihr Geschenk der Liebe dieser Welt zu schenken.

Die folgende Übungsreihe kann uns mit dieser Dimension in Verbindung bringen. Sie kann immer dann geübt werden, wenn Sie spüren möchten, dass Ihr Wesen unendlich ist. Das kann Ihnen helfen, sich mit dem Tod anzufreunden, ihn als Teil Ihres Lebens annehmen zu lernen.

Die Imagination kann Ihnen helfen zu spüren, dass etwas von Ihnen bleibt, selbst wenn Sie alles, was Sie bisher mit sich in Verbindung gebracht haben, loslassen. Sie vermittelt eine ganz lebendige Erfahrung Ihrer innersten Essenz. Und mit ihr können Sie auch körperlich spüren, dass es diese Seelendimension in Ihnen gibt.

Die abschließende Meditation schließlich, Kirtan Kriya genannt, lässt Sie den Kreislauf des Lebens erfahren, ganz lebendig, über Ihre Hände. Sie können damit erfahren, dass der Tod kein Ende ist, sondern ein Übergang, Teil eines großen Kreislaufs. Und Sie können sich dafür öffnen, loszulassen.

Übungsreihe zum Erfahren der Unendlichkeit

1. Übung: Kamelritt im Fersensitz

Wirkung: Diese Übung lockert die Wirbelsäule und kräftigt die Verdauung.

Ausführung: Bitte setzen Sie sich in den Fersensitz. Sie können dazu ein Kissen unter die Fußrücken legen, ein weiteres zwischen Fußsohlen und Po. Wenn diese Sitzhaltung zu schwierig ist, setzen Sie sich bitte in die Einfache Haltung. Richten Sie die Wirbelsäule auf und legen Sie die Hände flach auf die Oberschenkel. Atmen Sie ein und heben Sie das Brustbein an. Nehmen Sie das Kinn ein wenig hoch und ziehen Sie die Schultern zurück. Beim Ausatmen kommen Sie in einen Katzenbuckel und ziehen den Kopf zwischen die Schultern. Wechseln Sie im Atemrhythmus zwischen den beiden Bewegungen.

Zeit: 2 Minuten

Geistige Ausrichtung: Einatmen: Ich schenke mein Herz der Welt.
Ausatmen: Ich komme zurück zu mir.

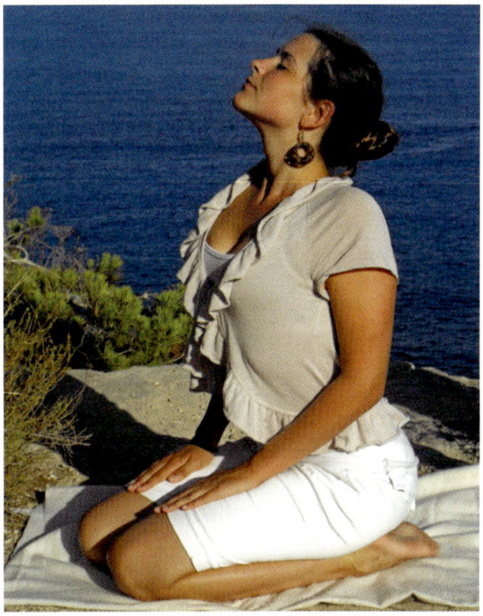 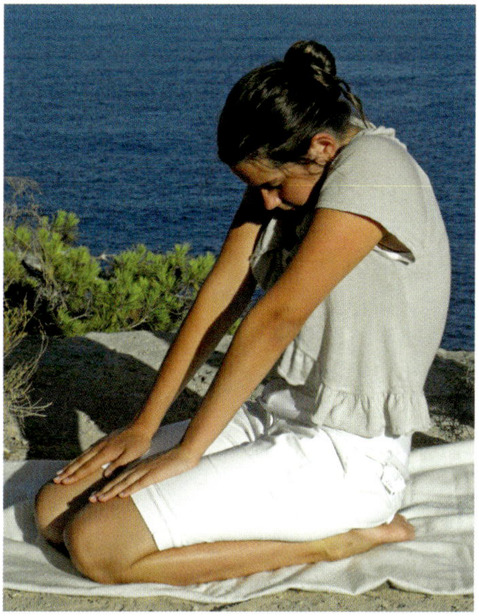

Variante auf dem Stuhl: Bitte setzen Sie sich mit aufrechter Wirbelsäule auf einen Stuhl. Folgen Sie den weiteren Anleitungen oben.

Wie Sie die Übung beenden: Atmen Sie tief ein, setzen Sie sich ganz aufrecht hin. Halten Sie den Atem kurz an und konzentrieren Sie sich auf den Augenbrauenpunkt. Atmen Sie dann tief aus und entspannen Sie Ihren Körper. Spüren Sie kurz nach.

2. Übung: Sat Kriya

Wirkung: Diese Übung ist eine Meditation in sich. Sie transformiert negative Gefühle in spirituelle Energie. Sie lenkt die Energien nach oben und fördert die Verdauung.

Ausführung: Bitte kommen Sie erneut in den Fersensitz. Nehmen Sie die Arme an den Ohren entlang möglichst senkrecht nach oben. Legen Sie die Handflächen aneinander oder verschränken Sie die Finger

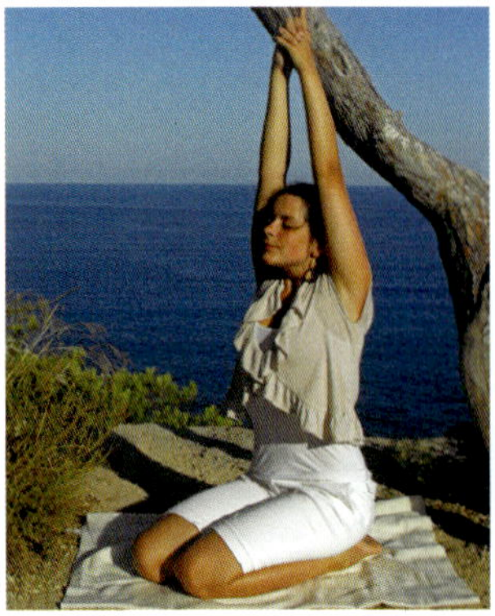

und strecken die Zeigefinger nach oben. Die Daumen sind in diesem Fall überkreuzt. Sprechen Sie laut das Mantra SAT (Wahrheit) und ziehen Sie dabei kräftig den Nabelpunkt nach innen. Sprechen Sie das Mantra NAM (Essenz) und lassen die Spannung im Nabelpunkt los. Wiederholen Sie diese Abfolge im Rhythmus Ihres Atems.

Zeit: 1 – 2 Minuten

Geistige Ausrichtung: Konzentrieren Sie sich auf das Fließen der Energie und auf Ihren Augenbrauenpunkt.

Variante auf dem Stuhl: Bitte setzen Sie sich mit aufrechter Wirbelsäule auf den Stuhl. Folgen Sie dann den Anleitungen oben.

Wie Sie die Übung beenden: Atmen Sie tief ein und ziehen Sie sich noch einmal an den Armen entlang nach oben, bis Sie ein Ziehen in den Achselhöhlen spüren. Halten Sie dort inne und halten den Atem kurz an. Konzentrieren Sie sich dabei noch einmal auf den Augenbrauenpunkt und spannen den Beckenboden (die Wurzelschleuse) an. Atmen Sie dann aus und entspannen die Arme in einem weiten Bogen. Spüren Sie genauso lange nach, wie Sie die Übung ausgeführt haben.

3. Übung: Schulterschaukel

Wirkung: Diese Übung entspannt und lockert die Schultern, sie fördert den Energiefluss zwischen Kopf und Rumpf.

Ausführung: Sitzen Sie im Schneidersitz, in der Einfachen Haltung. Ziehen Sie im Atemrhythmus erst eine Schulter nach oben, dann die andere Schulter. Sie können diese Bewegung schnell durchführen: beim Einatmen eine Schulter hochziehen, beim Ausatmen die Schulter sinken lassen und die andere Schulter hochziehen. Oder langsamer: beim Einatmen eine Schulter hochziehen und beim Ausatmen sinken lassen, beim nächsten Einatmen die andere Schulter hochziehen und beim Ausatmen wieder sinken lassen. Bleiben Sie in Ihrem Rhythmus.

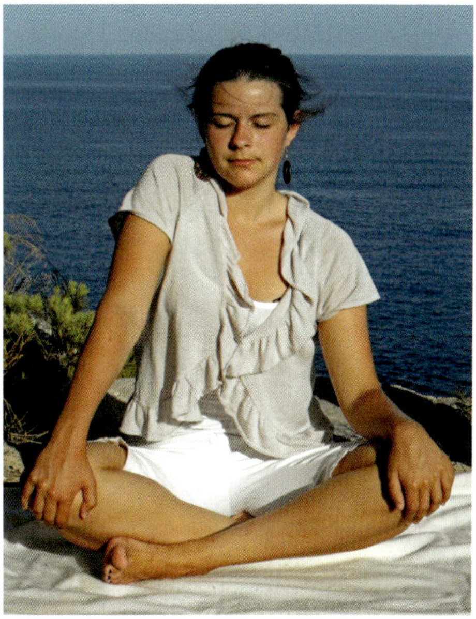

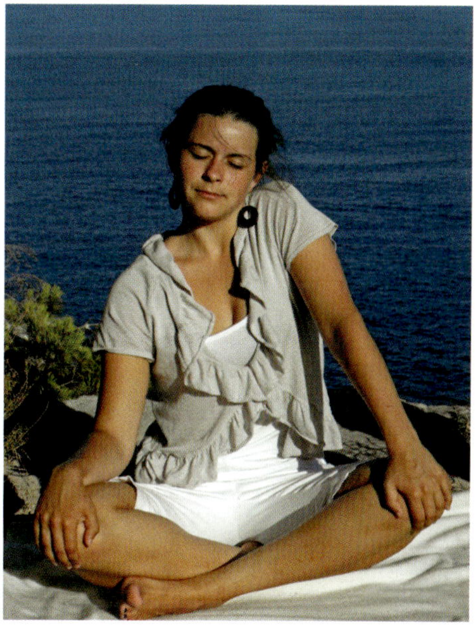

Zeit: 1 – 2 Minuten

Geistige Ausrichtung: Ich lockere mich, ich entspanne meinen Nacken.

Variante auf dem Stuhl: Bitte setzen Sie sich mit aufrechter Wirbelsäule auf einen Stuhl. Dann folgen Sie den weiteren Anleitungen oben.

Wie Sie die Übung beenden: Atmen Sie tief ein und halten beide Arme parallel zum Boden. Bleiben Sie in dieser Haltung, halten Sie den Atem kurz an. Konzentrieren Sie sich dabei auf Ihren Augenbrauenpunkt. Atmen Sie dann aus und entspannen die Haltung. Spüren Sie kurz nach.

4. Übung: Geistige Fixierungen lösen

Wirkung: Diese Übung klärt den Geist, hilft bei Kopfschmerzen, soll geistige Fixierungen lösen.

Ausführung: Setzen Sie sich bitte in den Schneidersitz, in die Einfache Haltung. Halten Sie die rechte Hand auf dem rechten Knie, die Handfläche zeigt nach oben, Daumen und Zeigefingerspitze liegen aneinander. Heben Sie den linken Arm, auch der Ellenbogen ist angehoben. Berühren Sie mit den Fingerspitzen Ihrer linken Hand die Stirn, und zwar so, dass die Fingerspitze des kleinen Fingers zwischen den Augenbrauen liegt und die Zeigefingerspitze am Haaransatz. Die Finger bilden eine senkrechte Linie. Atmen Sie kraftvoll und tief ein und aus, machen Sie zwischen Ein- und Ausatmen keine Pause.

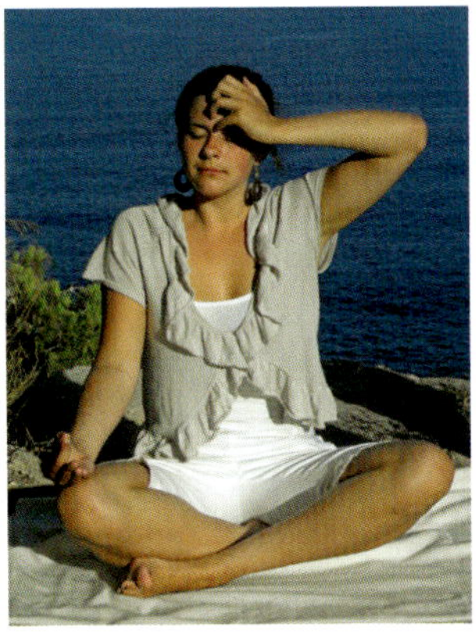

Zeit: 2 – 3 Minuten

Geistige Ausrichtung: Denken Sie einen unliebsamen Gedanken. Lassen Sie ihn dann mit dem Ausatmen gehen. Fahren Sie so fort, Ihren Geist zu reinigen.

Variante auf dem Stuhl: Bitte setzen Sie sich mit aufrechter Wirbelsäule auf den Stuhl. Folgen Sie dann den Anleitungen oben.

Wie Sie die Übung beenden: Atmen Sie tief ein und drücken Sie leicht mit den Fingerspitzen auf die Stirn. Halten Sie den Druck, konzentrieren Sie sich auf den Kontakt der Hände mit dem Kopf und halten den Atem kurz an. Atmen Sie dann aus und entspannen die Position. Spüren Sie nach.

5. Übung: Ich lasse gehen

Wirkung: Diese Übung löst Nackenverspannungen, sie zentriert auf den Augenbrauenpunkt, hilft loszulassen.

Ausführung: Bitte setzen Sie sich in die Einfache Haltung. Strecken Sie die Arme auf Schulterhöhe parallel zum Boden nach vorne aus. Die Handflächen zeigen nach oben. Lassen Sie den Kopf leicht in den Nacken sinken. Schieben Sie die Arme weit nach vorn, um die Neigung des Kopfes auszubalancieren. Atmen Sie tief durch die Nase ein und durch den Mund aus, betonen Sie ein wenig das Ausatmen.

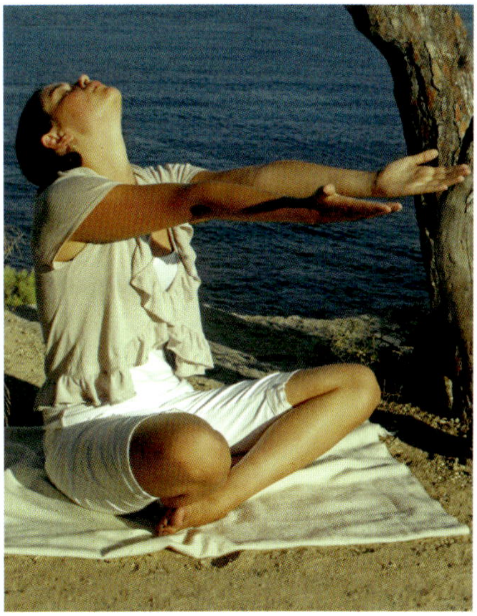

Zeit: 1 – 3 Minuten

Geistige Ausrichtung: Ich öffne mich, ich lasse gehen.

Variante auf dem Stuhl: Bitte setzen Sie sich auf die Vorderkante des Stuhls. Heben Sie Ihre Arme und folgen dabei den Anleitungen oben.

Wie Sie die Übung beenden: Atmen Sie tief ein und halten dann den Atem leicht an. Konzentrieren Sie sich auf Ihren Augenbrauenpunkt und auf die Verbindung zum Himmel. Dann atmen Sie aus, lassen langsam die Arme sinken und heben gleichzeitig den Kopf an. Entspannen Sie dann die Position und spüren nach.

6. Übung: Energie ins Herz

Wirkung: Diese Übung entspannt das Herz.

Ausführung: Setzen Sie sich in die Einfache Haltung. Öffnen Sie Ihre Arme, so als ob Sie einen lange vermissten Freund begrüßen würden. Atmen Sie tief ein und aus.

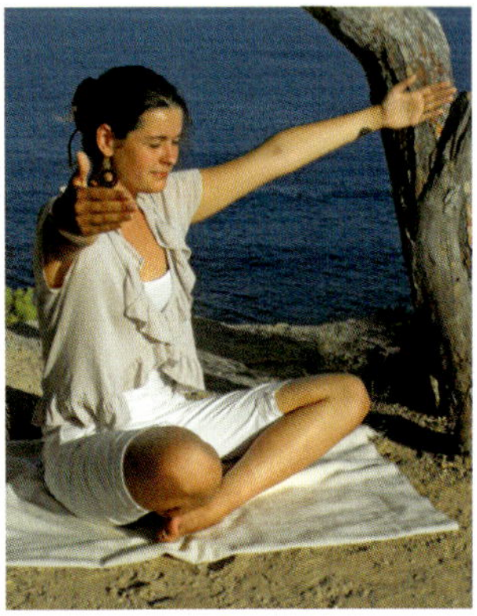

Zeit: 1 – 2 Minuten

Geistige Ausrichtung: Spüren Sie, wie die Energie von Ihren Fingern in den Herzraum fließt.

Variante auf dem Stuhl: Setzen Sie sich mit aufrechter Wirbelsäule auf den Stuhl. Folgen Sie dann den Anleitungen oben.

Wie Sie die Übung beenden: Atmen Sie tief ein, spannen Sie Arme und Finger fest an und halten Sie den Atem einen Moment an. Atmen Sie dann aus und entspannen die Position.

7. Übung: Herzenergie klären

Wirkung: Diese Übung stärkt das Herzzentrum.

Ausführung: Bitte setzen Sie sich in die Einfache Haltung. Öffnen Sie die Arme zu einem großen „V". Dann atmen Sie ein und halten den Atem an. Mit angehaltenem Atem überkreuzen Sie bitte die Arme vor der Brust wie eine Schere, mal den einen Arm unter dem anderen, dann genau anders herum. Atmen Sie tief aus, wenn Sie den Atem nicht mehr anhalten können. Atmen Sie dann erneut ein, halten den Atem an und beginnen erneut mit der Bewegung. Fahren Sie in diesem Rhythmus fort.

Achtung: Bei hohem Blutdruck bitte im Rhythmus der Bewegung ein- und ausatmen!

Zeit: 1 – 3 Minuten

Geistige Ausrichtung: Spüren Sie die Luftbewegung vor dem Herzen, konzentrieren Sie sich auf den feinstofflichen Bereich vor Ihrem Herzraum.

Variante auf dem Stuhl: Setzen Sie sich mit aufrechter Wirbelsäule auf den Stuhl. Folgen Sie dann den Anleitungen oben.

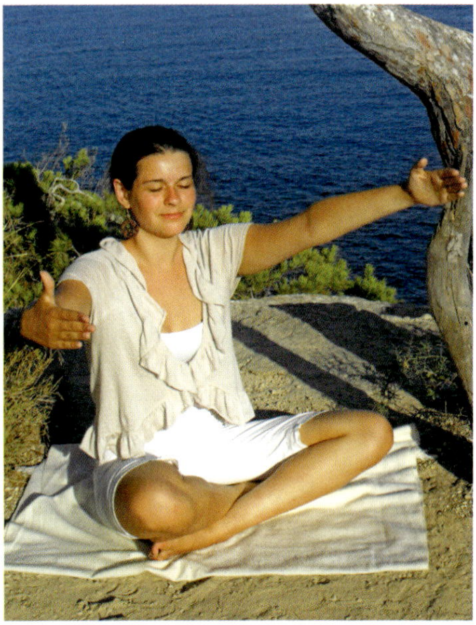

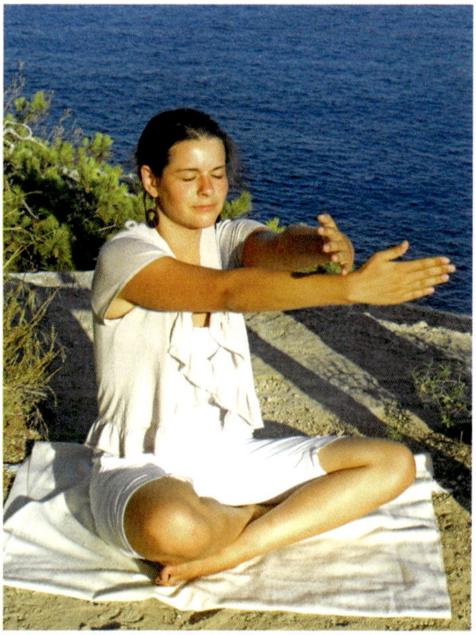

Wie Sie die Übung beenden: Atmen Sie zum Schluss einmal tief ein, halten Sie beide Hände über Kreuz auf Ihrem Herzen und konzentrieren Sie sich auf Ihr Herz. Atmen Sie dann tief und lang aus. Lassen Sie dabei die Hände sinken, spüren Sie nach.

Die Kleider der Persönlichkeit ablegen

Bitte legen Sie sich zur Entspannung auf den Rücken oder auf die Seite. Polstern Sie Ihre Lage mit Kissen gut aus, damit Sie wirklich gemütlich liegen. Decken Sie sich gut zu. Schließen Sie dann bitte die Augen.

Spüren Sie, wie Sie auf der Erde ruhen. Und dass die Erde Sie einlädt, sich ihr anzuvertrauen. Stellen Sie sich vor, dass Sie sich der Erde entgegensinken lassen, mit jedem Atemzug ein wenig mehr. Und dass Sie alles loslassen, was Sie belastet. (Pause)

Spüren Sie dann auch, wie Ihr Atem Sie bewegt. Wie er Ihre Grenzen erweitert und Sie dann wieder zurückträgt, zu Ihrer Mitte. Spüren Sie dieses große, langsame Pulsieren. (Pause)

Nehmen Sie dann auch den Raum um sich herum wahr. Spüren Sie, dass er eine Einladung enthält, sich auszudehnen, hinein in diesen Raum, hinein in diese Weite. Gehen Sie innerlich in diesen Raum hinein, wie in eine weite Landschaft. (Pause)

Spüren Sie sie mit allen Sinnen. (Pause)

Und dann nehmen Sie wahr, dass Sie auf einem Weg sind. Und dass Sie auf diesem Weg allerlei Eigenschaften wie Kleider um sich angesammelt haben, von denen Sie bisher gemeint haben, sie machen Sie zu dem, was Sie sind. Und Sie werden neugierig, was eigentlich unter diesen Eigenschaften ist. Sie sind ja wie Kleider, wie Kostüme, wie Verkleidungen, die Sie jetzt, wenn Sie möchten, ablegen können – zumindest jetzt, zumindest in Ihrer Fantasie.

Lassen Sie deshalb zunächst mit Ihren inneren Sinnen all die äußeren Eigenschaften deutlich werden, mit denen Sie der Welt begegnen: dass Sie eine Frau sind oder ein Mann, dass Sie einen Beruf haben und welchen, dass Sie Kollege sind oder Kollegin, Mutter oder Vater, dass Sie Mitglied sind in irgendwelchen Gruppen, Sportvereinen, Literaturkreisen oder spirituellen Zirkeln. Ein guter Koch. Oder eine gute Tennisspielerin. Und stellen Sie sich dann vor, dass diese Attribute sind wie eine Schicht Kleider, die Sie – jetzt – wie einen Mantel ausziehen und hinter sich lassen können. Schauen Sie zu, wie diese Schicht Kleider von Ihnen wegflattert. Und spüren Sie, wie es sich jetzt anfühlt, in Ihrem Körper, ohne diese Kleiderschicht. (Pause)

Gehen Sie dann weiter auf dem Weg. Und werden Sie sich jetzt einer neuen Gruppe von Eigenschaften bewusst, mit denen andere Menschen Sie bezeichnen würden, die Sie kennen. Vielleicht sind Sie besonders zuverlässig. Oder schüchtern. Oder dominant. Oder einfühlsam. Oder verspielt. Oder fröhlich. Machen Sie sich diese Eigenschaften bewusst. Und lassen Sie sie innerlich zu einem Mantel werden. Oder zu einem Überwurf. Und ziehen Sie dann, wenn Sie möchten und dazu bereit sind, diesen Mantel, diesen Überwurf aus.

Sehen Sie zu, wie er hinter Ihnen wegflattert. Und wegfliegt. Und spüren Sie sich in Ihrem Körper und wie es sich jetzt anfühlt, ohne diese Kleider. (Pause)

Gehen Sie weiter auf Ihrem Weg. Und lassen Sie dann eine weitere Schicht von Eigenschaften entstehen – Eigenschaften, von denen nur Ihre engsten Freunde und Freundinnen wissen. Oder Ihr Partner oder Ihre Partnerin. Eigenschaften, die Sie der Welt nicht zeigen würden, oder nur ganz selten. Eigenschaften, die Sie vielleicht nicht einmal gerne mögen an sich. Oder die Ihnen unangenehm sind. Und die dennoch zu Ihnen gehören. Lassen Sie auch aus diesen Eigenschaften einen Mantel werden. Oder einen Überwurf. Und, wenn Sie mutig sind, wenn Sie es ausprobieren möchten, dann lassen Sie diesen Mantel los. Sehen Sie zu, wie er von Ihnen wegflattert. Und spüren Sie, wie es sich jetzt anfühlt, in Ihrem Körper. (Pause)

Und dann gibt es noch eine letzte Schicht. Etwas, was Sie nie loslassen wollten. Was nur Sie selbst ganz in Ihrem Innersten kennen – eine Überzeugung, ein Glaubensmuster, eine Haltung gegenüber der Welt. Eine Haltung oder eine Eigenschaft, die Sie vielleicht schon sehr früh gebildet haben in Ihrem Leben. Und die Ihnen immer Halt gegeben hat – bis jetzt. Wenn Sie mögen, lassen Sie auch diese Schicht zu einer Hülle werden, zu einem Überwurf, zu einem Mantel. Und dann lassen Sie auch diese Hülle los. (Pause)

Und dann spüren Sie sich, wie es sich jetzt anfühlt, ohne all diese Hüllen. Spüren Sie vielleicht, dass es wirklich nur Hüllen waren. Und Sie jetzt – endlich – ganz frei sind. Dass Sie wirklich heraustreten können aus all dem, von dem Sie bisher gemeint haben, dass Sie es sind. Oder von dem andere meinen, dass Sie es sind. Spüren Sie, was Sie wirklich sind, ohne all diese Hüllen, ohne all diese Zuschreibungen, ohne all diese begrenzenden Eigenschaften und Haltungen. Spüren Sie, was Sie im Kern sind – so als würden Sie wirklich aus allem Begrenzenden heraustreten, das nur Hülle war. Spüren Sie Ihre reine Energie, Ihre Essenz – das, was einfach nur IST. (Pause)

Genießen Sie diese Essenz, genießen Sie diese Freiheit. Und spüren Sie, dass sie sich verbinden kann, mit der Energie, mit der Liebe, mit der Schwingung, die überall ist. In jedem Baum, in jedem Tier. Von der Sie nicht getrennt sind. Es nie waren. Und die Sie – jetzt – erfahren können. Als Ihre Wirklichkeit. (Pause)

Kommen Sie dann zurück. Stück für Stück können Sie, wenn Sie mögen, auf dem Weg zurück all die Hüllen wieder einsammeln, die am Wegesrand zurückgeblieben sind. Oder auch nur einige. Ganz wie Sie wollen. Kommen Sie dann durch Zeit und Raum wieder in Ihren Körper, der hier am Boden liegt. Ganz sicher. Bringen Sie Ihr Erleben ganz in Ihren physischen Körper, werden Sie ganz eins mit ihm. Atmen Sie tief ein und aus.

Machen Sie dann die auf Seite 81 beschriebenen Aufwachschritte. Und kommen Sie ganz erfrischt wieder in dieser Wirklichkeit hier an.

Meditation: Kirtan Kriya

Diese Meditation hilft Ihnen, Ihren Lebensweg zu sehen im großen Zusammenhang von Werden und Vergehen. Sie kann Ihnen auch helfen, die allem Sein zugrunde liegende Wirklichkeit zu erfahren, die Leben selbst ist. Und zu erkennen, dass der Tod auch ein Übergang ist – in eine andere Form von Wirklichkeit.

Setzen Sie sich dazu in die Einfache Haltung. Oder setzen Sie sich mit aufrechter Wirbelsäule auf einen Stuhl. Legen Sie Ihre Hände auf die Oberschenkel oder auf die Knie.

Berühren Sie dann mit der Daumenspitze

- Ihre Zeigefingerspitze, sprechen oder singen Sie dazu die Silbe SA
- Ihre Mittelfingerspitze, sprechen oder singen Sie dazu die Silbe TA
- Ihre Ringfingerspitze, sprechen oder singen Sie dazu die Silbe NA
- die Spitze Ihres kleinen Fingers, sprechen oder singen Sie dazu die Silbe MA

Die Silben SA-TA-NA-MA bedeuten: Unendlichkeit – endliches Leben – Tod – Wiedergeburt

Sprechen oder singen Sie diese Silben

- 2 Minuten laut (symbolisiert die Alltagsebene)
- 2 Minuten flüsternd (symbolisiert die Ebene der Liebenden)
- 2 Minuten still (symbolisiert die Kommunikation mit dem Göttlichen in uns)
- 2 Minuten still
- 2 Minuten flüsternd
- 2 Minuten laut

Die Melodie, in der Sie diese Silben singen können, fängt mit irgendeinem Ton an. Die nächste Silbe klingt einen Ton tiefer. Die nächste noch einen Ton tiefer. Und die letzte geht wieder einen Ton höher. Dann beginnen Sie von vorn. Wenn Sie das Mantra lieber in Begleitung einer CD singen möchten, dann finden Sie im Anhang Bezugsquellen.

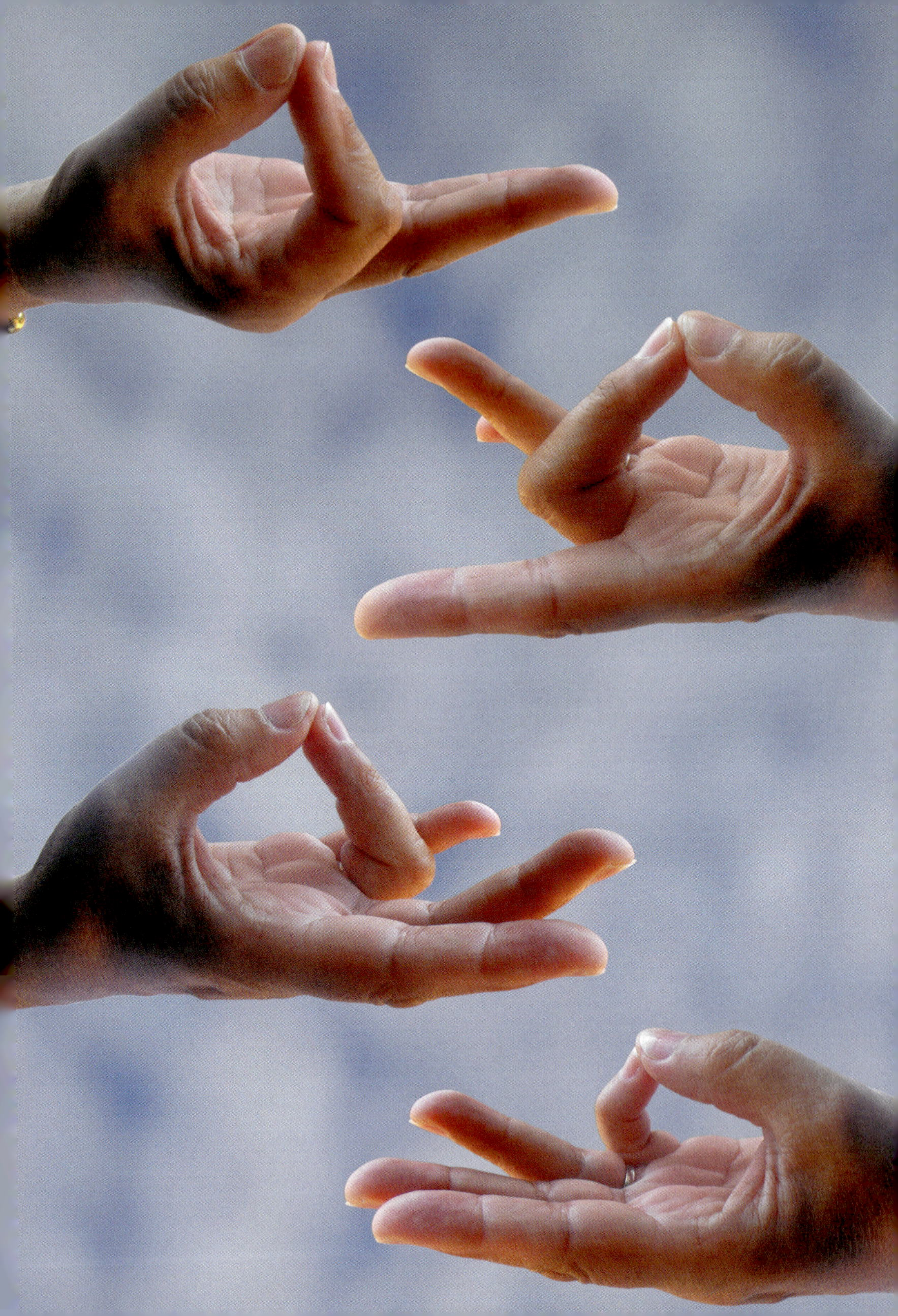

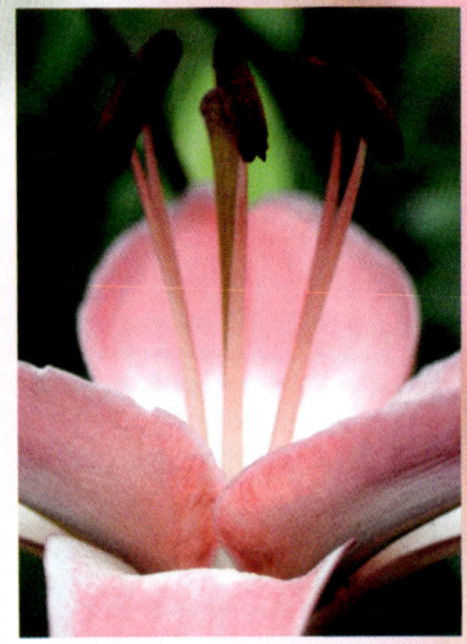

Tipp aus der yogischen Notfallapotheke:

Wenn Sie akut Todesangst bekommen, legen Sie sich einen Moment hin. Legen Sie Ihre Hände aufs Herz, über Kreuz. Atmen Sie in die Hände hinein. Erlauben Sie sich dann, die Erde zu fühlen, unter sich, ganz solide. Spüren Sie, dass diese Erde Sie hält und halten kann. Spüren Sie dann, wie der Himmel sich öffnet, so als gäbe es ein Rufen, einen Ton. Erlauben Sie sich, dieser Einladung zu folgen. Atmen Sie weiter tief. Und gehen Sie nach Hause, lassen Sie Ihren Körper hinter sich. Gehen Sie im Inneren auf das Licht zu, das Sie plötzlich sehen. Lassen Sie alles los – Sie werden getragen von dem Licht, angezogen von dem Licht – Sie sind zu Hause. Sie sind geliebt. Sie sind geborgen. Im Licht.

Heilende Mantras

HAR

HAR ist das aktive, bewegende Prinzip des Göttlichen. Dieses Mantra stimuliert intensiv das Nabelchakra und damit denjenigen Teil von uns, der aktiv sein Schicksal in die Hand nehmen kann, es führt aus einem Gefühl der Ohnmacht und des Ausgeliefertseins heraus. Man chantet es am besten beim Ausatmen und zieht jedes Mal den Nabelpunkt an, wenn man es spricht.

ICH BIN

ICH BIN ist ein Mantra, das in vielen spirituellen Traditionen verwendet wird. Es führt zu einem Bewusstsein des überpersönlichen „Ichs“, desjenigen Aspekts unseres Selbst, der jenseits der Verstrickungen der emotional reagierenden Persönlichkeit liegt. Es hilft, in Stresssituationen aus einer rein emotionalen Reaktion herauszukommen und in eine Ebene der Ruhe und des Friedens zu gelangen. ICH BIN sollte am besten zweimal hintereinander auf einen Atemzug gechantet werden.

JIO

Dieses Mantra, das „geliebte Seele“ bedeutet, hilft dabei, in entsprechenden Situationen Wut und Ärger zu überwinden. Es bringt uns zurück zu unserer eigentlichen Quelle, die bedingungslose Liebe für uns ist. Wut und Ärger kommen oft, wenn wir diesen Kontakt verloren haben und uns allein und ohnmächtig fühlen. Es bringt den Frieden und die Liebe der Seele zurück.

ONG

ONG ist der Laut der Schöpfungsenergie. ONG zu chanten kann uns mit der Möglichkeit in Verbindung bringen, dass wir nicht ausgeliefert sind, sondern unser Schicksal selbst gestalten können. Wir können vielleicht nicht verhindern, dass wir Krebs bekommen. Aber wir können entscheiden, wie wir mit dieser Erkrankung umgehen wollen und welche Rolle sie in unserem Leben bekommen soll. ONG kann uns helfen, verlorene Lebensenergie zurückzugewinnen. Wenn man ONG chantet, sollte man das Kinn leicht auf die Brust pressen und das Mantra am weichen Gaumen klingen lassen. Auf diese Weise wird das gesamte Gehirn durch den Klang des Mantras in Schwingung versetzt.

SAT NAM SAT NAM ist das meistgebrauchte Mantra des Kundalini Yoga. SAT bedeutet „Wahrheit" im Sinne der wahren Essenz unseres Seins. NAM ist die Qualität unseres Namens, aber des Namens, der das Göttliche in uns anspricht. SAT NAM kann uns an unsere innerste Wahrheit, an unsere Bestimmung erinnern, gerade dann, wenn wir durch äußere Situationen diese Verbindung zu unserem Inneren verloren haben oder wenn wir uns daran erinnern wollen. Mit SAT NAM können wir alles segnen, was uns begegnet – beispielsweise jede Behandlung – oder jede Mahlzeit. Man singt SAT etwa achtmal so lange wie NAM, wobei das NAM tiefer klingt als das SAT.

SA-TA-NA-MA Dieses Mantra beschreibt den natürlichen Kreislauf des Lebens. Es kann uns Hoffnung und Gewissheit schenken, dass mit unserem Tod ein neues Leben für uns beginnt – in einer anderen Form, in einer anderen Dimension. SA ist das Geschaffene, das aus der Unendlichkeit entsteht, TA die bestimmte Form des Lebens, NA die Aufgabe dieser Form, der Tod, und MA die Wiederauferstehung. Das Mantra schenkt innere Balance und Ausgeglichenheit.

WHAHE GURU Dieses Mantra erkennt, wie wunderbar jeder Moment ist, in dem wir leben, und dass jeder Moment das Potenzial in sich trägt, zu erwachen. Jeder Augenblick kann unser Lehrer sein, um zu erkennen, dass wir sind und dass wir eins sind mit allem, was ist. WHA bedeutet „Oh wie herrlich!", HE meint „bist du" und GU-RU ist dasjenige, das uns vom Dunkel (unseres normalen Daseins) ins Licht (des Erkennens) führt.

Gut zu lesen – und zu hören

Kundalini Yoga und Yogawissenschaften:

Alfassa, Mira (1993): *Gesundheit, Heilen und Yoga*. Mirapuri-Verlag.

Bhajan, Yogi (2009): *The Aquarian Teacher*. Yogi Press.

Judith, Anodea (2004): *Lebensräder: Das große Chakren-Lehr- und Übungsbuch*. Goldmann.

Khalsa, Dharma Singh & Stauth, Cameron (2002): *Meditation as Medicine: Activate the Power of Your Natural Healing Force*. Atria Books.

McCall, Timothy (2007): *Yoga as Medicine: The Yogic Prescription for Health and Healing*. Bantam Books.

Rattana, Guru (2014): *Transitions to a Heart-Centered World*. Yoga Technology Press.

Rattana, Guru (2018): *Introduction to Kundalini Yoga and Meditation*. Yoga Technology Press.

Rattana, Guru (2017): *Relax and Renew*. Yoga Technology Press.

Rittiner, Remo & Kraft, Christoph (2023): *Das große Yoga-Therapiebuch: Yogapraxis für Gesundheit und einen klaren Geist*. Via Nova.

Seitz, Anand Kaur (1999): *Kundalini-Yoga: Harmonie für Körper und Seele durch die Chakra-Energien*. Rowohlt.

Singh, Sat Hari (2007): *Mantras im Kundalini Yoga in der Tradition von Yogi Bhajan*. Yogi Press.

Singh, Satya (2019): *Das Kundalini Yoga Handbuch: Für Gesundheit von Körper, Geist und Seele*. Ullstein.

Trökes, Anna (2010): *Yoga-Gehirn: Wie und warum Yoga auf unser Bewusstsein wirkt*. Barth.

Geist-Körper-Wissenschaft:

Bauer, Joachim (2013): *Das Gedächtnis des Körpers: Wie Beziehungen und Lebensstile unsere Gene steuern*. Piper.

Bauer, Joachim (2006): *Warum ich fühle, was du fühlst: Intuitive Kommunikation und das Geheimnis der Spiegelneurone*. Heyne.

Brody, Howard & Brody, Daralyn (2002): *Der Placebo-Effekt: Die Selbstheilungskräfte unseres Körpers*. dtv.

Damasio, Antonio R. (2003): *Der Spinoza-Effekt: Wie Gefühle unser Leben bestimmen*. List.

Dispenza, Joe (2010): *Schöpfer der Wirklichkeit: Der Mensch und sein Gehirn – Wunderwerk der Evolution*. Koha.

Gershon, Michael (2001): *Der kluge Bauch: Die Entdeckung des zweiten Gehirns*. Goldmann.

Hüther, Gerald (2015): *Die Macht der inneren Bilder: Wie Visionen das Gehirn, den Menschen und die Welt verändern* (9. Auflage). Vandenhoeck & Ruprecht.

Pert, Candace B. (2001): *Moleküle der Gefühle: Körper, Geist und Emotionen*. Rowohlt.

Reddemann, Luise (2024): *Imagination als heilsame Kraft: Ressourcen und Mitgefühl in der Behandlung von Traumafolgen* (24. Auflage). Klett-Cotta.

Reddemann, Luise (2007): *Eine Reise von 1.000 Meilen beginnt mit dem ersten Schritt: Seelische Kräfte entwickeln und fördern*. Herder.

Alternative Krebstherapien:

Béliveau, Richard & Gingras, Denis (2010): *Krebszellen mögen keine Himbeeren: Nahrungsmittel gegen Krebs*. Goldmann.

Hartl, Thomas & Hofer, Reinhard (2008): *Geheilt! Wie Menschen den Krebs besiegten*. Ueberreuter.

Irmey, György (2007): *Heilimpulse bei Krebs: Von der Hoffnung zum Vertrauen*. Haug.

Rischmüller, Roman (2008). *Es muss nicht immer Chemo sein … und was mir der Darmkrebs sonst noch zeigen wollte*. Books on Demand.

Servan-Schreiber, David (2009): *Das Anti-Krebs-Buch: Was uns schützt: Vorbeugen und nachsorgen mit natürlichen Mitteln*. Goldmann.

Simonton, O. Carl, Simonton, Stephanie & Creighton, James (2011): *Wieder gesund werden: Eine Anleitung zur Aktivierung der Selbstheilungskräfte für Krebspatienten und ihre Angehörigen*. Rowohlt.

CDs:

Deuter (2008): *Atmospheres*. New Earth Records.

Deuter (2008): *Spiritual Healing*. New Earth Records.

Kaur, Gurudass (2010): *Lovingly*. Yogi Press.

Kaur, Snatam (2009): *Liberation's Door*. Spirit Voyage Records.

Kaur, Snatam (2002): *Prem*. Spirit Voyage Records.

Stillwater, Michael (2006): *Chant Wave*. Inner Harmony Music.

Stillwater, Michael & Malkin, Gary (2003): *Graceful Passages: A Companion for Living and Dying*. New World Library.

Thweatt, Charley (2006): *Chants Encounter*. Angelight Music.

Thweatt, Charley (2010): *Wave after Wave*. CD Baby.

Bezugsquellen:

Yogaliteratur, CDs, Matten, Kissen: www.satnam.de

Yogalehrer-Verzeichnis: www.3ho.de

Anmerkungen:

(1) Bhajan, Yogi (2009): *The Aquarian Teacher*. Yogi Press, S. 71.

(2) Alfassa, Mira (1993): *Gesundheit, Heilen und Yoga*. Mirapuri-Verlag.

Bildnachweise:

Seite 106: © Allan Morrison, shutterstock 1989236

Seite 142: © Marc Dietrich, shutterstock 2098970

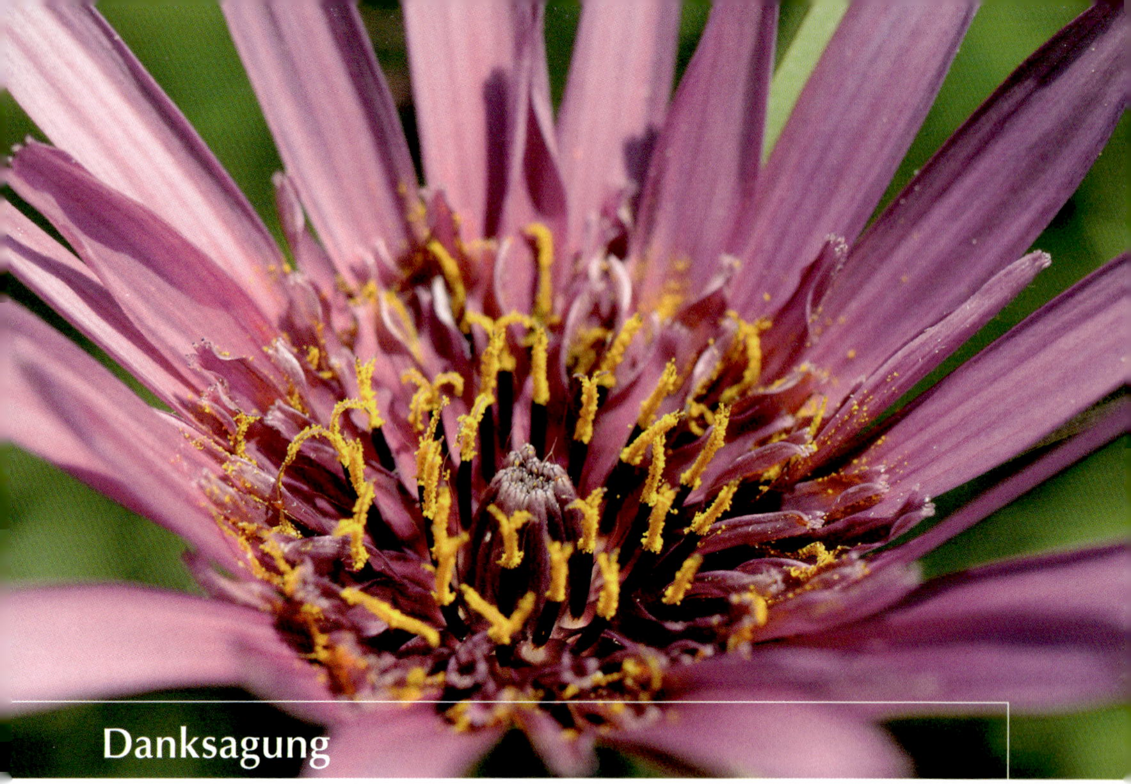

Danksagung

Die Autorin dankt allen Menschen, die sie auf dem Weg zu diesem Buch begleitet und es somit möglich gemacht haben – vor allem auch Gururattan Kaur (USA) für ihre Ermutigung, Sat Dharam Kaur (Kanada) und Charley Thweatt für ihr Teilen ihres Wissens, all den Lehrern und Lehrerinnen und Weisen aller Zeiten, die ihr Leben und ihre Weisheit mit anderen auf so uneingeschränkt liebevolle Weise geteilt haben. Und vor allem allen Patienten und Patientinnen, ohne deren lebendiges Miteinander dieses Buch nicht hätte entstehen können.

Weitere Bücher aus dem Verlag Via Nova:

Yoga hilft nach einer Hüft-OP

Das effektive Programm für Kraft, Beweglichkeit und Wohlbefinden im Alltag
Evelyn Horsch-Ihle

Überarbeitete Neuausgabe mit neuer Ausstattung

Klappenbroschur, 176 Seiten, 111 farbige Fotos
ISBN 978-3-86616-552-6 (Printausgabe)
ISBN 978-3-86616-629-5 (E-Book)

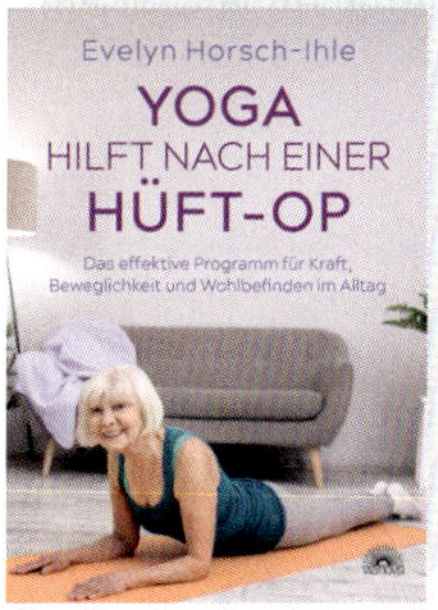

Dieses ausgewählte Yogaprogramm wurde speziell für Menschen nach einer Hüftoperation entwickelt. Sensibilisierungsübungen, die unter anderem auf die erste Zeit nach der Operation abgestimmt sind, Atemübungen und geeignete Haltungen und Meditationen unterstützen den Körper, Beweglichkeit und Elastizität zurückzuerlangen und zu erhalten. Unter Beachtung der medizinischen Möglichkeiten finden Sie in diesem Buch einfühlsame, leicht erlernbare Übungsfolgen, die bestens geeignet sind, Yoga auch mit künstlicher Hüfte weiter zu praktizieren und dabei wieder fit und elastisch zu werden.

Achtsamkeit in der Partnerschaft

Vertrauen stärken, Sinnlichkeit erleben: Begegnungsmeditationen und Achtsamkeitsübungen
Evelyn Horsch-Ihle

Klappenbroschur, 144 Seiten, ISBN 978-3-86616-544-1 (Printausgabe)
ISBN 978-3-86616-598-4 (E-Book)

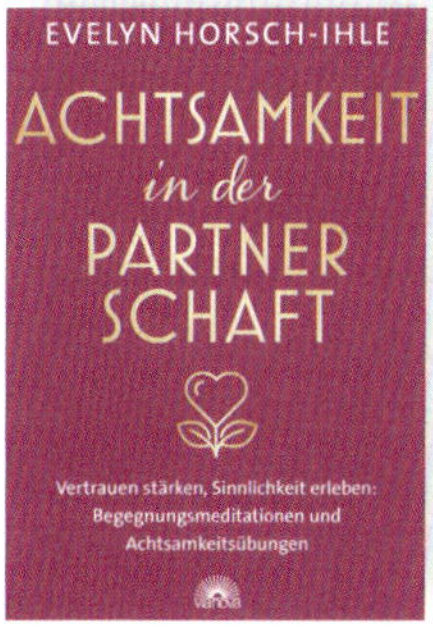

Miteinander zu meditieren ist ein Geschenk für die Liebe. Sich im Angesicht des anderen zu zeigen, ohne zu wissen, was der nächste Augenblick bringt, kann den Raum des Herzens in einer Weise öffnen, wie dies durch Gespräche kaum zu erreichen ist. Das vorliegende Buch vermittelt viele solcher Erfahrungen – manchmal still, manchmal laut, manchmal fröhlich, manchmal nachdenklich. Ob in der Begegnung mit dem inneren Kind, ob in der Erkundung der eigenen Sinnlichkeit, ob bei der Lösung von Konflikten oder zur Stärkung des gegenseitigen Vertrauens – diese Meditationen und Übungen ermöglichen eine lebendige und ganz neue Begegnung mit dem Partner. *Achtsamkeit in der Partnerschaft* ist das Ergebnis von 30 Jahren Erfahrung in der Arbeit mit Paaren – Evelyn Horsch-Ihle ist praktizierende Paartherapeutin. Sie weiß: Gemeinsames Meditieren kann Paare in einen Raum begleiten, in dem die Essenz der Liebe selbst erfahrbar wird.

Yoga hilft bei Hochsensibilität

Evelyn Horsch-Ihle

Via Nova KOMPAKT, 128 Seiten, 51 farbige Fotos, ISBN 978-3-86616-444-4

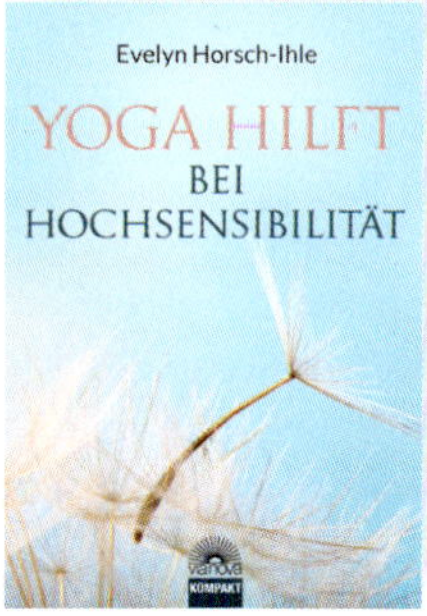

Hochsensibilität ist eine Gabe, so das Credo dieses Buches. Es erläutert, wie hochsensible Menschen diese Gabe in neuer Weise entfalten und für sich nutzen können. Die Autorin zeigt, wie hilfreich Yoga dabei sein kann, mehr innere Stabilität und Sicherheit zu erlangen, die eigenen Grenzen zu schützen und die inneren Sinne zu entwickeln. Die Übungen und Meditationen sind genau auf die Bedürfnisse hochsensibler Menschen abgestimmt und ermöglichen ihnen einen ganz neuen Umgang mit den oft intensiven und überflutenden Empfindungen und Wahrnehmungen. Jeder, der an seiner Hochsensibilität „leidet", sollte dieses Buch unbedingt lesen und für sich anwenden, denn es weist den Weg in eine neue Lebensqualität und vermittelt, wie diese Gabe kreativ erfahren und fruchtbar ins Leben gebracht werden kann.

Yoga hilft bei psychischen Problemen

Evelyn Horsch-Ihle

Via Nova KOMPAKT, 224 Seiten, 125 farbige Fotos, ISBN 978-3-86616-435-2

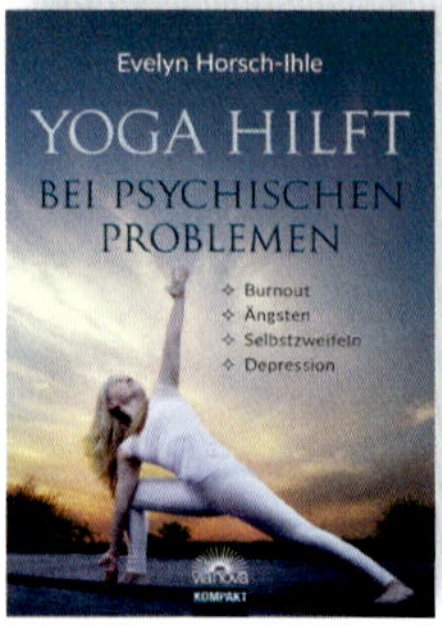

Yoga kann zwar keine Psychotherapie ersetzen, doch hält diese jahrtausendealte Wissenschaft für psychische Probleme ganz ungewöhnliche und wirksame Heilmöglichkeiten bereit. In diesem Buch setzt sich die Dipl.-Psychologin und Yogalehrerin Evelyn Horsch-Ihle genau mit diesem spannenden Aspekt des Yoga auseinander. Sie stellt Studien vor, die die enge Verbindung zwischen Körper, Geist und Psyche nachweisen, und erläutert die vielfältigen Übereinstimmungen mit der Yogalehre. Die großen Geschenke dieses Buches sind einerseits die für jedes psychische Problem speziell zusammengestellten Yogaübungen und andererseits die Möglichkeit, die eigene Seelenproblematik als innere Wachstumschance zu erkennen.

Yoga hilft der Partnerschaft

Evelyn Horsch-Ihle

Via Nova KOMPAKT, 192 Seiten, ISBN 978-3-86616-387-4

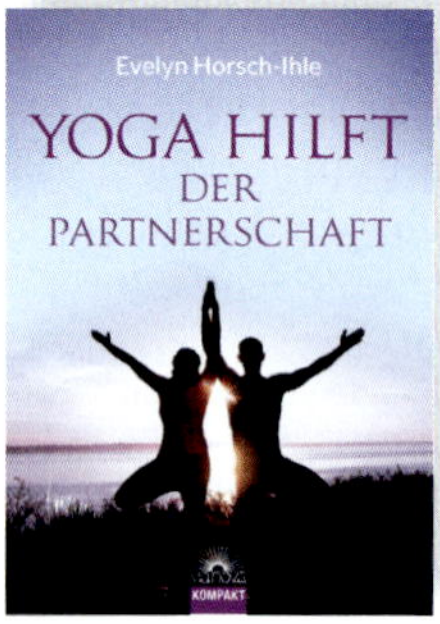

Welches Paar wünscht sich nicht, gemeinsam zu wachsen, einander in der Tiefe zu verstehen und im Miteinander das volle Potenzial der Liebe zu entfalten? Mit dem vorliegenden Buch können diese Wünsche im Alltag Wirklichkeit werden, denn seine hilfreichen Anregungen, Übungen und Meditationen eröffnen vollkommen neue Räume der Begegnung und des Kontakts. Lernen Sie, jenseits der Worte „Oasen der Liebe" zu schaffen, Nähe und Zärtlichkeit immer wieder neu zu entdecken und dem Partner mit Wertschätzung zu begegnen. Dieses Buch begleitet Ihre Partnerschaft auf dem Pfad des Herzens und gibt Ihnen die Möglichkeit, im anderen das Wesentliche und Wunderbare stets neu zu erfahren!

Der Vagus Code

Neue Perspektiven für Resilienz und Gelassenheit

Dr. med. Ingfried Hobert

Klappenbroschur, 192 Seiten, ISBN 978-3-86616-547-2 (Printausgabe)
ISBN 978-3-86616-628-8 (E-Book)

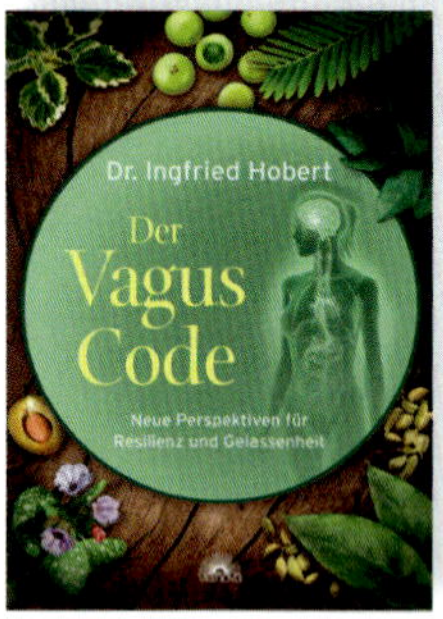

Mit *Der Vagus Code* entschlüsselt Dr. Ingfried Hobert das Geheimnis des Vagusnervs – Ihr Schlüssel zu mehr Gesundheit, emotionalem Wohlbefinden und Stressabbau. Dieser Nerv verbindet Ihr Gehirn mit Ihrem Herz, Ihrem Darm und Ihrer Lunge und ermöglicht es Ihrem Körper, in stressigen Zeiten Ruhe und Balance zu finden. *Der Vagus Code* zeigt Ihnen, wie Sie diesen »Heilungsnerv« aktivieren können, um Stress zu reduzieren, Ihre Gesundheit zu stärken und emotionale Stabilität zu erlangen. Lernen Sie, wie Sie durch einfache Atemtechniken, Omega-3-Fettsäuren und natürliche Heilpflanzen den Vagusnerv stimulieren können, um Ihre innere Balance zu finden. Erkunden Sie, wie Herzkohärenz, Achtsamkeit und vagale Stimulation Ihre Resilienz fördern und Ihre Selbstheilungskräfte aktivieren. Viele praktische, leicht in den Alltag zu integrierende Übungen können Ihnen zu mehr Gelassenheit und Freude im Leben verhelfen.

Seelenpartner oder toxische Beziehung?

Wie hochsensible Menschen emotionale Klarheit und Sicherheit finden

Sylvia Harke

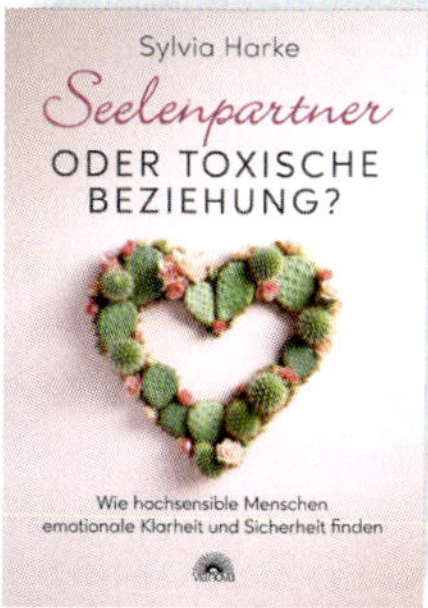

Klappenbroschur, 240 Seiten, ISBN 978-3-86616-542-7 (Printausgabe)
ISBN 978-3-86616-618-9 (E-Book)

Hochsensible und empathische Menschen haben ein erhöhtes Risiko, in toxische Beziehungen zu geraten. Doch ausgerechnet sie suchen aufrichtig nach ihrem Seelenpartner. Als unbewusste Empathen sind sie leider das perfekte Beuteschema von Energievampiren. Hochsensible sind bereit, alles für ihr Gegenüber zu tun und tiefe Verletzungen zu verzeihen. Sie sind beseelt von dem aufrichtigen Wunsch, das Herz des Partners für die Liebe zu öffnen. Ohne das Wissen über narzisstische Persönlichkeiten und den Verlauf toxischer Beziehungen geraten sie immer tiefer in eine Spirale der emotionalen Abhängigkeit, während sich ihr Selbstvertrauen, ihre Gesundheit und ihre emotionale Stabilität immer weiter verschlechtern. In diesem Buch offenbart die Bestsellerautorin und Psychologin Sylvia Harke ein großes Tabuthema, das sich häufig hinter Gesundheitskrisen, Ängsten, Depressionen und Selbstzweifeln hochsensibler Menschen verbirgt: toxische Beziehungen in allen Schattierungen.

Spirituelle Hilfe bei Brustkrebs und anderen schweren Erkrankungen

Chuck Spezzano

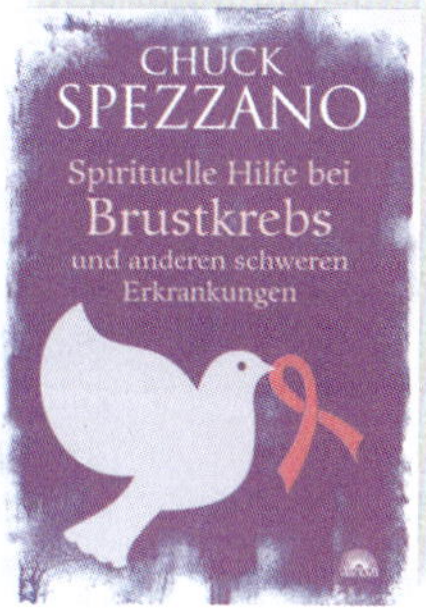

Paperback, 144 Seiten, ISBN 978-3-86616-327-0 (Printausgabe)
ISBN 978-3-86616-571-7 (E-Book)

Seit vielen Jahrzehnten erforscht der bekannte Weisheitslehrer Chuck Spezzano Wege ganzheitlicher Heilung und Transformation und begleitet Menschen dabei, zu ihrer wahren Essenz sowie zu erfüllenden Beziehungen zu finden. Vor diesem Erfahrungshintergrund erläutert er in diesem Buch erstmals seine Erkenntnisse zur Psychodynamik schwerer Erkrankungen wie Brustkrebs und seine Sicht auf die Verbindung zwischen Körper und Geist. Er zeigt auf, wie das Verständnis der eigenen unterbewussten und unbewussten Muster helfen kann, die Schlüssel zur Heilung auch auf körperlicher Ebene leichter zu finden. Qualifizierte medizinische Beratung kann und will dieses Buch explizit nicht ersetzen, aber es will auch bei schweren Erkrankungen wie Brustkrebs ermutigen und inspirieren, einen ganz persönlichen Heilungsweg zu finden!

Spiraldynamik® – Achtsame Körperhaltung

Die besten Übungen für ein neues Körperbewusstsein

Renate Lauper / Dr. med. Christian Larsen

Überarbeitete Neuausgabe mit neuer Ausstattung

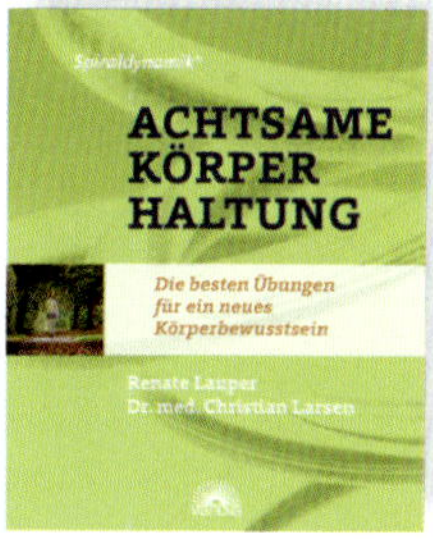

Klappenbroschur, 176 Seiten, 120 farbige Abbildungen
ISBN 978-3-86616-533-5

Entdecken Sie in diesem Buch die preisgekrönte und tausendfach bewährte Erfolgsmethode der Spiraldynamik, die auf einer gänzlich neuen Betrachtung des evolutionären menschlichen Bauplans basiert. Das Buch zeigt einen konkreten und anatomisch sinnvollen Weg, wie Sie sich körperlich verändern und aufrichten können. Erfahren Sie, wie durch die Bewusstheit der körperlichen Bewegung und Haltung ein vollkommen neues Lebensgefühl geweckt werden kann – frei von Beschwerden, zentriert, präsent, selbstbewusst, in Würde, kraftvoller Lebendigkeit und Ausstrahlung. Bahnbrechende Einsichten über die menschliche Anatomie und ihre Bewegungen werden hier ganz praktisch und konkret in einem perfekt aufeinander abgestimmten Übungsprogramm vermittelt, das behutsam und nachhaltig in die Aufrichtung führt. Achtsamkeit bedeutet, Körperbewusstsein im Alltag zu kultivieren.

Hand & Fuß – Quellen der Heilung

Eine völlig neuartige Reflexzonen-Massage
Friedrich Butzbach

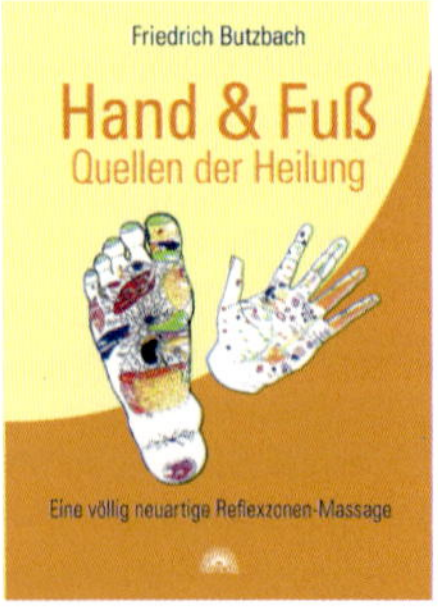

Broschur, 176 Seiten, 70 Grafiken und Zeichnungen
ISBN 978-3-86616-456-7 (Printausgabe)
ISBN 978-3-86616-587-8 (E-Book)

10. Auflage

In mehr als dreißigjähriger Praxis gewann der Autor bahnbrechende neue Erkenntnisse über die Fußreflexzonenmassage, besonders an den großen Zehen. Er fand hier mehr als 40 Reflexpunkte der Hirnreflexe, über die schnellere und intensivere Reaktionen ablaufen. Dazu kommen rund 20 neu gefundene Reflexpunkte, die Krankheiten sehr schnell und effektiv positiv beeinflussen. Die Massage eines von ihm gefundenen Reflexpunkts kann selbst sehr alte Schockerlebnisse aus dem Unterbewusstsein ins Bewusstsein bringen. Genaue Beschreibungen und viele Skizzen und Schaubilder machen nicht nur die Lokalisierung der Reflexpunkte und die Art der jeweils erforderlichen Massage klar, sondern sind vom Autor auch ausdrücklich als Möglichkeit zur Selbsthilfe und vor allem zur Anwendung bei Kindern gedacht.

Gelassen leben mit Hochsensibilität

Selbstbewusst abgrenzen im Alltag, Zeit für mehr innere Ruhe
Sylvia Harke

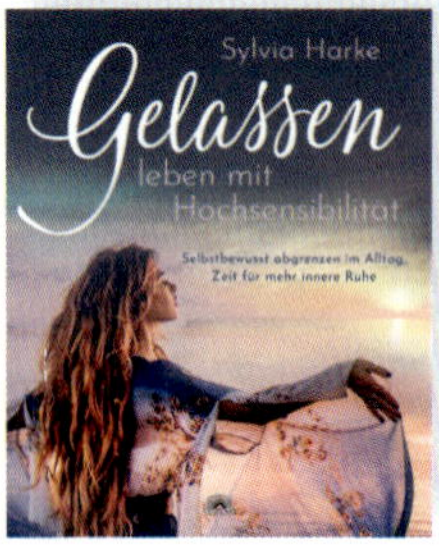

2. Auflage

Klappenbroschur, 144 Seiten, 40 farbige Fotos, ISBN 978-3-86616-468-0

Durch mangelnde Selbstannahme oder hohe berufliche und familiäre Anforderungen verlieren viele hochsensible, hochsensitive und empathische Menschen leicht die eigenen Bedürfnisse aus den Augen. Dieses Praxisbuch enthält eine Fülle an Übungen und heilsamen Ritualen, die helfen können, den eigenen Standpunkt im Leben zu finden. Die Bestsellerautorin und Psychologin Sylvia Harke vermittelt erprobte Methoden, um das Selbstvertrauen und die Ich-Kraft zu stärken. Leserinnen und Leser lernen, besser mit Stress umzugehen, sich abzugrenzen und die eigene Feinfühligkeit als wertvolle Gabe zu entdecken. Ein großartiges, mit Liebe gestaltetes Selbsthilfebuch, das als kreativer Alltagsbegleiter allen feinfühligen Menschen den Weg in ein selbstbestimmtes und befreites Leben bereiten kann.

Der Weg des Yoga

Handbuch für Übende und Lehrende
Berufsverband der Yogalehrenden in Deutschland e. V. (BDYoga) (Hrsg.)

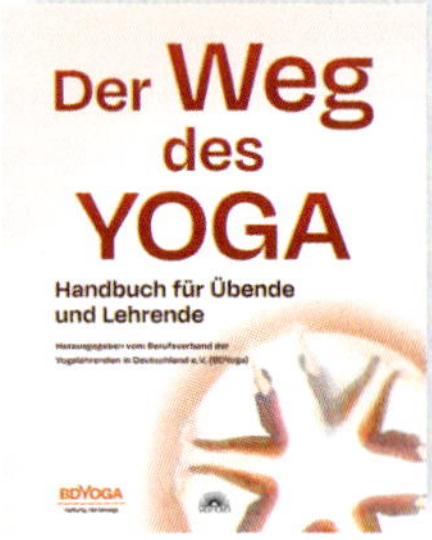

Klappenbroschur, 464 Seiten
ISBN 978-3-86616-535-9 (Printausgabe)
ISBN 978-3-86616-630-1 (E-Book)

Vollständig überarbeitete Neuausgabe des Standardwerks

Mit diesem Überblickswerk über den Yoga und das Unterrichten von Yoga möchten die Autorinnen und Autoren ihren Beitrag dazu leisten, das Wissen der Querschnittsdisziplin Yoga systematisch weiterzuentwickeln und voranzubringen. Yoga, verstanden als Weg für das Training und die Kontrolle des menschlichen Körper-Geist-Komplexes, kennt eine Vielzahl unterschiedlicher Übungspraktiken und systematischer Techniken. Von den Ursprüngen des Yoga auf dem indischen Subkontinent mit seinen sich immer wieder verändernden, oft religiös geprägten Zielen und Methoden bis hin zum modernen globalen Phänomen des Yoga werden die für die Praxis und den Unterricht wesentlichen Aspekte dieses Weges dargestellt – Traditionen verbindend und disziplinübergreifend, unabhängig von spezifischen Strömungen. *Der Weg des Yoga* berücksichtigt die aktuelle, kritische Forschung zu Yoga. Für Lehrende öffnet sich damit eine Fundgrube an Yogawissen auf dem aktuellen Stand.